Wolfgang Heinemann / Giovanni Maio (Hg.)

Ethik in Strukturen bringen

Wolfgang Heinemann /
Giovanni Maio (Hg.)

Ethik in Strukturen bringen

Denkanstöße zur Ethikberatung im Gesundheitswesen

HERDER

FREIBURG · BASEL · WIEN

Originalausgabe

www.herder.de

Umschlagmotiv: © ag visuell; www.fotolia.de
Satz: Barbara Herrmann, Freiburg
Herstellung: fgb · freiburger graphische betriebe
www.fgb.de

Gedruckt auf umweltfreundlichem, chlorfrei gebleichtem Papier
Printed in Germany

ISBN 978-3-451-30325-8

Vorwort

Alle Beteiligten im Gesundheitssystem, die Patienten, Bewohner und ihre Angehörigen, die ärztlichen und pflegenden Mitarbeitenden, die seelsorglichen, sozialen und therapeutischen Dienste, die Einrichtungsleitung, die Trägervertreter, die Kostenträger und die politischen Entscheider werden sich einig sein, dass gutes Denken, gutes Entscheiden und gutes Handeln ein erstrebenswertes Ziel sind. Damit endet in vielen Fällen aber auch schon die Gemeinsamkeit. Denn was im konkreten Einzelfall gut ist, kann für jeden der Beteiligten und für die jeweiligen Systeme und Organisationen sehr verschieden sein.

Es wäre daher naiv, die Diskussion und die Entscheidung, was gut ist und was nicht, dem spontanen und freien Spiel der Kräfte zu überlassen. Patienten und Bewohner sind häufig nur eingeschränkt in der Lage, klar abzuwägen, was für sie gut ist, zu einer Entscheidung zu kommen und diese wirkungsvoll zu artikulieren; Autonomie erscheint in der Realität allzu oft ein abstraktes Konstrukt. Hinderlich für einen freien und gleichberechtigten Diskurs wirken sich auch die hierarchischen Strukturen in den Einrichtungen und die unterschiedlichen Interessen der Professionen aus. Insofern muss Ethik organisiert werden, damit sie sich in einer Organisation entfaltet – auch wenn diese Organisiertheit die Ethik nicht unberührt lässt. Andererseits kann sich eine Organisation, will sie Ethik implementieren, nicht nur auf die Personalentwicklung beschränken. Eine Organisation wird nicht alleine dadurch „anständiger", dass sich einzelne Mitarbeitende in ethischer Hinsicht weiterbilden, sondern sie ist gefordert, eigene ethische Strukturen zu entwickeln. Von diesem Spannungsfeld berichten Thomas Krobath, Andreas Heller und Heribert Gärtner.

Christliche Einrichtungen im Gesundheitswesen haben von jeher Wert darauf gelegt, alles menschliche Leben, und mag es noch so eingeschränkt sein, als von Gott getragen und geliebt zu betrachten. Sie haben die Botschaft lebendig gehalten, dass die biografischen Einbrüche und die biologischen Zusammenbrüche nicht das letzte Wort haben, sondern dass es in allen Situationen eine Hoffnung auf Aufbruch, Aufstehen und Auferstehung gibt. Insofern ist es naheliegend, dass die kirchlichen Krankenhausverbände schon sehr früh die Entwicklung einer organisierten Ethikberatung aktiv unterstützt haben. Ethik kann damit zu einem Identitätsmerkmal, zu einer identitätsstiftenden Kraft für eine christliche Organisation werden. Sie kann aber auch benutzt und missbraucht werden: z. B. als Vermeidungsbegriff für das Evangelium, als Ersatz für das Christliche. Über diese sensible Balance reflektiert Giovanni Maio.

Die Formen, die Ethikberatung im vergangenen Jahrzehnt im deutschen Gesundheitswesen angenommen hat, sind vielfältig. In der Malteser Trägergesellschaft haben sich in diesem Zeitraum die ethische Fallbesprechung und das Ethikkomitee im Krankenhaus- und Altenhilfebereich als wirksame Instrumente bewährt. Über diese Formen und konkreten Modelle referieren Arnd T. May und Wolfgang Heinemann.

Die Wege der Implementierung ethischer Instrumente, der Sensibilisierung und Qualifizierung von Mitarbeitern für die Arbeit im Ethikkomitee und die Wirksamkeit von Ethikberatung beschreiben Stella Reiter-Theil, Wolfgang Heinemann, Arnd T. May, Georg Beule, Brunhilde Oestermann und Karin Gollan. Es scheint, dass der Nutzen von Ethikberatung, aber auch das mit ihr verbundene Risiko in Zukunft einer fundierten Betrachtung bedarf. Dass es nicht nur vielfältigen Gewinn, sondern auch Grenzen und Missverständnisse im Rahmen ethischer Beratung gibt, vertritt in einem Abschluss-Statement Giovanni Maio. Er plädiert für eine Entschleunigung ethisch komplexer Entscheidungsprozesse und gegen eine vorschnelle, scheinbar ethisch begründete (Selbst-)Sicherheit. Vielleicht lädt dieser Appell auch die Leserinnen und Leser dieses Buches ein, sich bei der Lektüre und vor allem bei der Implementierung von ethischen Strukturen angemessen Zeit zu lassen.

Die meisten der hier veröffentlichten Beiträge wurden während einer Ethik-Fachtagung der Malteser Trägergesellschaft im Jahr 2007 in Bonn / Bad Honnef vorgetragen und diskutiert. Die begeisterte Resonanz der Teilnehmenden und Referierenden sowie viele ermutigende Nachfragen haben uns motiviert, die Inhalte dieser Tagung einem größeren Publikum zugänglich zu machen. Wir würden uns freuen, wenn wir damit die begonnene Reflexion und Diskussion fortsetzen können und einen Beitrag dazu leisten, dass Ethikberatung in den Einrichtungen des Gesundheitswesens eine kritische, innovative und inspirierende Wirkung entfaltet.

Köln, August 2010

Wolfgang Heinemann
Giovanni Maio

1. Die organisatorische Unschuld der Ethik – die ethische Unschuld der Organisation

Ethische Naivität durch Organisation der Ethik überwinden

Thomas Krobath, Andreas Heller

Die gegenwärtige Finanz- und Wirtschaftskrise verstärkt den Ethik-Boom und die Nachfrage nach Ethik, die als Reaktion auf die Pluralisierung und vielleicht auch auf die Orientierungskrise unserer Gesellschaft diese schon über zwanzig Jahre begleiten. Die Einsicht, dass es keine moralfreien oder der ethischen Reflexion entzogenen Bereiche oder Systeme der Gesellschaft gibt, ist verbreitet und durchaus zustimmungsfähig. So ambivalent die Rede von „Ethik" vielfach auch erscheinen mag, gerade am Beispiel der Wirtschafts- und Unternehmensethik zeigt sich deutlich, dass eine Trennung rein ökonomischer Orientierung von moralischen Impulsen nicht aufrechtzuerhalten ist. Auch kann gerade das neue differenzierte Interesse der Medizinethik (in deren Dynamik sich auch Pflegeethik zu entwickeln scheint) mit allen problematischen Monopolisierungstendenzen, die die Medizin immer wieder stärken und schwächen, zugleich verstanden werden als eine notwendige Reflexion auf Probleme, die die Medizin selbst hervorbringt (Behandlungsabbruchdebatte, Patientenverfügungsdiskussion etc.).

Im Spannungsfeld von Ethik und Ökonomie

Nico Stehr umschreibt neuerdings die Auswirkungen gesellschaftlicher Veränderungen auf wirtschaftliches Verhalten mit der „Metapher von der Moralisierung der Märkte" (Stehr 2007, 40). Was er von Konsum bis zurück zur Produktion als Durchdringung mit moralischen Maximen beobachtet, hat sich als Trend wohl noch nicht bis zur Kurskorrektur eines Turbokapitalismus ausgewirkt. Ob dessen Krise als Chance genutzt wird, entscheidet sich aber mehr an Machteinflüssen als an moralischen Haltungen. Zumindest ist deutlich, dass alle moralischen Maßnahmen auf die großen Skandale in Wirtschaftsunternehmen und ihrem Management die gegenwärtige Systemkrise nicht verhindert haben. Der Skandal um Enron (Manager bereicherten sich mit unlauteren Aktiendeals auf Kosten tausender Mitarbeiter, die wertlose Aktien kauften, Jobs und Teile ihrer Vermögen verloren) vor über zehn Jahren zum Beispiel gilt in der Wirtschaftsethik als das „Enrongate" (Thielemann 2002) der neuen Aufmerksamkeit auf Integrität im Wirtschaftsleben. War Enron ein unmoralisches Unternehmen? Enron hatte ethische Verhaltensrichtlinien und Maßnahmenkataloge. Enron ist ein Beispiel dafür, dass Ethik als Etikette nicht wirksam werden kann und dass eine personalisierende Ausrichtung unternehmensethischer Maßnahmen solange unwirksam bleibt, solange sie eines nicht in den Blick bekommt: die Organisation der Ethik.

Stehr weiterführend ist davon auszugehen, dass es um eine durchgehende Moralisierung nicht nur der Märkte, sondern ihrer Institutionen und Organisationen geht. Wir befinden uns schon längst in einer Moralisierung der Organisationsgesellschaft. Im Duktus der boomenden Ethik und der Ansprüche an Unternehmen und Organisationen (z. B. Leitbilder, Kodizes, CSR) stellt sich aber auch die Frage: Wie viel Moral verträgt eine Organisation?

Lässt sich so fragen? Eine Organisation verträgt sicher viele Leitbilder und Verhaltenskodizes. In den 90er Jahren lag die Hoffnung der Unternehmensentwicklung gerade im Nonprofit-Bereich darin, die inhaltliche Auseinandersetzung über Selbstverständnis und Identität, Sinn und Zweck der Organisation und ihrer Dienstleistungen zu führen. Die Ernüchterung bestand immer wieder in der organisationalen Wirkungslosigkeit dieser aufwändigen Kommunikationen. Das

Schicksal der „Schubladisierung“ vieler Leitbilder war auch darin begründet, dass die Verknüpfung mit den organisationalen Prozessen nicht nachhaltig gelungen zu sein schien, dass Werte beschworen, aber nicht im Alltag der Widersprüche eingelöst wurden. Insofern waren viele Prozesse gut gemeint, führten aber eher zu einer sinkenden Bereitschaft, sich mit dem Guten auf diese Art weiter auseinanderzusetzen. Wie so oft wurde erfahren: „Ethik“ imaginiert „Gutsein“, „Gutes wollen“, „weiße Weste“, „saubere Geschäfte“, Vertrauenswürdigkeit. „Wir sind die Guten“, bewirbt sich ein österreichischer Internetprovider. Solange das den Verkauf begünstigt, verträgt diese Organisation auch solche moralischen Selbstzuschreibungen.

Versteht man die Frage, welche Relevanz Ethik für eine Organisation haben kann, als Frage, welches Ausmaß an Irritation durch ethische Reflexion systemkompatibel ist, dann wäre die Verträglichkeitsgrenze meistens schnell erreicht.

Der mögliche Ernst der plakativen Frage, die es in Formulierungen wie beispielsweise „Wie viel Ethik verträgt die Medizin?“ (Düwell / Neumann 2005) gibt, ließe sich auch darin finden, dass er die Grenze der Spannungstoleranz zwischen Ethik und Ökonomie markiert. In Zeiten der Ökonomisierung aller Lebensbereiche kann Ethik zur Begleitmusik werden, die Einseitigkeit der ökonomischen Zurichtung auszugleichen oder abzufedern. Die ökonomische Grenze bleibt aber eine Ethik, die sich ökonomisch rechnet. Und das ist auch grundsätzlich vorstellbar, jedoch in einer gegenseitigen Verrechenbarkeit der Systemlogiken und nicht in einseitiger, apodiktischer Festsetzung.

Wir sind beim Thema Organisationsethik heute mitten im Spannungsfeld zwischen Ethik und Ökonomie:

Wie kann ein Konflikt dieser Art in einer Organisation bearbeitet und zu einer (vorübergehenden) Lösung geführt werden? Wie kommt ethische Reflexion und Entscheidung in einer Organisation zustande?

Welche Ethik hat Konjunktur?

Ethik hat Konjunktur und in einem weiteren Sinn möglicherweise auch deshalb, weil ein diffuses Gefühl sagt, dass der Mensch verlorengeht in dieser komplexen Welt, dass sich die Organisationen mit sich selbst beschäftigen. Die „ethische Unruhe" oder sollte man besser sagen, das Interesse an Ethik, das sich in vielen gesellschaftlichen Bereichen diagnostizieren lässt, ist Ausdruck einer breiten gesellschaftlichen Ratlosigkeit und vielleicht auch einer Unzufriedenheit mit dem Status quo, einer Sehnsucht, dass der Mensch und dass die menschlichen Beziehungen doch im Grunde genommen das Wichtigste sind, aber nicht zur Geltung kommen. Und es scheint sichtbarer zu werden, dass die Individualisierungsprozesse der Gesellschaft, die „Freisetzung" der Subjekte, der Zwang, sich und sein eigenes Leben radikal selbst autonom gestalten zu müssen, den Ruf nach Ethik und darin immer auch den nach Gemeinschaft lauter werden lassen. Wie Zygmunt Bauman gezeigt hat, basiert die Gemeinschaft auf einem „stillschweigenden gemeinsamen Verständnis" und „zerfällt in dem Moment, in dem dieses Verständnis seiner selbst bewusst wird und sich lautstark bemerkbar macht". (Bauman 2009, 18)

Die Ratlosigkeit ergibt sich aus verschiedenen Faktoren: Nicht nur haben sich klassische normative Ethiken, die klare Handlungsanweisungen versprechen, weitgehend erschöpft. Auch scheint das einzelne Subjekt eher von Ohmachtserfahrungen heimgesucht zu sein, bestätigt in dem Empfinden, dass man eh nichts machen kann, dass man allein auf weiter Flur steht und dass es immer fragwürdiger wird, seine individuelle Lebensführung nach moralischen Grundsätzen auszurichten. Vielleicht gibt es eine tief sitzende Resignation, dass man selbst im kleinen Bereich zwar ethisch verantwortlich einkaufen, sich ernähren und miteinander umgehen kann, dass dies aber auf die Welt als Ganzes keinen Einfluss hat.

Gutes, ethisch reflektiertes Handeln im Kleinen bleibt oft genug wirkungslos im Großen.

Auch die wissenschaftlichen, wirtschaftlichen und politischen Entwicklungen haben die Fundamente kodifizierbarer ethischer Normen und Werte pluralisiert, die Kirchen selbst, jahrhundertelang Garanten von Wertekontinuität, verlieren in Europa seit fast vierzig Jahren kontinuierlich an Boden, ihr Glaubenssystem erodiert.

Nicht zuletzt deshalb schießen Bindestrich- und Bereichsethiken aus dem Boden: Bioethik, Medizinethik, Pflegeethik, Beziehungsethik, Politische Ethik, Wirtschafts- und Unternehmensethik, Kulturethik, Tierethik, Medienethik, Ökoethik und natürlich auch Forschungs- und Wissenschaftsethik.

Die akademische Ethik gibt sich auch praktisch in all den Versuchen, als „angewandte Ethik“ die Brücke von der Theorie zur Praxis zu schlagen. Nur nebenbei bemerkt ist dies ein gravierender Denkfehler. Es ist nicht so, dass die Ethik im Elfenbeinturm der Wissenschaft entwickelt, in den Tempel der Religionen gefunden wird und sozusagen praktisch-handwerklich angewandt werden muss. Im Gegenteil: Das was ethisch relevant ist, die Fragen, auf die Ethik reagieren kann, können nur noch in einer organisierten Kommunikation von Wissenschaftlern und Praktikern, also transdisziplinär zwischen Theorie und Praxis gefunden, ermittelt werden (Reitinger 2008). Ohne systematischen Kontakt und Kommunikation mit den Praxispartnern lässt sich im sozialen Bereich keine relevante Frage bearbeiten. Auch diese Erkenntnis führt zur Organisationsethik.

Gerade im Gesundheitssystem ist die Ethik in einer Zeit aufgekommen, als ihre Verbetriebswirtschaftlichung viele leiden ließ. Wir wissen, dass die Einführung von DRGs (Diagnosebezogene Fallgruppen) in den Krankenhäusern die Demotivation und Deprofessionalisierung der Mitarbeiter beschleunigt hat (Dietz / Charbonnier / Manzeschke 2008). Die Widersprüche nehmen zu und stellen gerade die auf

Werteorientierung ausgelegten Einrichtungen des Gesundheitssystems vor gewaltige Herausforderungen. Wie sollen diese bearbeitet werden?

Dient hier der Ruf nach Ethik als Puffer, als Schmieröl, um den Betrieb besser am Laufen zu halten und den Personen – diakonisch zugewandt – zu suggerieren, dass es doch ums Dienen und nicht ums Verdienen geht? Hat der Ethikdiskurs den Religionsdiskurs abgelöst? Und erinnert das Interesse an Ethik daran, dass nicht verlorengehen sollte, worum es geht? Wenn nur noch die Logik des Messens gilt, nur das zählt, was gezählt werden kann, dann hat das schwerwiegende Folgen: All das, was sich nicht mehr messen lässt, existiert nicht und wird daher auch nicht bezahlt. Also alles, was gerade die Schwächsten, die Ältesten und die Sterbenden brauchen, wird wegrationalisiert, nämlich Zeit, absichtsloses Dasein, sich einzusetzen, wo es sich nicht lohnt, da zu bleiben und Lebensrecht zu behaupten, wo nur noch Kosten entstehen.

Organisationen brauchen nicht nur Moral

In der Frage des Verhältnisses von Ethik und Organisation stockt der Ethikdiskurs. Der Ruf nach mehr Ethik auf der einen Seite, der Verzicht auf den Luxus „Ethik“ in Zeiten des Einsparens auf der anderen Seite. Ethik als Rettungsanker, als imagefördernde und verkaufssteigernde Strategie oder als systemfremde Störung? Kann es Ethik geben jenseits personal zuschreibbarer Verantwortung? Ist kollektive Verantwortung ein Freibrief für moralische Nachlässigkeit der Einzelnen? Was genau ist mit „Ethik“ gemeint und worum geht es in der Organisation von Ethik?

Eine weiterführende Verhältnisbestimmung von Organisation und Ethik leidet unter folgenden Erkenntniseinschränkungen: Ethiknaivität und Organisationsblindheit.

Es gibt eine gewisse naive Auffassung von Ethik, die sich vor allem der weit verbreiteten Austauschbarkeit von „Moral“ und „Ethik“ in der sprachlichen Verwendung verdankt. Die philosophische Kritik der Moral in der Moderne (z.B. fundamental bei F. Nietzsche) hat im Zuge der moralisch restaurativen Schübe im 20. Jahrhundert nachhaltig zur Abwertung von „Moral“ geführt (von der Pfordten 2008, 172). In den Phänomenen des Ethikbooms geht es inhaltlich jedoch vielfach um moralische Tatsachen: soziale Normen, kategorische Verpflichtungen, die Geltung von Werten und die Anerkennung von Verhaltensregeln. Es gibt keine Organisationen ohne normative Festsetzungen.

Ethisch relevant sind sie besonders für caritative und diakonische Einrichtungen, die sich expliziten moralischen Gründungsimpulsen und diese verarbeitenden ethischen Begründungen und durch sie ausgelösten Diskursen verdanken. Man könnte auch sagen, dass die Tradierung bestimmter Werte und des Diskurses um sie (und damit auch ihre reflexive Transformation) der Sinn solcher Organisationen sind. Es wäre aber ethisch naiv, in den das „Gute“ intendierenden Impulsen und Gründungsphilosophien schon das „Gute“ realen Organisationsgeschehens zu sehen. Im Umgang mit Klienten, in den Leitungssystemen und im Führungsstil, in der Gestaltung und Qualität der Dienstleistungen – überall in der Organisation können Grundsätze und Leitbilder konterkariert werden.

Umgekehrt kann auch ein sozialtechnisch reduktives Verständnis (oder zumindest ein Umgang, der Missverständnisse in diese Richtung erleichtert) im Einsatz moralischer Maßnahmen einer „ethischen Naivität“ gleichkommen. Die Redeweisen von „Mechanismen zur Verankerung von Verantwortung in Institutionen“ oder „als *spezifische Instrumente* zur Verankerung ethischer Grundsätze“ (Küpper 1999, 61.63 [kursiv im Original]) verführen dazu, Wirtschaftsethik, denn unter diesem Titel firmieren sie, als einlinige Strategie der

Machbarkeit zu konzipieren. Einem dezidiert kritischeren Ansatz geht es durchaus darum, dass „Unternehmensethik wirklich ‚Ethik' sein will und nicht nur eine Art strategisches Reputationsmanagement im rein ökonomischen Sinne" (Göbel 2006, VIII).

Wir schlagen vor, Moralisierungsstrategien als „(organisations-)ethische Naivität" zu bezeichnen, die sich unter Verwischung jeglicher Differenz zwischen „Moral" und „Ethik" zur „Ethik" erheben und vom meist impliziten Anspruch getragen sind, „Gutes" in Organisationen einführen und umsetzen zu können. Ohne den meisten Ansätzen, Programmen und Maßnahmen gute Absichten abzusprechen, gilt es doch, die Notwendigkeit einer kriteriengeleiteten Beurteilung des „Guten" zu betonen, die nur in Differenz zu vorfindlicher oder sozialtechnisch gesteuerter Moral möglich ist. Wie aber wird Ethik in Organisationen „wirklich ‚Ethik'" (Göbel a.a.O.)? Für Göbel durch die Auseinandersetzung mit den „philosophischen Grundlagen der Ethik" (ebd.). Reicht das schon aus, um die Frage zu beantworten, wie *Ethik* in Organisationen kommt? Und ist damit überhaupt in Sichtweite, was mit Organisationsethik als *Organisation* der Ethik gemeint sein könnte?

Welche Sichtweisen von Organisationen gehen mit welchem Verständnis von Ethik einher?

Entscheidend für eine brauchbare Bestimmung des Zueinanders von Ethik und Organisation ist das jeweilige Verständnis von „Organisation" und „Ethik", mit dem dabei argumentiert wird. Zuallererst aber geht es hierbei grundlegend um die Schwierigkeiten der Wahrnehmung von Organisation. Mit Organisationen verbinden wir im Alltag als Mitwirkende und als von ihren Wirkungen Betroffene oft negative Gefühle. Sie erscheinen kalt, anonym, ungemütlich. Gleichzeitig kommen wir mit ihnen ein Leben lang nicht aus.

Es gibt einen latenten Widerwillen, sich mit „Organisation“ zu beschäftigen, den institutionellen Ort der eigenen professionellen Tätigkeit oder Zuständigkeit für eigene Lebensbelange (Geburt, Bildung, Gesundheit, Freizeit, Sterben) zu reflektieren. Wir arbeiten etwa in einem Pflegeheim oder einer Schule, akzeptieren sie als organisatorischen Rahmen und wollen, dass sie funktioniert. Sie soll reibungslos funktionieren, damit wir gut arbeiten können, ungestört von ihren Belangen. Wir wollen uns aber nicht auch noch mit ihr als Organisation beschäftigen. Diese weit verbreitete Einstellung beruht auf einer für Individuen und Gruppen in unseren Organisationskontexten typischen Abwehrhaltung gegenüber einer bewussteren Wahrnehmung ihrer eigenen Organisationen. Es könnte verunsichern, zu genau hinzuschauen. Wer will schon den Rahmen, von dem man sich Entlastung und Sicherheit für die eigene Arbeit erwartet, in Frage stellen! Kritisches Nachdenken über den organisationalen Hintergrund ist angstbesetzt. Peter Heintel nennt dieses Phänomen „Organisationsblindheit“ (Heintel 1993, 113).

Eine Form dieser Abwehrhaltung ist die Personalisierung, die uns suggeriert, wir würden auch unter den Bedingungen indirekter Kommunikation in großen Organisationen weiterhin in Verhältnissen direkter Kommunikation agieren. Strukturelle Probleme werden bei Individuen verortet, auf „Schuldige“ abgewälzt. Unter der Wahrnehmungsschwelle bleibt so auch das sozialisatorische Einwirken auf die Einzelnen durch die Organisationen. Doch was sonst soll den Zuschreibungen wie „typisch Krankenschwester“, „typisch Lehrer“ zugrunde liegen? Es geht also darum, nicht nur *in* Organisationen zu arbeiten oder zu leben, sondern die Organisationen selbst auch zum Gegenstand der Reflexion über das eigene Dasein zu machen. Reflexion über Organisation und Gestalten und Verändern von Organisationen geschieht zwar durch Individuen, aber nicht individuell, sondern nur gemeinsam. Organisationen sind also

Ergebnisse „*kollektiver* Selbstreflexion. Diese ... muss selbst *in* den Organisationen zum *Organisationsbestandteil* werden" (Heintel 1993, 120 [kursiv im Original]).

Zur personalisierenden Umgangsweise mit organisationalen Verhältnissen passt eine herkömmlicherweise fast ausschließlich am Individuum orientierte Ethik. Der inneren moralischen Haltung korrespondiert Ethik als „ein sprachlich-gedankliches Konstrukt, eine Untersuchung bzw. Theorie" (von der Pfordten 2008, 175). Von der Pfordten ist selbst ein Beispiel für die ungebrochene Dominanz dieser Sichtweise im akademischen Ethikbetrieb. Die innere moralische Haltung, die sich „aber nicht durch äußere Organisationen erzeugen" lässt (ebd.), ist Garant für die Autonomie des Subjekts. Wird aber eine allenfalls mögliche äußere Beeinflussung zu stark, verliert die moralische Haltung „die Verpflichtungsquelle im autonom Handelnden selbst" (ebd.). Diesem Ethikansatz entspricht eine Sichtweise von Organisationen als ein „hochgradig instrumentelles und damit hochgradig instrumentalisierbares Mittel, um beliebige Zwecke zu erreichen. Sie sind weder traditional noch werthaft gebunden" (a.a.O., 174).

Das instrumentelle Verständnis von Organisation als Werkzeug ist mit der industriellen Revolution aufgekommen. Bei Frederick Taylor werden Organisationen maschinenförmig und ihre Steuerung als rationale Verknüpfung minutiös getrennter Detailabläufe beschrieben. Max Webers Bürokratiemodell hierarchisch deduktiver Organisationslogik legt Organisationen unabhängig jeder Wertentscheidung eine rein zweckrationale Ausrichtung auf ihre Funktionslogik zugrunde (ausführliche Darstellung bei Kieser / Ebers 2006, 63ff.). Diesem eindimensionalen Organisationsmodell widersprechen heute nicht nur eine Pluralität in der Organisationsforschung, sondern auch die historische Evidenz wertbasierter Organisationen (in Caritas, Diakonie u. a.). Zudem ergeben die Einsichten der Organisationskulturforschung, dass die Dynamik von Organisationen weniger von ihrer zweckbestimmten Funktionslogik bestimmt wird als vielmehr unbewusst von in Organisationen meist implizit wirkenden Wertentscheidungen und grundlegenden Überzeugungen (dazu Sackmann 2007, 24ff.). Werte und Normen sind organisationsinhärent, sie treten nicht von außen oder hierarchisch von oben her an die Organisation heran. Für Heintel stellen Organisationen bereits aus sich selbst bestimmte „Wertfiguren" dar (Heintel 2007, 44f.), denen normative Vorentscheidungen zugrunde liegen (z. B. Dominanz einer naturwissenschaftlich ausgerichteten Medizin), die oft erst dann thematisierbar werden, wenn sie in die Krise geraten.

Wichtige Erkenntnisse zur Erweiterung der funktionslogisch verengten Sicht auf Organisationen kommen aus der neueren Systemtheorie: Organisationen lassen sich nicht trivial und linear steuern und entwickeln, weder von oben nach unten noch umgekehrt. Organisationen sind chaotisch, unberechenbar und entwickeln sich nur, wenn sie geeignete Strukturen, Kommunikationen und Kooperationen ausbilden, um sich auf sich selbst und ihre Umwelten zu beziehen (siehe einführend Simon 2007).

Und zusätzlich eine vielleicht erschütternde Erkenntnis: Organisationen als lebende Systeme haben keinen Mittelpunkt. Sie sind um Grundwidersprüche gebaut, nicht um Menschen. Das Krankenhaus etwa bearbeitet den Widerspruch zwischen Gesundheit und Krankheit und ist in der Regel kurativ auf Gesundheit, Rehabilitation und maximale Lebensverlängerung ausgerichtet. Organisationstheoretisch ist also verständlich, warum der Tod, ein gutes Sterben, lange Jahre kein Thema der Organisation Krankenhaus sein konnte, sondern eher als Scheitern und Versagen, als ein Betriebsunfall empfunden werden musste. Erst wenn ein gutes Sterben als Ziel der Organisation gesehen werden kann, braucht man den Tod nicht mit Todesverachtung zu bekämpfen, erst dann kann man beispielsweise ein Subsystem Palliativstation zulassen, einrichten und kulturell in der Organisation, die am Widerspruch von kurativ und palliativ, von Leben und Tod orientiert ist, verankern (siehe Heller / Heimerl / Huseboe 2007). Um sich auf Menschen zu beziehen, müssen sich Organisationen organisieren, Arrangements ausprägen, Kommunikationen entwickeln, die diesen Bezug, dieses Selbstverständnis organisational realisieren.

Unter organisationsethischen Gesichtspunkten ist auch ein Verständnis von Organisation interessant, wie es im Anschluss an Giddens' Theorie der Strukturation der Gesellschaft (Giddens 1995) konzipiert wird. Organisationsstrukturen werden über das Handeln der Akteure, über ihre organisationalen Praktiken rekursiv fortgeschrieben. Die Strukturen sozialer Systeme sind sowohl Resultat des Handelns als auch Medium des sie erneuernden Handelns. Dieser Prozess wird „Strukturation" genannt und ist bei Giddens ein Prozess reflexiven Handelns, das sich auf vergangenes und zukünftig erwartetes Handeln bezieht. Ortmann und andere verstehen in Fortführung von Giddens Organisation als „reflexive Form der Strukturation" (Ortmann / Sydow / Windeler 1997, 321 ff.). Organisationen sind für sie dadurch gekennzeichnet, dass die Praxis des Strukturierens durch die Akteure unter Bezug auf Regeln und Ressourcen reflexiv erfolgt. Daher sei Reflexivität „durch die Reflexion auf die Strukturation kollektiven Handelns" bereits *„in Organisationen ... institutionalisiert"* (a.a.O., 322 [kursiv im Original]). Organisationale Reflexivität kennzeichnet als „Systemreflexivität" die typische Form von Organisationen einer rationalisierten Moderne (a.a.O., 316). Als reflexive Strukturationen haben Organisationen „ihre Naivität, ihre Naturwüchsigkeit, ihre Unschuld verloren" (a.a.O., 315). Aus ethischer Perspektive bleibt bei diesem Ansatz der Status von Reflexivität hinsichtlich einer kritischen Differenz in und zur organisationalen Rekursivität unklar. Hier aber ist der Unterschied zu sehen, an dem eine Systemreflexivität als kritische Organisationsethik ansetzt.

Organisationsethik als organisierte Reflexion organisationsrelevanter moralischer Fragen

In karitativen und diakonischen Einrichtungen wird davon auszugehen sein, dass die Mitarbeiter moralisch orientiert sind und dies nicht in Frage stellen. Diese Selbstverständlichkeit macht aber noch nicht das spezifische ethisch-christliche Profil einer Einrichtung, eines Trägers aus. Ethik in Organisationen ist nicht die Addition individueller Moral. Es geht darum, dass die unterschiedliche Moral, die verschiedenen moralischen Positionen von der Praxis und Philosophie des Unternehmens angefangen bis hin zu konkreten Fragen, wie man mit den Betroffenen umgeht, wie sie zu behandeln und zu betreuen sind, eine gemeinsame und gestaltete ethische Reflexion brauchen. Also Organisationsethik als Reflexion der Moral, die eben nicht individuell geschieht, sondern ermöglicht wird durch organisierte Räume, Kontexte, Regeln und Rituale. Wo ist der kommunikative Ort um mit dem Problem umzugehen, dass in einer Einrichtung gegen das Leitbild gehandelt wird, dass aufgrund von Stellenkürzungen mit einer Minimalvariante von Fachpersonal gearbeitet wird, dass gefährliche Pflege in den Altenhilfeeinrichtungen an der Tagesordnung ist? Wie muss eine Kommunikation gestaltet sein, in der Beschwerden, möglicherweise auch Behandlungsfehler nicht rein juridisch abgehandelt werden, sondern auch und gerade in ihren sozialen und ethischen Folgen bedacht werden? Weniger denn je können es sich kirchliche, caritative, diakonische Träger leisten, auf diese Herausforderungen nur personalisierend und moralisierend zu reagieren.

Ethik als Reflexion von Moral muss organisiert werden. Mehr noch: Ethik muss heute auf- und ernst nehmen, dass wir in einer Gesellschaft von Organisationen leben, dass die Leistungsfähigkeit dieser Gesellschaft davon abhängt, inwieweit wir Organisationen entwickeln, die ihre Herausforderungen und Grundwidersprüche bearbeiten. Insofern braucht auch die ethische Diskursivität, das Ringen um das ethische Profil von Einrichtungen, Trägern und Systemen entsprechende ethische Organisationsformen.

Ethik, wie sie hier gedacht wird, ist antielitär und nicht expertokratisch.

Das Ethikverständnis ist getragen von dem Wissen, dass es Zeiten und Orte der Unterbrechung braucht, des Innehaltens, der kollektiven Nachdenklichkeit, der organisationalen Selbstverständigung, an der die Betroffenen zu beteiligen sind. Hans Jonas hat dies einmal „Verständigungssysteme" (Jonas 2005, 58) genannt und mit Nachdruck darauf hingewiesen, dass Ethik an Inhalte, aber auch an Formen der Verständigung gebunden ist. Es braucht sozusagen eine Ethik der Organisation und eine Organisation der Ethik. Sonst behält die Ethik ihre organisationale „Unschuld" und die Organisationen bleiben ethisch „unschuldig".

Ethik zwischen individueller und kollektiver Autonomie

Ein Dilemma im Umgang mit ethischen Fragen in Organisationen besteht oft darin, dass man sie weitgehend individualisiert hat. Natürlich: Die unverzichtbare Gewissensentscheidung der Einzelnen bildet sich immer auch in der Auseinandersetzung mit anderen. Die individuelle Verantwortung oder individuelle Autonomie wird geprägt und getragen von gemeinsam erarbeiteten ethischen Positionen. Wie aber kommen Organisationen, die erkannt haben, dass von oben oder außen aufgesetzte Leitbilder wirkungslos bleiben, zu solchen Positionen? Dafür braucht es den Schritt zur kollektiven Autonomie als grundlegende Vorraussetzung für eine Organisation der Ethik. Dieser Schritt wird in der Prozessethik von Peter Heintel deutlich ausgearbeitet.

Peter Heintel ist an einer Ethik aus der Praxis und in der Praxis interessiert. Wie kommen wir zur ethischen Bestimmung des Guten, wenn dieses nicht mehr direktiv vorgegeben ist oder bestehende Werte nicht mehr geteilt werden?

Zunächst durch reine Differenz. Differenzsetzung innerhalb eines sozialen Systems eröffnet Selbstreflexion und die Frage: Ist das, was wir tun, auch gut? Bevor eine Außeninstanz, sei sie organisatorisch-hierarchisch oder ein kulturelles Normensystem, die Frage mit ihrer Antwort erledigt, bevor also die Frage von einer bestimmten Wertfigur vereinnahmt oder beschlagnahmt wird, bleibt ihr der Ort der Selbstdifferenz als Möglichkeit der radikalen Frage nach dem Guten. Diesen Zugang nennt Heintel Prozessethik (Heintel 2006 und 2007; neu auch Krainer/Heintel 2010). Sie sieht sich im Gegenüber zu bestimmten Ethiken oder institutionalisierten Wertfiguren als Eröffnung einer Differenz, aber nicht als ein Vorgang intellektueller Reflexion im ohnmächtigen isolierten Einzelnen, sondern als eine sozial und strukturell organisierte Differenz.

Was in der Diskursethik von Habermas noch abstrakt als „ideale Sprechsituation“ postuliert wird, fängt bei Heintel dort an, wo im System zunächst einmal ein Unterschied zur Alltagsroutine gemacht werden muss: Unterbrechung, Entschleunigung. „Im selbstreflexiven Akt der Praxisdistanzierung ist immer die Frage nach dem Guten versteckt“ (Heintel 2003, 37).

Die zentrale Bedingung, der Ethik als Prozessethik genügen muss, ist folgende: Ethische Entscheidungen sollen nicht länger auf Individuen lasten, sondern in kollektiven Entscheidungsformen stattfinden. Dafür soll Prozessethik ethische Verfahren entwickeln (nach Krainer 2001, 258). Das heißt zunächst: Die Beantwortung der ethischen Frage ist in die Autonomie der jeweils Betroffenen gestellt. Die Betroffenen sollen aber gemeinsam entscheiden. Die Anbindung von Autonomie nur an das individuelle Gewissen kritisiert Heintel unter der Last der Fragen und Entscheidungen heute als überfordernde „Autonomiezumutung“ (Heintel 2003, 36; 2006, 240 f.). Viele Fragen können aufgrund ihrer Komplexität von Einzelnen gar nicht mehr entschieden werden. Und zur Organisation von Differenz in einem sozialen System ist das einzelne Individuum nicht in der Lage, da es jeder anderen Konstellation von der Gruppe bis zur Organisation unterlegen ist. Es braucht Partner und Verbündete. Prozessethik ist für Heintel der Prozess von der individuellen zur kollektiven Autonomie, der nur stattfindet, wenn er organisiert und institutionalisiert wird (Heintel 2007, 36).

Voraussetzungen für Ethik in Organisationen

Es soll von wenigstens drei Voraussetzungen die Rede sein, die notwendig sind, damit die moralischen Fragen in und zwischen Organisationen der ethischen Reflexion und Entscheidungsfindung zugeführt werden können.

1. Organisationsethik setzt voraus, dass man unsicher sein darf. Ethik geht von einer grundlegenden Unsicherheit aus. „Unsicherheit ist alles andere als eine Bedrohung für die Moral (...), *Unsicherheit ist die Grundlage moralischen Handelns und der einzige Boden, auf dem dieses gedeihen kann.*" (Bauman 2007, 47 [kursiv im Original])

Wenn klar und eindeutig ist, worum es geht, braucht man sich nicht zusammensetzen. Das Wissen um eine grundsätzliche Unsicherheit ist der Beginn der ethischen Gespräche. Natürlich erfordert dies eine große Kompetenz. Denn in unseren Gesellschaften zählt in der Regel Stärke, Klarheit, Sicherheit. „Ethik braucht die Kompetenz geteilter Inkompetenz." (Heller 2008, 4) Jede Perspektive bedarf der Ergänzung, weil wir die Augen und die Einsichten anderer brauchen, um selbst mehr zu hören und zu sehen.

Der gemeinsame Boden ist also die „Sicherheit geteilter Unsicherheit". Hinzu gehören als weitere Voraussetzungen, dass man einander unterstellt, offen zu sein, nicht zu wissen, wie es weitergehen soll, und dass man davon ausgeht, gemeinsam einen besseren Umgang zu finden als einsam, die „Lösung“ nicht von oben zu erwarten, sondern von innen, und dass deshalb Reflexion und Intuition wichtig sind.

Indem Unsicherheit geteilt und mitgeteilt wird, Offenheit füreinander praktiziert wird, entsteht kompetente ethische Entscheidungsfindung.

2. Eine weitere Einsicht leitet die Organisationsethik: Gesellschaften können nicht überleben, wenn in ihnen das Vertrauen weiter schwindet und schmilzt wie Eis an den Polkappen. Die Herausforderung besteht gesellschaftlich darin, den Einbruch des Vertrauens, den Verlust an Sicherheit aufnehmen zu müssen.

> „Zu wissen, dass man nicht allein ist und dass andere die gleichen Sehnsüchte haben, hat eine ungemein beruhigende Wirkung. Und Menschen, die von einer riskanten Entscheidung in die nächste stolpern – wir alle führen schließlich das in einer Risikogesellschaft unvermeidliche Risikoleben – und niemals wissen, ob die getroffenen Entscheidungen auch zu den erhofften Ergebnissen führen, sind auf Beruhigungen dringend angewiesen … Allerdings sind, infolge der Entwertung lokaler Perspektiven und des unaufhaltsamen Absterbens ‚lokaler Meinungsführer‘, … heute nur noch zwei Autoritäten übriggeblieben, deren Urteile eine beruhigende Wirkung haben, bzw. diese durch Taten herbeiführen können: die Autorität von Experten, die ‚es besser wissen‘ (weil ihr Kompetenzbereich schlicht zu groß ist, als dass er von Laien überschaut werden könnte), und die Autorität der Zahl (die auf der Annahme beruht, dass ein Irrtum desto unwahrscheinlicher ist, je mehr Anhänger eine Sache hat).“ (Bauman 2008, 79).

Möglicherweise bildet das Ringen um ethische Orientierung auch einen Versuch, wenn gleich in fragmentierter Weise, Sicherheit und Gewissheit zu finden, die allein nicht herstellbar sind, die Risiken des Lebens und des eigenen Handelns abzumildern durch die „größere Zahl“ derer, die zustimmen, die Ähnliches empfehlen, die eine Entscheidung mitzutragen bereit sind. Sollen solche Vorgänge nicht nur anlassbezogen sein, also von Mal zu Mal wieder in die Unverbindlichkeit übergehen, müssen sie auf vertrauensvolle Dauer, auf „Organisation gestellt“ werden.

3. Ethik braucht die Fähigkeit, miteinander zu reden, und das ist alles andere als leicht und selbstverständlich.

> „Da die Fähigkeit, miteinander zu reden und sich um Verständnis zu bemühen, schwindet, wird das, was einst Anlass für vorbehaltlose und geduldige Verhandlungen war, mehr und mehr zum Vorwand, das Gespräch zu beenden, sich abzuwenden und den Kontakt abzubrechen. Da sie damit ausgelastet sind, Geld für Dinge zu verdienen, die sie für ihre Zufriedenheit zu brauchen glauben, haben die Menschen weniger Zeit für andere und für die intensive, manchmal schmerzhafte und quälende, auf jeden Fall aber langwierige und kraftraubende Auseinandersetzung mit Missverständnissen und Meinungsunterschieden …“ (Bauman 2007, 41).

Ethik hat also etwas mit dieser Bereitschaft und Fähigkeit zu tun, miteinander zu reden und sich um Verständnis und Verständigung zu bemühen, inmitten dieser ganzen Paradoxien, die gerade unser Sozial- und Gesundheitssystem und darin die kirchlichen Einrichtungen auseinander zu reißen drohen.

Es gibt keine andere Möglichkeit mehr als die Kommunikation zu den Systemwidersprüchen zu organisieren. Organisationsethik nimmt die Grundwidersprüche von Organisationen auf, die eben dadurch charakterisiert sind, dass sie nicht bearbeitbar im Sinne von ein für alle Mal auflösbar sind. Diese Widersprüche von Gesundheit und Krankheit, von Leben und Tod, von Autonomie und Fürsorge bleiben uns und wir müssen Formen, eben „Verständigungssysteme“ organisieren, wie wir die Einzelfragen, die daraus resultieren (etwa Behandlungsabbruch oder Maximaltherapie, Lebensverlängerung oder Palliative Versorgung, etc.), buchstabieren und wie wir zu ethischen Orientierungen für die Gesamtorganisation kommen.

Spezifische Widersprüche von kirchlichen Organisationen

Hinzu kommen für die kirchlich-diakonischen Einrichtungen Paradoxien und Widersprüche, die quer durch die Kirchen und ihre Organisationen gehen (vgl. hierzu Gärtner 2008). In ihnen liegt ein Spannungs- und Konfliktpotenzial, das in den Einrichtungen oft schmerzlich spürbar wird, und das organisationsethisch aufgenommen werden muss.

1. Einerseits gelten Menschen einzigartig als Geschöpfe Gottes. Andererseits sind sie in Organisationen grundsätzlich austauschbar und ersetzbar.
2. In den Augen Gottes können sich jeder Mann und jede Frau sehen lassen, haben sie Ansehen. In einer Organisation sind Wert und Nutzen der Arbeitskraft davon abhängig, was jemand für das Ganze leistet, es geht also nicht um personale Beziehungen, sondern um Funktionen, Rollen und die Erfüllung von Erwartungen.
3. Christlich ist, dass Menschen Wert und Würde unabhängig von ihren Leistungen und trotz aller Schuld haben. In Organisationen zählt immer mehr das, was gezählt werden kann, was in den KTQ oder QM oder EFQM oder Procumcert-Prozessen messbar ist. Nichts ist umsonst, gratis, aus Gnade, alles kostet etwas und muss verrechenbar sein; es geht also nicht darum zu dienen, sondern zu verdienen.
4. Auch wenn die Kirche sich theologisch als eine Gemeinschaft von Sündern und als *ecclesia semper reformanda quia reformata* begreift, ist man in den kirchlichen Organisationen gut beraten, keinen Fehler zu machen, und wenn man ihn gemacht hat, ihn tunlichst zu verschweigen.

Man könnte das beliebig fortsetzen. Die Paradoxien sind unübersehbar. Es sind solche Widersprüche, die sich in allen kirchlichen Organisationen stellen, sie lassen sich nicht einfach auflösen, sondern brauchen ethische Reflexion und organisationsethische Verfahren, sozusagen eine Kultur der ethischen Auseinandersetzung: Was ist jetzt gut und richtig, was ist unsere Position und was stellen wir nicht zur Disposition?

Die christliche Tradition hat auch eine Erinnerung daran, dass es in den Bereichen heutigen diakonischen Handelns darum geht, vom Betroffenen her zu denken. Die Jesusfrage „Was willst du, dass ich dir tun soll?“ ist Unterscheidungskriterium für Kommunikationen, in denen die Profis unter Ausschluss der Betroffenen Entscheidungen über sie treffen. Die organisationale Fähigkeit, die betroffenen Menschen zu Wort kommen zu lassen, sie zu beteiligen, hat eine ethische Qualität. Beteiligung bedeutet Mehrsprachigkeit.

Ethik hat mit Entscheidungen zu tun

Wie kommen *wir* zu *guten* Entscheidungen? Diese Frage enthält alle wichtigen Elemente einer organisationsethischen Entscheidungsfindung (siehe dazu Heller 2005).

Es geht um den organisationalen Weg, den kollektiven Prozess der Entscheidungsfindung. Es geht darum, diesen nicht alleine zu gehen, sondern mit Betroffenen, Angehörigen und Professionellen, mit dem Team. Und es geht um den Inhalt, was ist gut für wen und wie können wir eine „hundsmiserable Situation“ – wie Erich Loewy einmal den Minimalstandard, aber vielleicht auch das Maximum ethischer Deliberation beschrieben hat – vielleicht in eine miserable oder weniger schlechte Situation verwandeln?

Gute Entscheidungen entstehen immer im Prozess mit anderen. Es ist deutlich geworden, dass die komplexen Ausgangslagen und Problemkonstellationen auf kollektive Entscheidungsprozesse angewiesen sind. Nachhaltige Entscheidungen beruhen auf Partizipation und Mehrdimensionalität (ausführlich dazu Krainer 2007).

Organisationsethik ist eine kulturprägende, d. h. strukturierte und moderierte Form der Auseinandersetzung und Entscheidungsfindung zwischen Personen, Subsystemen und Organisationen, die in einem „Verständigungszusammenhang“ von einer ethischen Frage, einem Dilemma, einer Irritation, einem Narrativ betroffen sind. Das noch zu entwickelnde Konzept der partizipativen Organisationsethik (siehe Krobath/Heller 2010) stellt die Frage nach der prozeduralen Gestaltung des ethischen Dilemmas jeweils in den gesellschaftlichen Feldern und ihren Organisationen, in denen es virulent wird: Wie kann es mit den Betroffenen zu einem abgestimmten, tragfähigen und übergreifenden Konsens kommen, in dem die Vieldimensionalität von Problemen und die Einzigartigkeit von Schicksalen anerkannt bleibt, und der zugleich für künftige Entwicklungen offen ist? Welche Imperative entstehen aus einer solchen Gestaltung und welche können sie leiten?

Der Begriff Organisationsethik (Heller / Krobath 2003) insistiert darauf, dass die ethischen Probleme und Fragen nicht auf einer abstrakten Ebene entstehen, sondern erst in wissenschaftlichen und gesellschaftlichen, wirtschaftlichen und politischen Organisationen und Institutionen ihre konkrete Gestalt erhalten. Mehr noch, dass es organisierter Kommunikationen bedarf, die nach bestimmten Spielregeln und Systemlogiken den Prozess der Partizipation an ethischer Reflexion organisieren. Daher sind Organisationen nicht nur als Rahmenbedingungen, sondern als „Subjekte“, Systeme als Verständigungsarrangements auch von ethischen Entscheidungen zu betrachten. Der Prozess der Gestaltung muss also diese und seine eigenen organisationalen Bedingungen mitreflektieren.

In der Realisierung von Partizipation ist jedoch ein folgenreicher Widerspruch zu bearbeiten. Denn ein wichtiger Wert, eine relevante Orientierung stellt die Autonomie der Betroffenen dar. Autonomie bedeutet oft stark, gesund, durchsetzungsfähig, rational orientiert, unabhängig zu sein und Ansprüche an sich und andere zu richten. Die Erfahrung, schwach, krank, irritiert, emotional und abhängig sein, führt bei vielen Menschen zu dem Gefühl, nichts mehr wert zu sein, anderen zur Last zu fallen, sich selbst still und anspruchslos zurückzunehmen, möglicherweise auch bereit zu sein, sich selbst abzuschaffen. Allerdings: Autonomie ist kein absoluter Wert. Menschliches Leben ereignet sich im Spannungsfeld von Unabhängigkeit und Abhängigkeit, von Selbstgesetzgebung (griech. Autonomie) und Fremdbestimmung (Heteronomie), von Freisein und Gebundensein. Autonomie ist daher immer bezogene, gestaltete Abhängigkeit. Als Menschen sind wir grundlegend auf andere angewiesen. Diese alte Einsicht hat die Care-Ethik (Fürsorge-Ethik) neu in Erinnerung gerufen (Conradi 2001). Wir sind auf das Wohlwollen und die Fürsorge anderer angewiesen. Wenn wir schwach, krank, alt und sterbend sind, möglicherweise noch radikaler. Meine Autonomie hängt dann offensichtlicher davon ab, dass es sorgende Andere gibt, die mich verstehen wollen, sich mit mir verständigen können, meine Interessen, meinen „mutmaßlichen Willen“ zur Geltung bringen wollen.

Die Partizipation Betroffener bedeutet organisationsethisch, dass es Situationen gibt, in denen sie über Stellvertretungen und Anwaltschaften organisiert werden muss. Dabei könnte „Ethik“ wahrnehmungssensibler und mehrsprachiger werden (siehe Heller 2008, 4f.). Die Geschichten der Betroffenen und derer, die stellvertretend versuchen, in Geschichten und Anekdoten ein Bild von Betroffenen zu vermitteln, bekommen einen gleichrangigen Stellenwert neben den Fachsprachen der Medizin, Pflege, Ökonomie und Ethik. Was ist den Betroffenen wichtig? Was ist ihre Geschichte? Woran hängt sie? Was bedeutet ihnen was? Erzählt werden Situationen, Begebenheiten, Irritationen, die Fragen aufwerfen. Was sollen wir tun oder lassen, wie geht es weiter?

Der Umgang mit den Widersprüchen der Partizipation und Autonomie erweitert also ethische Reflexions- und Sprachweisen. Dazu kommt auch die Einsicht, dass Gefühle und Intuitionen eine Quelle der Erkenntnis sind. Betroffensein und Betroffenheit auszudrücken, ist keine Schwäche, sondern bildet eine zu reflektierende Basis für gute Entscheidungen. Und schließlich sind Gefühle ein hilfreiches Evaluationskrtiterium als Antwort auf die Frage, was eine gute Entscheidung ist: Sie braucht gute Gründe und gute Gefühle.

Organisationsethik als Organisation der Ethik

Im Unterschied zur bisher konzipierten „organizational ethics“, die als eine Form der managerialen Verantwortungsethik verstanden wird (z. B. bei Hall 2000, 7) und demgemäß auch im Sinne eines Wertemanagements skizziert werden kann (z. B. bei Winkler 2005, 261), beruht die hier angestrebte Prägung von „Organisationsethik“ auf der grundlegenden Annahme, dass Ethik Organisation braucht. Genauer ausgedrückt müssen in und zwischen organisationsinternen und organisationsexternen Systemen und Umwelten Gesprächsforen und Kommunikationsprozesse organisiert werden, die multiperspektivische ethische Reflexion und partizipative Entscheidungsfindung ermöglichen und deren Umsetzung, ihre regelmäßige Überprüfung und gegebenenfalls erneute Infragestellung sicherstellen.

Ethische Reflexion geschieht nicht im organisationsfreien Raum. Sie muss über Strukturen, Verfahrensweisen, Verantwortungen, Ressourcen, Kommunikationen in der Organisation sichtbar werden. Als frei schwebendes Gedankengebilde oder als informeller Austausch zufällig Interessierter wird sie nicht relevant für organisationale Zusammenhänge und Kontexte. Als eine Form ethischer Selbstreflexion der Organisation als eines sozialen Systems braucht sie selbst soziale Systembildung und wird als neues Subsystem einerseits Teil der Organisation und andererseits setzt sie sich als intermediäres System in eine besondere Differenz zu allen Subsystemen. Die Frage nach dem Guten nimmt den Ort der Differenz ein, sie ist Systemdifferenz im System und kann diesen Platz nur einnehmen, solange die Differenz auch organisiert wird und sich auf die systemspezifischen Kommunikationen bezieht. Organisationsethik ist organisierte Differenz. Als Systemreflexion ist sie ethisch gesehen notwendige „Systemdifferenz" (Berger / Heintel 1998, 23), um Perspektiven zu erschließen und Reflexionen in Gang zu setzen, die von den routineleitenden Eigengesetzlichkeiten eines sozialen Systems nicht erfasst werden. Als organisationsrelevante Systemdifferenz findet ethische Reflexion nur statt, wenn sie organisiert wird und das heißt auch: wenn sie gewollt und entschieden wird.

Zusammengefasst könnte man sagen: Organisationsethik ist die Organisation ethischer Reflexion und Entscheidung als dauerhaft zu erneuernder Aushandlungsprozess in und zwischen Organisationen über das Gute in unserer organisierten Gesellschaft.

Ausgehend von der weiteren Annahme, dass Entscheidungen über das Gute in unserer Gesellschaft in, zwischen und über Organisationen und organisierte Kommunikationssysteme getroffen werden und sich in und zwischen Organisationen manifestieren, geht es gleichzeitig um das Gute der und in den Organisationen:

- Halten wir das, was wir uns und wie wir es uns eingerichtet haben, für gut? Wollen wir es auch so oder wollen wir es anders? (Heintel 1999, 78 umformuliert)
- „Ist die Art und Weise, wie wir mit den Betroffenen und miteinander umgehen, gut für uns und für andere?" (Heller / Pleschberger 2007, 39)

Fragen dieser Art unterscheiden sich grundsätzlich von der Perspektive, das Gute in Organisationen auf gutes, nämlich reibungsloses und optimales Funktionieren im Sinne des Organisationszweckes oder bestimmter exklusiver Einflussgruppen zu reduzieren. Sie sind auf unverkürzte Kommunikation angewiesen, auf die Möglichkeit der Unterbrechung und Entschleunigung. Sie sind ferner in der Organisation wach und lebendig zu halten, da sie immer wieder neue Antworten und Umgangsweisen brauchen. Darum ist es wichtig, auf die Bedingungen der Möglichkeit für organisationsethische Prozesse zu achten. Organisationsethik richtet Möglichkeitsräume für ethische Fragen in Organisationen ein (siehe Krobath 2010).

Organisationsethische Prozessgestaltung hat ein Augenmerk auf die tatsächliche Durchführung. Jeder Schritt und jedes Setting in der Umsetzung bedarf genauer Abwägung und Entscheidung. Prozessplanung besteht in der Aufgabe, zielorientiert und zugleich gestaltungsoffen und ergebnisoffen zu bleiben. Das kann im Einzelnen nicht im Sinne einer sozialtechnischen Handlungsanleitung festgelegt werden, da es immer wieder Ergebnis erst stattfindender Reflexion ist.

Organisationsethik ist eine voraussetzungsreiche Praxis der Gestaltung, Weiterentwicklung und Veränderung von Organisationen. In ihr ist die Einlösung von moralisch gehaltvollen Ansprüchen an ihr eigenes Vorgehen wichtiger Teil der sogenannten „Umsetzung“, die wiederum auch in der Ermöglichung ethischer Reflexion zur Hervorrufung von neuer Entscheidungen für und von moralischen Ansprüchen an sowie von ethischen Kriterien für den Prozess selbst besteht (mehr dazu bei Krobath/Heller 2010).

Vielleicht muss man diese neue Qualität des organisationsethischen Diskurses auch in einen größeren globalen Zusammenhang stellen, um zu erkennen.

> „In unserer zunehmend globalisierten Welt nimmt auch die wechselseitige Abhängigkeit zu, und aufgrund dieser Interdependenz kann niemand mehr allein Herr seines Schicksal sein. Es gibt Probleme, vor denen jeder einzelne steht, die er aber nicht alleine angehen und bewältigen

kann. Was immer uns trennt und uns veranlasst, uns voneinander zu distanzieren, Grenzen zu ziehen und Barrikaden zu errichten: die Bewältigung dieser Probleme wird dadurch nicht leichter. Wir alle müssen die Herrschaft über die Bedingungen gewinnen, unter denen wir mit den Herausforderungen des Lebens ringen, und für die meisten von uns lässt sich diese Herrschaft eben nur *kollektiv* erreichen. Hier, in der Durchführung solcher Aufgaben, fehlt die Gemeinschaft am meisten; hier liegt aber auch ihre Chance zur Rückkehr. Wenn es in einer Welt der Individuen eine Gemeinschaft geben soll, kann es nur … eine Gemeinschaft sein, die auf Teilen und gegenseitige Fürsorge beruht, eine Gemeinschaft, die Verantwortung übernimmt und sich aktiv darum kümmert, dass alle nicht nur die gleichen Rechte haben, sondern auch im gleichen Maße in der Lage sind, diese Rechte in Taten umzusetzen." (Bauman 2009, 179)

Literatur

Bauman, Zygmunt: Leben in der Flüchtigen Moderne. Suhrkamp, Frankfurt a. M. 2007

Bauman, Zygmunt: Gemeinschaften. Auf der Suche nach Sicherheit in einer bedrohlichen Welt. Suhrkamp, Frankfurt a. M. 2009

Berger, Wilhelm; Heintel, Peter: Die Organisation der Philosophen. Suhrkamp, Frankfurt a. M. 1998

Conradi, Elisabeth: Take Care. Grundlagen einer Ethik der Achtsamkeit. Campus, Frankfurt a. M. 2001

Dietz, Alexander Michael; Charbonnier, Ralph; Manzeschke, Arne (Hrsg.): Diakonie und Ökonomie. Die Auswirkungen von DRG und fallpauschaliertem Medizin- und Qualitätsmanagement auf das Handeln in Krankenhäusern. Eine sozialwissenschaftliche Untersuchung und sozialethische Bewertung (2008). Ein Auszug. Internet: www.ethik.uni-bayreuth.de/downloads/Abschlussbericht_Dia_Oeko_Auszuege.pdf (zuletzt aufgerufen am 20.2.2009)

Düwell, Marcus; Neumann, Josef N. (Hrsg.): Wie viel Ethik verträgt die Medizin? mentis, Paderborn 2005

Gärtner, Heribert: Wie kommt das Evangelium in die Organisation? Warum Kontaminierungsstrategien scheitern müssen. In: Schuster, Norbert: Kursbuch Management und Theologie. Führen und Leiten als spirituelle und theologische Kompetenz (Hg. von Thomas Schmidt). Lambertus, Freiburg i. Br. 2008, 41–58

Giddens, Anthony: Die Konstitution der Gesellschaft: Grundzüge einer Theorie der Strukturierung. Suhrkamp, Frankfurt a. M. 1995[3]

Göbel, Elisabeth: Unternehmensethik. Grundlagen und praktische Umsetzung. Stuttgart 2006

Hall, Robert T.: An Introduction to Healthcare Organizational Ethics. Oxford University Press, New York 2006

Heintel, Peter: Warum wir uns mit Organisationen schwertun. In: Fischer, Roland; Costazza, Markus; Pellert, Ada (Hrsg.): Argumentation und Entscheidung. Zur Idee und Organisation von Wissenschaft. München / Wien 1993, 113–131

Heintel, Peter: Supervision und ihr ethischer Auftrag. In: supervision 1/2003, 32–39

Heintel, Peter: Das „Klagenfurter prozessethische Beratungsmodell". In: Heintel, Peter; Krainer, Larissa; Ukowitz, Martina (Hrsg.): Beratung und Ethik. Praxis, Modelle, Dimensionen. Leutner, Berlin 2006, 196–243

Heintel, Peter: Supervision und Prozessethik. In: supervision 4/2007, 35–47

Heller, Andreas: Wie kommen wir zu guten Entscheidungen? Ethikberatung, eine Intervention in Organisationen. In: Bartosch, Hans; Coenen-Marx, Cornelia; Erckenbrecht, Joachim F.; Heller, Andreas (Hrsg.): Leben ist kostbar. Der Palliativ Care- und Ethikprozess in der Kaiserswerther Diakonie. Lambertus, Freiburg i. Br. 2005, 12–25.202

Heller, Andreas: Unsicher sein dürfen. Orientierungen für eine Ethik in der Altenhilfe. In: Praxis Palliative Care 1/2008, 4–7

Heller, Andreas; Heimerl, Katharina; Huseboe, Stein (Hrsg.): Kultur des Sterbens. Bedingungen für das Lebensende gestalten, 3. aktualisierte und erweiterte Auflage, Lambertus, Freiburg i. Br. 2007

Heller, Andreas; Krobath, Thomas (Hrsg.): OrganisationsEthik. Organisationsentwicklung in Kirchen, Caritas und Diakonie. Lambertus, Freiburg i. Br. 2003

Heller, Andreas; Pleschberger, Sabine: Ethik und Organisationsethik in der Altenhilfe. In: Reitinger, Elisabeth; Wegleitner, Klaus; Heimerls, Katharina (Hrsg.): Geschichten, die uns betroffen machen. Lernen aus ethischen Herausforderungen in der Altenbetreuung. (Publikation Uni-Klagenfurt) Wien 2007, 37–43

Jonas, Hans: Fatalismus wäre Todsünde. Gespräche über Ethik und Mitverantwortung im dritten Jahrtausend (hrsg. von Dietrich Böhler), LIT-Verlag, Münster 2005

Kieser, Alfred; Ebers, Mark (Hrsg.): Organisationstheorien, 6., erweiterte Auflage, Kohlhammer, Stuttgart 2006

Krainer, Larissa: Medien und Ethik. Zur Organisation medizinethischer Entscheidungsprozesse. KoPäd, München 2001

Krainer, Larissa: Nachhaltige Entscheidungen. Zur Organisation demokratisch-partizipativer Entscheidungsfindungsprozesse. In: Krainer, Larissa; Trattnigg, Rita (Hrsg.): Kulturelle Nachhaltigkeit. Konzepte, Perspektiven, Positionen. oekom, München 2007

Krainer, Larissa; Heintel, Peter: Prozessethik. Zur Organisation ethischer Entscheidungsprozesse. VS Verlag, Wiesbaden 2010

Krobath, Thomas: Zur Organissation ethischer Reflexion in Organisationen. In: Krobath/Heller 2010, 543–583

Krobath, Thomas; Heller, Andreas (Hrsg.): Ethik organisieren. Handbuch der Organisationsethik. Lambertus, Freiburg i. Br. 2010

Küpper, Hans-Ulrich: Entscheidung und Verantwortung im institutionellen Rahmen. In: Korff, Wilhelm u. a. (Hrsg.): Handbuch der Wirtschaftsethik. Band 3: Ethik wirtschaftlichen Handelns. Gütersloher Verlagshaus, Gütersloh 1999, 39–67

Ortmann, Günther; Sydow, Jörg; Windeler, Arnold: Organisation als reflexive Strukturation. In: Ortmann, Günther; Sydow, Jörg; Türk, Klaus (Hrsg.): Theorien der Organisation. Die Rückkehr der Gesellschaft. Westdeutscher Verlag, Opladen 1997, 315–354

Pfordten, Dietmar von der: Über die Begriffe Moral, Recht und Ethik. In: Hermelink, Jan; Grotefeld, Stefan (Hrsg.): Religion und Ethik als Organisationen – eine Quadratur des Kreises? Theologischer Verlag, Zürich 2008, 161–178

Reitinger, Elisabeth (Hrsg.): Transdisziplinäre Praxis. Forschen im Sozial- und Gesundheitswesen. Carl-Auer-Systeme Verlag, Heidelberg 2008

Sackmann, Sonja: Unternehmenskultur. Erkennen – Entwickeln – Verändern. Luchterhand, München 2007

Simon, Fritz B.: Einführung in die systemische Organisationstheorie. Carl-Auer-Systeme, Heidelberg 2007

Stehr, Nico: Die Moralisierung der Märkte. Suhrkamp, Frankfurt a. M. 2007

Thielemann, Ulrich: Worldcom, Enron und Co. – Nun reden Manager wieder von Ethik. In: Tages-Anzeiger 8. 7. 2002, 42. Langfassung im Internet: www.iwe.unisg.ch/org/iwe/web.nsf/SysWebRessources/WorldcomEnronundCo./$FILE/WorldcomUndEthik.pdf (zuletzt aufgerufen am 20.2.2009)

Winkler, Eva C.: Organisatorische Ethik – ein erweiterter Auftrag für klinische Ethikkomitees? In: Düwell, Marcus; Neumann, Josef N. (Hrsg.): Wie viel Ethik verträgt die Medizin? mentis, Paderborn 2005, 259–273

Ethik und Organisation – Anmerkungen zu einem spannungsreichen Verhältnis

Heribert W. Gärtner

Das Thema Ethik ist zurzeit in aller Munde. Viele Publikationen, Tagungen, Qualifizierungsmaßnahmen zu Ethikberatern stellen untrügliche Indikatoren dar, dass sich hier ein neues Thema durchgesetzt hat. Nachdem sich Unternehmen zum Teil intensiv mit Wirtschafts- und Unternehmensethik beschäftigt haben, hat die Ethik auch die Sozialunternehmen erreicht. Nichts wirklich Neues. Das geht mit anderen Themen auch so. Über verschiedene Topoi hinweg entstanden Bereichsethiken: Medizinethik, Pflegeethik, diakonische Ethik. Nicht dass man jetzt erst über Ethik spricht; Lehrstühle zum Beispiel für Medizinethik gibt es nun schon länger und in Fortbildungen kirchlicher Träger lief das Thema auch ständig mit. Aber nun ist Ethik auch organisational und „managerielI" hoffähig geworden. Es interessiert nicht nur jene, die zum Beispiel in klinischen oder pflegerischen Entscheidungssituationen die Frage nach dem richtigen und guten Handeln stellen, sondern auch die Träger und das Management; auch Strategie und Führung sind Felder ethischer Reflexion. Führungsethik ist kein Fremdwort mehr. Betriebsinterne Routinen zur ethischen Entscheidungsfindung zu haben, zum Beispiel für Fragen des Lebensendes, gehört inzwischen zum Methodenrepertoire zumindest größerer Sozialunternehmen. Aber auch „managerielle" Routinen sind davon tangiert. So thematisiert zum Beispiel das betriebliche Fehlermanagement, dass die chronische Ist-Soll-Abweichung in Organisationen eben doch ein Normalfall ist (entgegen der Null-Fehler-Behauptung) und fängt die Abweichung über Verfahren wieder ein.

Im Folgenden werden drei Beobachtungen untersucht, die im Zusammenhang von Ethik und Organisation auffallen.

1. Beobachtung: Zur Oberflächenallianz von Management und Ethik

Diejenige Funktion, die sich mit Organisation professionell beschäftigt, ist das Management. Deshalb zuerst zum Management. Wenn man Handbücher des Managements und entsprechende Zeitschriften anschaut, entdeckt man in jeder Nummer viele interessante Beiträge darüber wie Organisation sein soll.

Zurzeit sind wir fast gesellschaftsepidemisch mit der Qualitätsfrage beschäftigt und mit unterschiedlichen Modellen, wie Qualität methodisch herstellbar, zumindest jedoch kontrollierbar sei. Keiner kann sich erlauben, sich außerhalb dieser Qualitätsfrage zu bewegen; nur unterschiedliche Konfessionen sind zugelassen: DIN ISO, EFQM usw. Damit dies nicht Privatangelegenheit bleibt, wird gesetzlich geregelt und zertifiziert. Die Bestätigung der Anstrengung kann man dann in der Regel als Zertifikate in Eingangshallen sehen und lesen. Inzwischen haben alle gelernt und wissen, wie das Management der Zertifizierung und seiner inhaltlichen und strategischen Vorbereitung, manchmal auch seiner Nachbereitung geht. Das organisationale Leben darf misslingen, aber man hat ein Format, in dem dieses Misslingen zur Sprache gebracht und natürlich kontinuierlich verbessert wird. Man ist in ständiger Prozess-revision. Ich selbst habe vor 15 Jahren eine Dissertation zum Thema Katholische Krankenhaus und Corporate Identity geschrieben. Damals war ich, was sicher für den Abschluss der Dissertation sinnvoll war, davon überzeugt, dass Organisationskulturen ziemlich gestaltbare Größen sind, wenn man das methodisch nur richtig mache. Aus heutiger Sicht etwas naiv gedacht, wenn man sich zum Beispiel mit gescheiterten Fusionen, auch bei Sozialunternehmen befasst. Dazwischen lagen das Lean Management, die Lernende Organisation usw. Wir haben es also mit einer wellenartigen Bewegung „managerieller" Formate und Programme zu tun, mit denen wir die Organisation in wechselnden Zeitabständen „beackern".

Lässt man diese „manageriellen" Etappen an sich vorbei ziehen, kann man zu der Auffassung kommen, dass es beim Management und seiner Reflexion, zumindest in seiner öffentlichen Darstellungsseite, gar nicht so pragmatisch, sondern viel eher normativ zugeht. Man macht sich Gedanken über bessere organisationale Zustände und entwickelt die entsprechenden „manageriellen" Bekehrungsprogramme, die natürlich wechseln. Es wäre ja grauenhaft, immer vor Ähnlichem zu stehen. Mit Stephan Kühl müsste man ja dann vom „Sisyphos" im Management[1] reden. Wie man von den neuen Programmen Änderung erwartet, so auch von den Leuten. Es fängt klein an. Die neue Leiterin des ambulanten Dienstes soll eines hinkriegen: Die Antworten auf jene Fragen zu organisieren, die der MdK bei der letzten Prüfung gestellt hat. Wenn sie es schafft, kann sie was. Auf jeden Fall kann sie solche Antworten produzieren, die Probleme lösen. Das Management hält zumeist konsequent an diesen „manageriellen" Wahrnehmungsmustern fest und entwickelt in seiner Meetingkultur die nächsten; das Leben geht ja weiter.

Die Organisation soll gestaltet werden und viele Führungskräfte denken sich das im Paradigma des Töpfers, der den organisationalen Ton modelliert. Das erwartet man auch von ihnen. Das muss so sein; das Management braucht eine solche normative Ausrichtung, sonst kommt man in Organisationen nicht weiter.

Offen ist die Frage, was diese Bekehrungsprogramme mit der Organisation machen, ob es dort zu einer wirklichen Unterschiedsbildung kommt oder nicht. Ist vor dem Programm

---

[1] Kühl, Stephan: Sisyphos im Management. Wiley-VCH, Weinheim 2002

etwas anders als nach dem Programm? Ich komme auf diesen Sachverhalt zurück. Worauf ich an dieser Stelle hinweise: Das Management ist bei genauerem Hinsehen zumeist normativer als es tut. Es verkauft vielfach Hoffnung auf Veränderung mit den dazugehörigen Programmen und produziert ein Netzwerk von Instrumenten, das den Eindruck vermittelt, die Organisation im Griff zu haben. Von diesen Hoffnungsgeschäften lebt die Trainer- und Beraterbranche ganz gut.

Wenn man diese Beobachtung der Normativität im Management teilt, ist der Schritt zur Allianz mit der Ethik nicht weit.

Nun zur Ethik: Lassen Sie mich hierzu zuerst einen Ethiker zitieren:

> „Im Griechischen gibt es ja zwei Varianten des Wortes Ethos: *ethos* mit dem Buchstaben Epsilon meint soviel wie „Wohnstätte, Gewohnheit, Sitte; mit dem Buchstaben Eta bedeutet das Wort fast dasselbe, legt aber die Betonung auf „Sitte, Sittlichkeit und Charakter". Die *ethike episteme* oder *ta ethika*, reflektieren somit darüber, was das Ethos ist bzw. wie und warum denn eine bestimmte Sitte entsteht und besteht. Ethik ist also nicht primär selbst die Sitte oder ein bestimmtes Verhalten, sondern die Reflexion darüber, obwohl sekundär „Ethik" dann doch wieder im Sinne von „Sittlichkeit" gebraucht wird und man zum Beispiel von einem „ethischen" bzw. „unethischen" Menschen, Verhalten etc. spricht und dabei nicht mehr die Reflexion, sondern die Qualität von Handlungen und Einstellungen meint."[2]

Die Sitten, Gebräuche und Gewohnheiten sind die praktizierten *mores*, so der lateinische Terminus, von dem wir unseren Begriff der Moral ableiten. Sie, die Sitten, Gebräuche und Ge-

---

[2] Suda, Max Josef: Ethik. Ein Überblick über die Theorien vom richtigen Leben. Böhlau, Wien – Köln – Weimar 2005, 15

wohnheiten, werden durch die Ethik auf ihre „Gutheit" hin befragt werden. In unserem heutigen Begriff der Moral werden die Sitten, Gebräuche und Gewohnheiten bewertet und mit dem Etikett „gut" und „böse" oder „zu achten" oder „zu missachten" versehen. Die Ethik reflektiert also die praktizierte Moral und versucht Antworten nach dem richtigen und guten Leben zu organisieren.

Für mein Thema ist die getroffene und sicher geläufige Unterscheidung von Ethik und Moral wichtig. Praktizierte Moral, also Vollzug der *mores*, der Sitten und Gebräuche, haben wir in Organisationen schon immer. Wir haben es in Organisationen nicht in erster Linie mit Ethik, sondern mit vollzogener Moral zu tun. Die Sitten und Gebräuche, zum Beispiel des beruflichen Handelns, sind in die Alltagsroutinen eingegossen und vollziehen sich in gewisser Weise auf „organisationaler Stammhirnebene". Man kann zwar individuell von diesen Routinen abweichen, was ihre Bedeutung aber nicht mindert. Man kann dann von der Wirksamkeit der Sitten und Gebräuche ausgehen, wenn Abweichung zumeist durch Führung zur Kenntnis genommen wird. Jeder von uns realisiert die *mores*, die Sitten und Gebräuche, wenn er oder sie morgens auf Station, ins Heim oder ins Büro geht. Und wir verlassen uns darauf, dass die Sitten und Gebräuche uns durch den Tag und seine erforderlichen Entscheidungen steuern. Es ist also nicht die Frage, ob es in Organisationen Moral gibt – sie ist immer als konkret vollzogene vorhanden –, sondern ob man mit den vollzogenen *mores* einverstanden ist oder andere will. Man kann also sagen: Wer Ethik will, muss mit der praktizierten Moral rechnen. „Dass moralische Orientierung faktisch in Geltung ist, bedeutet nicht bereits, dass sie als gerechtfertigt beurteilt wird."[3] Die praktizierten *mores*

---

[3] J. Mittelstraß (Hrsg.) u. a.: Enzyklopädie Philosophie und Wissenschaftstheorie II, Stichwort „Moral", BI-Wissenschaftsverlag, Mannheim 1984, 932f.

können also durchaus fragwürdig sein. Genau hieraus ergibt sich die organisationale Notwendigkeit der Ethik. Ethik als Reflexion der guten und richtigen Sitten, Gebräuche und Gewohnheiten formuliert oder organisiert *andere mores*. Insofern gibt es ein massives Spannungsfeld zwischen Ethik und Moral, den *vollzogenen mores*; vergleichbar mit jenem von Lernen und Wissen. Das Lernen in Organisationen ist ja der entschiedene Gegner des praktizierten Wissens, weil das Lernen das praktizierte Wissen in Frage stellt, ersetzt, lahmlegt oder löschen will[4]. Wissen ist in Organisationen in der Regel enttäuschungsbereit formuliert, kann und soll also überholt und ersetzt werden; jetzt gilt der Expertenstandard Dekubitus und nicht mehr die früher üblichen Praktiken. Die *mores*, die Sitten und Gebräuche, welche über Achtung und Missachtung, gut oder schlecht entscheiden, sind anderer Natur als das enttäuschungsbereite Wissen, das sich als fachlich richtig oder falsch qualifiziert; die *mores* sind normativ konzipierte Wissensbestände und brauchen für ihre Ersetzung andere Legitimationszusammenhänge als bloß wissenschaftliche Erkenntnis. Den neuen *mores* wird Normativität zugeschrieben und gerade damit deklariert, dass es sich hier um einen Wissensbestand handelt, der nicht so einfach oder auch gar nicht abgelöst werden kann. In einem katholischen Krankenhaus können Abtreibungen kein Regelangebot sein.

Wenn man beide bisher vorgetragenen Gedankengänge, jene zum Management und jene zur Ethik zusammenliest, entdeckt man eine interessante strukturelle Gemeinsamkeit. Sowohl das Management und die Managementwissenschaft als auch die Ethik denken vielfach in rationalitätsgesteuerten Optimierungskategorien. Vorhandene Zustände sollen in andere nützlichere bzw. bessere überführt werden. Formal betrachtet sind beide von einer anderen, erhofften, besseren

[4] Simon, Fritz: Die Kunst nicht zu lernen und andere Paradoxa in Psychotherapie, Management und Politik. Heidelberg 1997

organisationalen Zukunft angetrieben. Auch *materialiter* entdeckt man Gemeinsamkeiten. Ethik in Organisationen zeigt sich neben der normativen Ausflaggung von Einzelfragen vor allem als Verfahrensethik. So ordnen sich zum Beispiel Leitfäden für die ethischen Entscheidungen am Leben nahtlos in die sonstigen Verfahrens- und Prozessregeln ein, wie sie im OM üblich sind. Das gleiche gilt für die Flussdiagramme des Fehlermanagements, welche das chronisch vorhandene Abweichungsverhalten von Mitarbeitern in Organisationen zum organisationalem Normalfall erklären und aus der Abweichung eine Umkehrbewegung oder neutraler gesagt Lernen oder Konformität machen.

Wir haben es also mit einer freundlichen Allianz von Ethik und Management im Bezug auf ihren Gegenstand, die Organisation, zu tun. Die Optimierungsstruktur „manageriellen“ Denkens verträgt sich mit den Veränderungsimpulsen der Ethik, die vorhandene *mores* durch neue ersetzen will. Sie sind nicht nur die nützlicheren, sondern die guten, die besseren. Damit ist nachvollziehbar, dass die ethischen Fragen jenseits ihrer Notwendigkeit in einzelnen Entscheidungsfeldern derzeit so ein wichtiges Thema in Organisationen werden können. Es geht also nicht um Spannung, sondern um Aufgabenteilung im Wissensmanagement der Organisation. Die Fachwissenschaften Management, Medizin, Pflege beackern das enttäuschungsbereite Wissen, die Ethik kümmert sich um die normativ konzipierten Wissensbestände und deren Renovierung bzw. Generierung. Sinnvolle Arbeitsteilung für ein Komplettprogramm, so scheint es.

2. Beobachtung: Die Renitenz der Organisation

Organisationen sind gegenüber Veränderungsimpulsen oftmals renitent. „Organisationale Zweisprachigkeit ist kein Einzelfall.“ Ich habe über die Gestaltungsabsicht des Managements und der Ethik im Sinne der Optimierung und den damit verbundenen Programmen und Verfahren gesprochen. Richtet man den Blick vom Management und von der Ethik auf die Organisation, tauchen jedoch Fragen auf. Die gewünschte Optimierung der Organisation, die Transformation von A nach B, auch die Ablösung der bewährten Sitten und Gebräuche, der *mores*, stellt sich vielfach nicht ein, auch wenn sie von Beratern unterstützt, aufwändig erarbeitet wurde.

In einem Krankenhaus wurde ein Rohrpostsystem eingeführt, damit die Leute nicht mehr zum Labor hinunter in den Keller laufen mussten. Die erhoffte Optimierung lag auf der Hand und war in Minutenwerten nachrechenbar. Innerhalb kurzer Zeit erhöhte sich jedoch die Fluktuation im Labor. Die Mitarbeiter im Keller waren plötzlich abgeschnitten und bekamen weniger mit, was im Hause los ist. Die Leute auf Station verloren den legitimen Spaziergang in den Keller.

Jetzt kann man natürlich sagen, da sind endlich Komfortzonen beschnitten worden. Auf jeden Fall wurde die Nebenwirkung dieses Organisationsmedikamentes nicht bedacht und mit seinem beabsichtigten Nutzen ins Verhältnis gesetzt.

So auch das Zitat eines ärztlichen OP-Managers zu der guten Stimmung und ihrem Erfolg beim OP-Management: „Wenn wir das machen würden, was wir im Handbuch gemeinsam erarbeitet haben, wären wir nicht so erfolgreich wie jetzt.“ Die OP-Mitarbeiter dieses Krankenhauses einschließlich der Ärzte sind offensichtlich nicht erpicht darauf, die neuen, natürlich technisch viel besseren und funktionaleren OP-Räume zu beziehen. Gott sei Dank passiert immer etwas anderes, was dies seit Monaten verhindert; über den jetzigen Stand bin ich nicht mehr informiert.

Und bei der Erstellung des neuen OP-Handbuchs sind sie alle dabei gewesen und fanden es gut, was sie sich da an optimaler Struktur ausgedacht haben. Aber sie machen es nicht und sind noch froh darüber.

Manche Verfahrensanweisungen in Organisationen haben

eher den Status von Speisekarten, die man vorzeigen kann, denn von Menus, die wirklich gegessen werden. Natürlich stehen überall die vielen schönen Kochbücher, die man mit großer Mühe erstellt hat. Bei den Meetings, wo darüber entschieden wurde, was hineinkommt, haben die meisten auch gesagt: Das schmeckt aber gut und kochen kann man es auch. Bei etwas Nachdenken wird auch deutlich, dass die Erklärung, man sei vor allem von unverständigen oder unwilligen Dummköpfen umgeben, die nicht kochen wollen oder können, nicht sehr weit reicht. Deshalb braucht man sinnvolle Erklärungsansätze über das faktische Wirken von Organisationen und ihr unendliches und variantenreiches Renitenzpotential.

Der Rationalitätsüberschätzung von Organisationen und ihrer Gestaltung entspricht oft jenen Erwartungen, die Chefs von Organisationen gegenüber ihren Führungskräften und Mitarbeitern haben: Die richtige, kompetente Frau oder den dynamischen, cleveren Mann geholt und dann muss es klappen. Führungskräfte müssen deshalb so tun, als hätten sie den Laden im Griff. Sie sollen die Töpfer sein, die den Ton der Organisation in ihren Händen gestalten. Organisationen, die als Produktionsprozess personenbezogene Dienstleistungen, also Interaktionsarbeit haben und dazu noch in Beziehungskategorien sozialisiert sind, wie beispielsweise die Pflege, neigen nachvollziehbar zu dieser Art von Personalisierung. Wenn es chronisch nicht klappt und die Führungskräfte sich nicht rechtzeitig in Deckung bringen, werden die Leute ausgewechselt. Die Methode heißt: Führungswechsel als Äquivalent für Strukturänderung. Deshalb sind Manager gut darauf trainiert, dort zur Verfügung zu stehen, wo die Adresse für Erfolg gesucht wird, und sich diskret im Hintergrund zu halten, wenn die Zuschreibung Misserfolg zur Verfügung steht. Auch wenn alle wissen, dass der neue Geschäftsführer eine fast unlösbare Aufgabe zu stemmen hat, erwartet der Aufsichtsrat von ihm die Lösung, deshalb wurde er geholt. Die „Verdauungsfähigkeit“ von Organisationen und ihre Bereitschaft zur

Wiederholung sind dabei erstaunlich groß. In nicht wenigen Fällen bleiben danach die Probleme die gleichen, bis die Rille in der Schallplatte, wenn dieser antiquierte Vergleich erlaubt sei, unüberhörbar wird. Die sich hartnäckig haltende Idee der rationalen Gestaltbarkeit und Steuerbarkeit hängt wesentlich mit der Vorstellung zusammen, Organisationen seien offen gegenüber ihrer Umwelt. Anforderungen und Interventionen von außen ließen sich nach innen transportieren und dort wie eine Kopiervorlage abbilden. Die Offenheit von Organisationen gegenüber ihrer Umwelt gibt es natürlich, sonst gäbe es keine gelungenen Anpassungsprozesse. Organisationen würden verdummen und „an die Wand fahren". Aber das ist offensichtlich nur die halbe Wahrheit: *Organisationen sind nicht nur offen, sondern auch geschlossen.*

Niklas Luhmann[5] hat darauf verwiesen, dass es neben dem Merkmal der Offenheit bei Organisationen jenes der operativen Schließung gibt. Organisationen seien offen und geschlossen zugleich. Organisationale Schließung ist nützlich und notwendig, damit sich ein stabiles Innenleben in Organisationen entwickeln kann und es zur internen Strukturbildung kommt.

An dem flotten Spruch „Wer nach allen Seiten hin offen ist, kann nicht ganz dicht sein"[6], ist etwas dran. Thematisch entstehen so ein hochspezialisiertes Innenleben, Strukturen mit Fachsprachen zur Abarbeitung von Spezialproblemen, die Semantik eines OP-Saales versteht man draußen nicht mehr. Alle anderen Dinge spielen im Produktionsprozess dieser Organisation keine Rolle. Im Akutkrankenhaus wird natürlich auch über Aktien und Sex geredet, aber in der Regel in Stationszimmern und zwischendurch, in Pausenräumen, auf dem Klo oder auf dem Parkplatz; sie gehören nicht zum Produkti-

---

[5] Luhmann, Niklas: Organisation und Entscheidung. Vs-Verlag, Opladen / Wiesbaden 2000

[6] Der Autor des Spruches ist mir leider nicht bekannt.

onsprozess. Also radikale Komplexitätsreduktion nach außen mit radikaler Komplexitätserhöhung im Innern. Entscheidend ist dabei, dass die Ausgestaltung der Betriebsroutinen, die das Organisationsthema bearbeiten, radikal organisationsindividuell ist. Das heißt, jedes Krankenhaus entwickelt seine Art, mit welchen Regeln es sein Produktionsthema realisiert. Von daher erklärt sich auch, dass Personen in Leitungsfunktionen mit den gleichen Verhaltensweisen in dem einen Haus erfolgreich sind und in dem anderen scheitern können. Man kann sich die Organisationsregeln wie ein unsichtbares Straßennetz vorstellen, auf dem sich die Mitarbeiter in der Organisation bewegen. In den Regeln drückt sich die Erwartungsstruktur der Organisation an erwünschtes und unerwünschtes Verhalten aus. Man merkt dieses Regelwerk als Erwartungsstruktur am deutlichsten, wenn man es verletzt, in die „Fettnäpfchen" der Organisation tritt oder im erfolgreichen Fall mit der Erfüllung ihrer Erwartungsstrukturen in Berührung kommt. Damit ist klar, dass diese Regeln nicht mit dem übereinstimmen müssen, was die Organisation in Stellenbeschreibungen, Dienstanweisungen und Leitbildern von sich behauptet.

Die Geschlossenheit von Organisationen wirkt sich entscheidend auf die Reaktionsfähigkeit gegenüber Einflüssen und Anforderungen von außen aus. In ihrer Reaktionsweise auf Impulse von außen sind Organisationen vor allem von sich selbst abhängig, von ihrer eintrainierten Weise auf Sachverhalte, Störungen und Anforderungen zu reagieren. Die systemische Theorie sagt hierzu: Sie sind selbstreferentiell, selbstbezüglich. Deshalb sind Organisationen oftmals wie ein angespanntes Gummi, das in seinen Ursprungszustand zurückfällt, wenn man es loslässt. Das heißt, sie sind erst einmal veränderungsresistent und „versuchen", vorhandene Strukturen aufrechtzuerhalten, auch wenn sie anderes von sich behaupten.

Impulse von ihrer Umwelt können Organisationen nur mit der Brille lesen, die sie haben, mit keiner anderen. Diese

Erkenntnis ist schwerwiegend, weil es dazu führen kann, dass einige in der Organisation sehen, dass eingeschlagene oder nicht eingeschlagene Wege fatal für das Haus sind. Und trotzdem finden sie kein Gehör. Nicht, weil die Leute unfähig wären, sondern weil die Wahrnehmungs- und Problemlösungskapazität der Organisation nicht passt. Deshalb heißt die Frage von Dirk Baecker: „Wie viel Organisation verträgt die Organisation?“[7] Wie viel und welche Art der Organisation der Ethik verträgt die Organisation? Die Antwort muss individuell ausfallen. Ist eine Organisation wirklich verfahrenstrainiert, hat sie weniger Probleme Neues hinzuzulernen. Wenn man an das kleine Altenheim denkt, das vor allem eine mündliche Kultur hat, ergibt sich die Antwort von selbst. Der geforderte oder auch vom Management gewünschte Formalisierungsgrad von Organisationen passt nicht immer zu deren Kapazität. Die Leute sind ja oftmals nicht unwillig und machen dann beides.

Vor Jahren lernte ich ein Heim in der Eifel kennen; es war nach der Einführung der Pflegeversicherung. Die Dokumentation hatte eine ganz neue Bedeutung gewonnen. Man machte das irgendwie; aber für den praktischen Vollzug war das alte Übergabebuch, das in der Schublade versteckt wurde und natürlich nicht mehr so hieß, wichtiger. Man war ja lernfähig, es hieß: Schau mal ins Schwarze. Die Zeiten sind vorbei, es ist Lernzwang entstanden, aber die Fähigkeit zur doppelten Buchführung und Zweisprachigkeit ist geblieben.

Wenn man sich auf dieses Verständnis von Organisation einlässt, wird deutlich, dass auch die vielstrapazierte rationale Zweck- und Zielorientierung nicht einfach eindeutig ist. Natürlich steht in jeder Klinik der Patient im Zentrum, wie man das in vielen Leitbildern findet. Die dort Arbeitenden wissen jedoch intuitiv, dass er dort zugleich am meisten stört. Ich hatte vor wenigen Jahren Kontakt mit einem Hospiz, das für

[7] Baecker, Dirk: Organisation als System. Suhrkamp, Frankfurt a. M. 1999

HIV-Infizierte gegründet wurde. Dann kam die Medikamentenentwicklung und die Leute sind nicht mehr so schnell gestorben. Das Hospiz habe Probleme mit der Kundschaft. Man hätte sagen können, der Zweck sei erfüllt, es bestehe kein Bedarf mehr, man hätte das Hospiz schließen können. Sie können sich denken, dass dies nicht geschehen ist. Man hat die Zweckbestimmung umdefiniert und erweitert und war das Problem los. Der Wille zum Überleben der Organisation als Organisation war stärker.

Wenn man dieses dargelegte Verständnis der Organisation akzeptiert, ergeben sich für das Verhandeln der Ethik in der Organisation folgende Konsequenzen.

1. Die Organisation als Organisation hat für die inhaltliche Bestimmung ihrer normativen Ausrichtung keine besonderen Rezeptoren, sie ist vor allem an ihrem Weiterleben interessiert, die Wissenschaft sagt hierzu Autopoiesis. Sie ist am Vollzug der *mores*, der Sitten und Gebräuche interessiert. Ihre normative Ausgestaltung ist kein Automatismus, auch nicht bei kirchlichen Einrichtungen. Man muss sie ausdrücklich wollen und tun. Die zentrale Frage heißt: Passiert etwas, wenn ich eine Norm nicht erfülle, ein Verfahren nicht anwende? Wir haben alle in unserem organisationalen Leben gelernt, dass in natürlichem Wechsel unterschiedliche Themen im Gewand neuer Normen an uns herangetragen werden und testen aus, ob dies ernst gemeint ist. Das heißt, wir schauen, ob es Folgen gibt, wenn wir etwas nicht tun. Das ist sinnvoll und ökonomisch. Es schützt vor organisationaler Psychose. Auf diese Weise existieren in Organisationen unzählige Betriebsaccessoires, welche mit der Steuerung der Organisation nichts zu tun haben.[8] Man bestaunt sie und zeigt sie auch gerne vor. Wenn etwas zur Betriebsroutine oder zu

---

[8] Gärtner, Heribert W.: Zur Ambivalenz des Qualitätsmanagements. Steuerungsinstrument oder Betriebsaccessoire? In: Krankendienst 80 (2007) 10–14

neuen *mores* werden soll, kommt es darauf an, ob diese als Erwartung verhandelt werden. Erwartungen, neue organisationale Muster, entstehen nur durch wiederholten Gebrauch und Einübung; was in der Regel nur passiert, wenn Menschen, man nennt sie Führungskräfte, wie ein Terrier hinter der Einübung her sind oder wenn es so viel Leidensdruck gibt, dass die Veränderung als Erlösung oder Befreiung erlebt wird. Zum Aufbau neuer Normen und der Implementierung neuer Strukturen braucht es also Beobachtung und Folgenprogramme. Dann merkt man: Das scheint wirklich wichtig zu sein. Nur so kommt es zum Erwartungsaufbau. Man könnte also sagen, der Organisation müssen die neuen Normen abgetrotzt werden. Ethik weicht bisherige *mores*, Gewohnheiten und Sitten auf; aber das Ergebnis des ethischen Diskurses muss in neue *mores* überführt werden. Ethik verflüssigt tradierte Moral und überführt sie in neue Moral. Methodisch besteht kein Unterschied zu der Anforderung an andere Implementierungs- und Transformationsprozesse.

2. Ethik in der Organisation zeigt sich als Systemethik. Das dargelegte Organisationsverständnis versteht Organisation als durch Erwartungen produzierte Struktur; sie ist vergleichbar einem in Teilen sichtbaren, aber auch unsichtbaren Straßennetz, es sind wesentlich die gelebten Betriebsroutinen, auf denen wir uns mehr oder weniger sicher bewegen. Unser Verhalten als Mitarbeiter ist Antwort auf diese Erwartungen. Dies schließt natürlich ein, dass wir von diesen Erwartungen auch abweichen können. Wenn die Abweichung als Abweichung zur Kenntnis genommen wird, verdeutlicht diese Zurkenntnisnahme gerade die zugrundeliegende Erwartung. *Das bedeutet, dass Ethik in Organisationen nicht nur bei der Einzelperson anzusetzen hat, sondern als Verfahren in die Organisation einzuschleusen ist,* wie dies ja praktiziert wird. Das heißt: Ethik wird zum Thema der Weiterentwicklung der Organisation. Ethik ist dann ein organisationales Thema, wenn

es strukturell verankert ist und die Nutzung der Struktur sich beobachten lässt. Nicht nur: Gibt es einen Leitfaden für ethische Entscheidungen? Sondern: Wird er angewendet und wie? Als Mitglied der Ethikkommission eines kirchlichen Verbandes kann ich behaupten, dass die Kommission bisher dreimal qualifiziertes Schaulaufen gemacht hat; seit einigen Jahren wird sie nicht mehr genutzt. Das heißt, sie hat nicht den Status einer Struktur, die genutzt wird, sondern jenen eines Betriebsaccessoires, das man eben hat. Wenn man Systemethik sagt, ist es dann eine Selbstverständlichkeit, dass Mitarbeiter in der Lage sein müssen, mit den Instrumenten ethischer Entscheidungsfindung angemessen zu verfahren? Insofern ist es überflüssig, System- und Individualaspekte gegeneinander auszuspielen. Bleibt das Ethikthema den Individuen überlassen, kann es vorkommen oder auch nicht vorkommen. Ethik ohne organisationale Verankerung läuft Gefahr, den vorhandenen *mores* ausgeliefert zu sein. Systemethik macht einiges einfacher. Mitarbeiter bekommen so auch die Legitimation, Beobachtungen in ihrer Organisation, die sie in moralische Dilemmata bringen, zu formulieren und öffentlichkeitsfähig zu machen.

3. Beobachtung: Ethik kann zum Vermeidungsthema des Evangeliums werden.

In meiner bisherigen Argumentation habe ich deutliche Sympathie für eine verfahrensethische Vorgehensweise im Sinne der Diskursethik gezeigt. Ein Merkmal dieses Versuches, Ethik in die Organisation zu bringen, besteht darin, dass im gemeinsamen Diskurs die ethische Entscheidungsfindung konsensuell vorangetrieben wird. Im strengen Sinn handelt es sich um ein formales Vorgehen ohne notwendige inhaltliche Bindung; also ohne Abhängigkeit zu material definierten Kriterien. In Einrichtungen in kirchlicher Trägerschaft ist meines Erachtens der christliche Glaube die Grundlage für die ethische Reflexion. Das richtige und gute Leben und Handeln ist eine Größe, die nicht unabhängig von der christlichen und jüdischen Offenbarung zu denken ist. Hierzu gehört als zentrale Unterstellung die Existenz eines lebendigen Gottes, der in der Geschichte wirkt und in Jesus, dem Christus sein Gesicht gezeigt hat. Das ist mehr und anderes als der Containerbegriff der „christlichen Werteorientierung". Wenn man „lebendiger Gott" sagt, wird die Botschaft der Heiligen Schrift zu einer wesentlichen Quelle für das moralische Handeln und die ethische Reflexion. Ich möchte als Beispiel auf ein Feld der ethischen Debatte verweisen, das mir für die Sozialunternehmen und ihre Zukunft wichtig erscheint: die Führungsethik. Die Frage der Führung hat offensichtlich auch die frühen christlichen Gemeinden umgetrieben und hat in den Evangelien ihren Niederschlag gefunden. Es ist in den Evangelien unstrittig, dass es Erste, also eine Führungsriege gibt. Die Jünger haben gestritten, wer der Bedeutendste sei. Jesus hat das mitbekommen und nachgefragt. Es war ihnen verständlicherweise peinlich und sie schwiegen. Dann hat er sie aufgeklärt: Wer der Erste sein will, soll der Letzte sein und der Diener von allen sein (MK 9,37). Die Qualifizierung der Führungsriege ist eindeutig. (MK 9,37; 10,45; Mt 23,12) Führen heißt dienen; die Ersten wären die Letzten; die Grundgeste der Führung ist die Geste der Fußwaschung (Joh 13). Sicherlich ist man durch den Missbrauch dieser Worte semantisch und auch praktisch weitgehend immun gegenüber solchen Gesten geworden. Es handelt sich hierbei um glattes Parkett, weil die Worte so „abgehört" und „abgenutzt" zu sein scheinen. Und vielleicht fühlt sich abends manchmal ein Geschäftsführer oder Chefarzt wie ein Sklave eines Betriebes, aber diese Rolle ist dann mit ganz anderen Semantiken belegt und zementiert. Sowohl das glatte Parkett als auch die semantische Abnutzung verändert jedoch nicht die Ausgangslage. Wir haben es hier eindeutig mit einer „radikalen Umwertung der

Werte" zu tun, „die anders ist als die Wertungen der Welt" und sie gilt für unsere Zusammenhänge (so Papst Benedikt XVI in seinem Jesusbuch[9]). Die Umwertung wird auch dann nicht ausgehebelt, wenn uns die konkreten Bilder fehlen. Was kann das organisational heißen: Diener, Sklave sein? Die Bilder sind zu suchen; und so ganz ahnungslos ist man ja in der Sache auch nicht mehr. Die Metapher des Sklaven, des Dieners wird nur dann einsichtig, wenn sie sich aus dem jesuanischen „Folge mir!" (Mk 1,17), dem „Auf! Hinter mich, hinter mir her" speist. Diese klare Platzanweisung verwendet Jesu bei der Berufung der Jünger. „Hinter mich" heißt: seinen Blick einnehmen, mit seinem Blick die Welt sehen. Das Hinter-ihm-her-Gehen ist die grundlegende Figur der Führung in einem kirchlichen Haus. Wenn Sie sich für einen Moment vorstellen, dies sei die Grundbewegung, dann würden alle eine Blickrichtung einnehmen, die jesuanische. Sie würden mit seinen Augen das Haus anschauen. Die gemeinsame Blickrichtung als jesuanische ist die Bewegung, aus der sich die Normativität, die Organisation der Achtung und Missachtung, die praktizierten *mores*, Sitten und Gebräuche in einem kirchlichen Haus speisen sollen. Wir stehen da nicht nur vor unklaren Metaphern. Die Bibelwissenschaft kann uns schon sagen, worauf es ihm ankam und um wen es ihm vor allem ging[10]. Sein Horizont ist die Bergpredigt, seine Praxis das Heilen und Dämonenaustreiben, das Essen mit jenen, deren Gesellschaft man aus Reinheitsgründen vermeidet.

Es sind nicht nur die Armen. Der Wanderprediger logierte und aß auch bei den wohlhabenderen, den Zöllnern. Die jesuanische Blickrichtung auf die anderen und die Organisation ist der Vorgang, aus dem christliche Unternehmens-

---

[9] Josef Ratzinger (Benedikt XVI): Jesus von Nazareth. Herder, Freiburg 2. Aufl. 2007, 101

[10] Ebner, Martin: Jesus von Nazareth. Was wir von ihm wissen können. Katholisches Bibelwerk, Stuttgart 2007

identität entsteht. Sie bringt jedoch paradoxe Verwirrung ins Haus: Die Herren werden die Diener, die Ersten die Letzten, in der Schwäche soll die Stärke erscheinen, aus dem Tod entspringt das Leben; das Scheitern wird – durch das Kreuz – zur akzeptierten Kategorie. Und dies alles in einem Haus, das nach den Gesetzen der Gesundheitswirtschaft zu funktionieren hat und da auch nicht aussteigen kann; gleichzeitig soll dazu die bestmögliche Medizin und Pflege produziert werden. Das „Umsonst" des Matthäus (Mt 10, 8) ist nicht vorgesehen. Kosmas und Damian, die Standesheiligen der Ärzte als „Heiler des Umsonst" erinnern noch nostalgisch. Es regiert die Gleichzeitigkeit des Anderen und produziert erhebliche Spannungsverhältnisse. Ich kann verstehen, dass man genau an dieser Stelle Komplexitätsreduktion betreiben möchte und die jesuanische Irritation kultisch diszipliniert und sie in die Kapelle schickt oder doch wenigstens der Gattung Unternehmenskultur zuordnet. Da kann die Ethik gelegen kommen. Handfester und für viele zugänglicher bietet sie eine thematische Plattform, auf der auch das Normative seinen Raum bekommen darf. Man tut ja dann was, ganz praxisnah. In ihrer Formalität ist die Verfahrensethik diskreter als der jesuanische Blick, der ziemlich positionell ist. Wenn man sich auf die Gleichzeitigkeit der Zahlung, des jesuanischen Blickes auf den Kranken und die Mitarbeiter und die bestmögliche Medizin einlässt, entstehen Widersprüche, die nicht auflösbar sind. Deshalb muss die organisationsethische Reflexion in Sozialunternehmen paradoxiefähig sein und genau diesem Sachverhalt nicht ausweichen. Ich finde, kirchliche Träger sollten die Frage „Was passiert, wenn das Evangelium in die Organisation kommt?" und „Wie kommt das Evangelium in die Organisation?"[11] nicht allein durch Ethik ersetzen, sondern

---

[11] Gärtner, Heribert W.: Was passiert, wenn das Evangelium in die Organisation kommt? Anmerkungen zur doppelten Paradoxiebildung und zum Paradoxiemanagement in kirchlichen Einrichtungen. In: Augustin, George u. a.

ihren notwendigen ethischen Diskurs aus einer „Ethik der Nachfolge" heraus organisieren. Dann wird Ethik und Moral zu einem wichtigen Teilbereich, in dem sich die Christlichkeit eines Hauses erweist und nicht zu einem diffusen Ersatztanker für eine Vermeidungsaufgabe.

Literatur

Baecker, Dirk: Organisation als System, Suhrkamp, Frankfurt a. M. 1999

Ebner, Martin: Jesus von Nazareth. Was wir von ihm wissen können, Katholisches Bibelwerk, Stuttgart 2007

Gärtner, Heribert W.: Was passiert, wenn das Evangelium in die Organisation kommt? Anmerkungen zur doppelten Paradoxiebildung und zum Paradoxiemanagement in kirchlichen Einrichtungen. In: Augustin, George u. a. (Hrsg.): Christliches Ethos und Lebenskultur. Paderborn 2009, 503–529

Gärtner, Heribert W.: Wie kommt das Evangelium in die Organisation? In: Bohlander, H. und Büscher, M. (Hrsg.): Werte im Unternehmensalltag erkennen und gestalten, Hampp und Merin, München 2004, S. 71–84

Kühl, Stephan: Sisyphos im Management, Wiley-VCH, Weinheim 2002

Luhmann, Niklas: Organisation und Entscheidung, Vs-Verlag, Opladen / Wiesbaden 2000

Mittelstraß, J. (Hrsg.) u. a.: Enzyklopädie Philosophie und Wissenschaftstheorie II, Stichwort „Moral", BI-Wissenschaftsverlag, Mannheim 1984, S. 932f.

Ratzinger, Josef (Benedikt XVI): Jesus von Nazareth, 2. Aufl., Herder, Freiburg 2007

Simon, Fritz: Die Kunst nicht zu lernen und andere Paradoxa in Psychotherapie, Management und Politik, Carl-Auer-Systeme Verlag, Heidelberg 1997

Suda, Max Josef: Ethik. Ein Überblick über die Theorien vom richtigen Leben. Böhlau, Wien – Köln – Weimar 2005

(Hrsg.): Christliches Ethos und Lebenskultur. Paderborn 2009, 503–529. Ders.: Wie kommt das Evangelium in die Organisation? In: H. Bohlander und M. Büscher (Hrsg.): Werte im Unternehmensalltag erkennen und gestalten. Hampp und Merin, München 2004, 71–84

Zur Orientierungslosigkeit einer Medizin ohne ethische Reflexion

Giovanni Maio

Mit diesem Beitrag soll eine Annäherung an die Ethik vom Grundsätzlichen her vollzogen werden. Wenn die Überzeugung vorherrschend ist, dass Ethik in der Klinik nottut und Konsens darüber besteht, dass eine solche Ethik eingebunden werden soll, so ist es umso dringlicher, sich darüber zu verständigen, worin der Inhalt dieser Ethik bestehen soll. Verschiedentlich wird suggeriert, als könne die Ethik *als* Ethik praktische Probleme lösen. Diese Verheißung erscheint etwas gewagt. Daher ist Bescheidenheit im Anspruch der modernen Medizinethik angeraten. Ethik ist eine Disziplin der Reflexion. Als solche hat sie die Aufgabe, darüber nachzudenken, auf welchen Grundannahmen und Vorverständnissen die Probleme beruhen, die im Alltag der Klinik und der sozialen Einrichtungen auftauchen. Ethik kann nicht mehr tun als Probleme zu klären, sie vielleicht etwas verständlicher zu machen, aber sie kann nicht als Ethik ein praktisches Problem lösen. Sie kann allenfalls dazu beitragen, dass die Menschen, die im Krankenhaus tätig sind, etwas reflektierter entscheiden.

Ethisches Denken kann nicht darauf reduziert werden, pragmatische Instrumentarien zu entwickeln, um konkrete Konfliktsituationen zu lösen. Das ist zwar ein wichtiger Aspekt ethischen Denkens in der Medizin, aber das ethische Denken kann hier nicht stehen bleiben. Vielmehr ist es für eine Ethik in den Organisationen notwendig, gerade auch die größeren Zusammenhänge mit zu reflektieren. Ethik denken kann nur heißen, den Versuch zu unternehmen, auch und gerade herrschende und beherrschende Denkmuster kritisch zu hinterfragen. Wie wichtig ein solches Hinterfragen von gängigen Denkmustern sein kann, möchte ich an einigen fragwürdigen Ideologien festmachen, die die moderne Medizin charakterisieren und die viel zu wenig von ihrem Grundansatz her in Frage gestellt werden.

I. Ideologien der modernen Medizin

1. Ideologie: Gesundheit als oberstes Gut

Der moderne Mensch ist in vielerlei Zwänge eingeklemmt, die von einer Konsum- und Leistungsgesellschaft diktiert werden. Die Paradigmen der modernen Leistungsgesellschaft suggerieren dem Einzelnen, dass er nur so lange einen Wert hat, wie er etwas aus sich macht. Der Wert des modernen Menschen besteht demnach nicht in seinem Sein, sondern wird vor allem davon abhängig gemacht, welches Lebens-Produkt der Einzelne durch sein Tun hervorzubringen in der Lage ist. Solange nun der Wert des eigenen Selbst vor allem davon abhängt, ob man es schafft, ein „gelingendes" Leben vorzuweisen, und solange das Gelingen sich vornehmlich an den Parametern der Leistungsgesellschaft orientiert, erlangt gerade die Gesundheit einen besonderen Stellenwert, denn ohne die körperliche und seelische Verfassung, diesem Gelingensimperativ zu folgen, erhält der Einzelne das Gefühl, gerade nicht dazugehören zu können. Die „Gesundheit" gilt in dieser Perspektive als unabdingbares Ermöglichungsgut für eine auf Machbarkeit und Gestaltungsimperativ ausgerichtete Gesellschaft. Da die Gesundheit als einzige Möglichkeit betrachtet wird, ein gutes Leben zu führen, erliegt sie einer gesellschaftlichen Verabsolutierung, an deren Ende ein irrationaler Gesundheitskult steht.

Genau diese Irrationalität machen sich viele Gesundheitsbranchen zunutze. Viele Wellness-Einrichtungen, Fitnessstudios, Apotheken, ja bezeichnenderweise auch Kliniken und

Praxen werben häufig mit dem von Schopenhauer stammenden Aphorismus „Gesundheit ist nicht alles – aber ohne Gesundheit ist alles nichts."[1] Mit der Wahl dieses zum Allgemeingut gewordenen Aphorismus soll ausgedrückt werden, dass man in der Apotheke, im Fitness-Studio, im Wellness-Center, in der Praxis (!) diese wertvolle Gesundheit kaufen könne. Die Unbeschwertheit, mit der dieser Aphorismus verwendet wird, zeigt auf, dass man im Zeitalter von Fitness und Aktionsimperativ blind geworden ist für die tieferliegende Ideologie, die durch diesen so breit verwendeten Aphorismus zum Ausdruck gebracht wird.

Wenn ohne Gesundheit tatsächlich alles nichts ist, dann impliziert dieser moderne Trend, dass damit das Leben all derjenigen, die nicht mehr gesund sind oder nie gesund waren, dass ihr Leben im Grunde „nichts ist".[2] Wenn ohne Gesundheit alles nichts ist, dann ist für die chronisch Kranken, für die behinderten Menschen, für die alten und gebrechlichen Menschen jede Chance vertan, überhaupt noch ein „gutes" Leben zu führen. Eine Medizin, die sich diesen Aphorismus so unreflektiert zu eigen macht und ihn sogar für Werbezwecke – selbst für Hausarztpraxen – verwendet und damit tatsächlich Kunden – und selbst Patienten – anlockt, eine solche Medizin ist einer Glorifizierung und zugleich einer äußerst verkürzten Vorstellung von Gesundheit zum Opfer gefallen, und sie desavouiert damit alle Menschen, die mit Krankheit und Gebrechlichkeit leben. Die moderne Medizin hat aus dem Blick verloren, dass sie mit ihrer Übernahme und ihrer positiven Reaktion auf den Gesundheitskult viele

[1] Exemplarisch für viele ist folgende Werbung: „Gesundheit ist nicht alles, aber alles ist nichts ohne Gesundheit!" (Schopenhauer) Aus diesem Grunde setzen wir auf gesundheitsorientiertes Fitness-Training. Unsere Mitarbeiter betreuen Sie professionell und helfen Ihnen, Ihre individuellen Ziele zu erreichen." Siehe http://www.sportpark-otto.de/Philosophie/Philosophie.html

[2] Siehe zu diesen Auswirkungen auch Zimmermann-Acklin 2006 und Schneider-Flume 2002.

kranke, gebrechliche und schwache Menschen in die Isolation und zuweilen auch in die Verzweiflung stürzt.

2. Ideologie: Anspruch auf ein Leben ohne Mangel

Der manchem als harmlos erscheinende Gesundheitskult ist nichts anderes als der Ausdruck einer utopischen Erwartung eines Lebens ohne Mangel, ohne Verzicht, ohne Beschwerden. Ein solcher Gesundheitskult fördert eine Einstellung zum Leben, die einer Herabsetzung jeglichen verzichtvollen Lebens gleichkommt. Was so harmlos klingt, verrät auf den zweiten Blick eine zutiefst fragwürdige Selbstdeutung des Menschen, die hinter einer solchen Anspruchshaltung gegenüber der Medizin steckt.

Erstens stellt schon die Erwartung, ja der Anspruch auf ein Leben ohne Beschwerden eine Leugnung des Leibseins des Menschen dar. Solange der Mensch lebt, manifestiert er sich über seinen Körper, der ihm nicht nur als Werkzeug dient, sondern zugleich eine Grundbedingung seines Seins darstellt. Der Mensch ist somit nicht auf ein Körper-Haben reduzierbar, sondern stellt immer ein Leib-Sein dar.[3] Damit stellt das Leib-Sein eine *conditio humana* dar, die dem Menschen, solange er lebt, stets Beschwerden, Bedürfnisse und Erfahrungen des Mangels auferlegt. Vom menschlichen Leben eine Beschwerdefreiheit, ein „mangelloses Leben“[4] zu erwarten, kommt daher einer Leugnung der Grundbedingungen menschlichen Seins gleich und stellt damit eine irrationale Erwartung des modernen Anspruchsmenschen dar.

Zweitens scheint Gesundheit und der Anspruch auf Selbstverwirklichung in vielen Fällen etwas zu ersetzen. Oft müssen diese Erwartungen stellvertretend das ausgleichen,

---

[3] Als Grundlagenwerk hierzu siehe Böhme 2003

[4] Kamlah 1973, S. 156

was zuvor verlorengegangen ist, nämlich die Erfahrung von Sinn. Indem die Leistungsfähigkeit und Beschwerdefreiheit verabsolutiert werden, degenerieren sie zu Sinnersatzkonstruktionen. Odo Marquard hat dies treffend zum Ausdruck gebracht, indem er die moderne Anspruchsgesellschaft als „Kummerspeck des Sinndefizits"[5] beschrieben hat. Gleichsam beklagt Marquard, dass dem modernen Menschen der „Sinn für das Gute im Unvollkommenen" abhanden gekommen sei, was zu einer „Infernalisierung des Vorhandenen" führe.[6] Ähnlich weist auch Schneider-Flume auf den Zusammenhang zwischen Perfektionserwartung und Sinndefizit hin, indem sie darauf abhebt, dass die moderne Anspruchsgesellschaft zum Verlust der Erkenntnis geführt hat, „dass die vorhandene Wirklichkeit aus sich heraus Sinn ergeben kann und nicht erst die Vision des Perfekten, das nie erreicht werden wird".[7] Der Anspruch auf eine absolute Beschwerdefreiheit resultiert somit aus der Verbannung des Sinns und aus der dadurch entstandenen Leere, die durch überzogene Erwartungen an die Medizin ausgeglichen werden soll.

Die immensen Ansprüche an ein perfektes Leben, die Verbannung der Sinnfrage und der Ersatz des Sinns durch die Kultivierung von Gesundheit mindert jede Bereitschaft, Leben mit Krankheit, mit Behinderungen, mit Beschwerden jeglicher Art als ein in sich wertvolles Leben anzunehmen. Demnach ist nicht zuletzt der gegenwärtige Gesundheitskult mit dafür verantwortlich, dass nur das Leben akzeptiert wird, das in die beschriebene Ideologie des „mangellosen Lebens"[8] hineinpasst, und dass alles andere Leben von vornherein abgelehnt, ja auch verhindert und beendet wird.[9]

---

[5] Marquard 1986, S. 39

[6] Marquard 1986, S. 50

[7] Schneider-Flume

[8] Kamlah 1973, S. 156

[9] Es ist nur folgerichtig, dass in dieser Ideologie der Verabsolutierung von Gesundheit schon im Mutterleib nach der Normabweichung gesucht wird, weil

Der moderne Mensch ist unfähig geworden, hinter jeder vermeintlichen Unvollkommenheit nur die äußere Manifestation eines von Grund auf wertvollen Lebens zu erblicken. Genau mit diesen Ideologien sind Ärzte konfrontiert, wenn sie es mit Menschen zu tun haben, die von ihnen verlangen, dass sie ihren Körper, ganz gleich wie alt dieser ist, schnellstmöglich reparieren, und die kein Verständnis dafür haben, dass der Mensch in seinem Leibsein stets angewiesen ist auf seinen Körper und dass allein seine Leibhaftigkeit es dem Menschen verunmöglicht, absolut frei von Beschwerden und körperlichen Nöten zu sein. Diese modernen Menschen empfinden sich als Leidende und rufen daher die Medizin an, aber die Ursache ihres Leids ist nicht das Beschwerdebild selbst, sondern die Haltung des Anspruchs auf ein „mangelloses Lebens"; sie leiden an ihrer utopischen Erwartung. Der Wunsch eines jeden Menschen nach Beschwerdefreiheit ist nachvollziehbar und legitim; das Problem liegt daher nicht am Wunsch nach Beschwerdefreiheit, sondern einzig und allein an der Verabsolutierung dieses Wunsches im Zuge der Überhöhung der Gesundheit. Ab dem Moment, da die Beschwerdefreiheit zur absoluten und unverzichtbaren Voraussetzung für die Wertschätzung des Lebens gemacht wird, ab diesem Moment wird der ursprünglich legitime Wunsch schließlich zur Obsession und damit zur lebensvernichtenden Ideologie.

3. Ideologie: Das Schicksal wird zum „Machsal"[10]

Das Zusammenkommen von Machbarkeitsdenken, Leugnung der *conditio humana* und Verlust an Sinnerfahrung führt gerade im Kontext der Medizin dazu, dass das, was ehe-

---

dies die letzte Chance bietet, ein solches Leben, aus dem alles zu nichts wird, von vornherein erst gar nicht zur Welt zu bringen.

[10] Marquard 1986, S. 45

dem als Widerfahrnis angenommen wurde, zunehmend zum Verfügungsbereich des Menschen gezählt wird.[11] Im Zuge des Strebens des modernen Menschen nach einer grundlegenden Emanzipation von allen Bedingungen des Lebens verfällt er zuweilen in den Irrglauben, dass er nicht nur die äußeren Bedingungen des Lebens, sondern die Ausgestaltungen des Lebens selbst „machen" und steuern könne. In dieser Ideologie wird nicht zuletzt auch Krankheit zu einem Machens-Ergebnis herabgestuft, dem jeglicher Widerfahrnischarakter abhanden gekommen ist. Indem Krankheit – nicht zuletzt bedingt durch die Verheißungen der modernen Gendiagnostik – zunehmend zum Produkt menschlicher Vorentscheidungen stilisiert wird, verliert sie jegliche Schicksalhaftigkeit. Auf diese Weise werden Krankheiten zu verhinderbaren, vorhersehbaren und von menschlicher Hand abhängigen Resultaten, die nicht mehr als etwas Hinzunehmendes zu betrachten sind, sondern die lediglich als Ergebnisse menschlicher Entscheidungen aufgefasst werden. Leben und krank zu werden erscheint in dieser Perspektive nicht mehr als Schicksal, zu dem man in ein positives Verhältnis treten kann, sondern Krankheit erscheint nur noch als „Machsal"[12], für das der Mensch selbst Verantwortung trägt und dem er nur mit Verhinderung, Bekämpfung, Abwehr und – wenn all das nicht gelingt – mit Ablehnung begegnen kann.

Durch das Abstreifen des Schicksals macht sich der moderne Mensch zum eigenen Gestalter. Er nimmt die Zügel in die Hand und verliert damit den Blick dafür, dass die Machbarkeit des eigenen Schicksals nur auf Marginalia begrenzt bleibt im Vergleich zu all dem Unverfüg- und Unmachbaren, zu all den Vorbedingungen, in die der Mensch einfach hineingeboren wird und im Vergleich zu all den Widerfahrnissen, denen der Mensch bestenfalls nur in „reflektierter Gelöst-

---

[11] Siehe Maio, Clausen, Müller 2007
[12] Marquard 1986, S. 45

heit“[13] begegnen kann. Angesichts der Nicht-Machbarkeit der Welt, die schon vor der eigenen Existenz bestand, erscheint der Anspruch des modernen Menschen, sich zum Macher nicht nur seiner äußeren Lebensbedingungen, sondern auch seiner selbst zu erklären, als irrationale Selbstüberschätzung des Menschen, die mit der schwerwiegenden Folge verbunden ist, dass sich dieser moderne Mensch der Chance beraubt, in ein gutes Verhältnis zu dem Vorgegebenen und ihm Widerfahrenen zu treten, ihm etwas Positives, ja etwas Sinnstiftendes abzugewinnen.

Die moderne Medizin nährt mit ihren Angeboten die Erwartung vieler Menschen, ihr Schicksal abstreifen zu können, ohne dass sie dabei bedächte, dass sie mit dem impliziten Versprechen, den Menschen von seinem Schicksal zu befreien, eine Grundhaltung zum Leben fördert, die auf einer problematischen Selbstdeutung, ja am Ende auf einer Selbstverleugnung des Menschen beruht. Mit all den dargelegten ideologiegefärbten Selbstdeutungen verschließt sich der moderne Mensch der Einsicht, dass die Frage, ob Leben gelingt, nicht primär davon abhängt, ob man beschwerdefrei und gesund ist, sondern davon, welchen Sinn man dem Leben gibt. Unter dem Diktat des Gesundheitskultes wird der Verlust der Gesundheit gleichgesetzt mit Verlust der Möglichkeit, ein gutes Leben zu führen. Damit wird aber in fataler Weise verkannt, dass auch und gerade krankes Leben nicht nur Sinn ermöglicht, sondern in vielen Fällen sogar Sinn erst eröffnet.

Die Medizin wäre aufgerufen gewesen, hier eine Hilfsantwort zu geben, die darin hätte bestehen können, dem Menschen dabei zu helfen, sich für die Einsicht zu öffnen, dass es kein sinnloses Sein gibt, und erst recht nicht, solange auch der kränkeste Mensch auf ein verstehendes Gegenüber hoffen kann. Dass die moderne Medizin sich unreflektiert einer solchen Ideologie weitestgehend angeschlossen hat, ohne

---

[13] Kamlah 1973, S. 159

ihr eine andere Vorstellung von Menschsein und von Sinnerfüllung entgegenzustellen, ist daher ein verhängnisvolles Versäumnis.

4. Ideologie: Der Patient als Konsument

Im Zuge des gegenwärtigen Wandels der modernen Medizin wird nicht zuletzt der Patient zunehmend umdefiniert, indem er immer weniger als Patient im Sinne eines notleidenden Mitmenschen gesehen wird. Stattdessen wird im Patienten immer mehr der mögliche Verbraucher von medizinischen Dienstleistungen entdeckt. Der notleidende Patient, der sich hilfesuchend an seinen Arzt gewandt hat, wird zunehmend ersetzt durch den begehrenden und fordernden Patienten, der nicht nach Hilfe sucht, sondern der als wohl informierter Bürger und Beitragszahler seine Rechte und Ansprüche einlösen zu müssen glaubt. Was heute zwischen Arzt und Patient verhandelt wird, ist in dieser neuen Partnerbeziehung kein wertvolles, unverzichtbares und einzigartiges Hilfsangebot des einen speziellen Arztes, sondern es ist eine beliebig austauschbare und von jedwedem Dienstleisterarzt in gleicher Weise anzubietende Gesundheitsdienstleistung geworden, die auf ihre abprüfbaren Qualitätskriterien erst abgeklopft werden muss, bevor sie in Anspruch genommen wird. An die Stelle einer personalen Beziehung zwischen einem Notleidenden und einem Helfer ist eine rein sachliche Vertragsbeziehung zwischen einem Dienstleistungsanbieter und einem Dienstleistungskonsumenten getreten. Der moderne Patient ähnelt immer mehr einem Verbraucher, der nicht mit einem Hilfsbegehren, sondern mit Qualitätsansprüchen kommt und der dem Kunden gleich selbstverständlich als König behandelt werden möchte und nur das Beste zum geringsten Preis verlangt. Schlussendlich stellt dieser Wandel des Arzt-Patient-Verhältnisses nicht weniger als einen Wandel von einem Vertrauens- zu einem

Vertragsverhältnis dar. Die Arzt-Patient-Beziehung unterliegt damit einer zunehmenden Versachlichung, Verrechtlichung und Entpersonalisierung.

5. Ideologie: Medizin als Markt

Alle dargelegten Ideologien der modernen Medizin laufen darauf hinaus, Medizin als Markt zu begreifen bzw. die Vorstellung der Medizin als Markt liegt sozusagen als Grundlage aller dargelegten ideologischen Verstrickungen zugrunde. Wenn sich die Medizin als Markt versteht, so geht sie implizit davon aus, dass der Kranke ein Mensch ist, der – dem Kunden gleich – frei nach Dienstleistungen sucht. Beziehungen zwischen Anbieter und Kunden haben sich in vielen Bereichen des Lebens als segensreich erwiesen, weil sie per se nicht unfair sind – im Gegenteil. Aber sie sind nur dann nicht unfair, wenn gewährleistet ist, dass beide Parteien in einer gleich guten Position sind, wenn man also von einer „Kundensouveränität" sprechen kann. Genau das ist der vulnerable Punkt einer sich als Markt verstehenden Medizin. So mag das nüchterne Tauschverhältnis zwischen Anbieter und Kunden für „Patienten" funktionieren, die sich nicht in einer existentiellen Krise befinden. Patienten in Not hingegen sind Menschen in einer schwachen Position, Menschen, die sich gerade nicht auf die Suche nach Gesundheitsleistungen machen können, weil sie auf die Gesundheitsleistung, also auf die ärztliche Hilfe, gar nicht verzichten können. Krankgewordene Menschen sind existentiell bedürftige Menschen; schon deswegen sind sie vom Ansatz her kaum geeignet für rein kommerzielle Beziehungen. Sie sind nicht geeignet, als Kunden wahrgenommen zu werden, weil sie als kranke Menschen nicht – wie souveräne Kunden – die Möglichkeit und den inneren wie äußeren Freiraum haben, die einzelnen Produkte erst zu prüfen und miteinander zu vergleichen, bevor sie sie in Anspruch nehmen.[14] Patienten sind angewiesen auf jemanden, der ihnen hilft, sie sind aber auch oft auf medizinische Produkte existentiell angewiesen, ohne die sie gar nicht weiterleben könnten. Von Kundensouveränität kann hier somit nicht die Rede sein. In einer solchen Beziehung mit einem Menschen hat der Anbieter der unverzichtbaren Dienstleistung grundsätzlich „alle Karten in der Hand"[15]. Während der Markt angesichts einer solchen Schwäche in der Regel mit Ausbeutung reagiert, kann eine ärztliche Antwort auf Schwäche nur der Schutz des Patienten sein. Die Marktbeziehung erweist sich somit gerade dort als für die Medizin ungeeignet, wo die Medizin es mit dem schwachen Patienten zu tun hat.

Dass die Arzt-Patient-Beziehung nicht in einer reinen Marktbeziehung aufgehen kann, liegt überdies an der Differenz zwischen der Identität des Patienten und der Identität des Kunden. Der Kunde wird lediglich als Kunde wahrgenommen; seine Identität wird auf seine Kaufkraft und sein Kosumverhalten reduziert. Eine darüber hinausgehende Identität ist dem wirtschaftlichen Blick auf den Kunden fern. Wer keine Kaufkraft besitzt, wird vom Markt komplett fallengelassen. Anders ist die Wahrnehmung der Identität des Patienten. Beim Patienten erschöpft sich seine Identität gerade nicht auf seine Kaufkraft und sein Konsumverhalten, sondern idealerweise wird der Patient als Mensch wahrgenommen, in all seinen Facetten und seinen Bedürfnissen. Wenn nun die moderne Medizin im Zuge der Marktorientierung den ursprünglichen Patienten zunehmend zum Kunden macht, wird der Kunde zwar König sein – was nichts anderes heißt, dass man seinen Narzissmus pflegen wird – aber nur um den Preis, dass er nur noch in der Funktion als Konsument und in seiner Kaufkraft ernst genommen werden wird. Die Umfunktionierung des Patienten zum Kunden bedeutet daher nicht weniger

[14] Siehe hierzu näher Deppe 2002.
[15] Welie 2000, S. 46

als die Ausblendung des Menschseins im Kunden und die Instrumentalisierung seiner Person zum Zwecke der Gewinnmaximierung. So lässt sich festhalten, dass die Beziehung zwischen Arzt und dem auf Hilfe angewiesenen Patienten von ihrer Grundlage her keine Marktbeziehung ist, sodass der Arzt die Regeln der Marktwirtschaft gerade nicht zum Ausgangspunkt seines Handelns nehmen kann.

II. Ärztliche und pflegerische Hilfe als Ware?

Oft werden die Verrichtungen des Arztes als Waren bezeichnet. Bezeichnenderweise wird diese Terminologie nicht nur durch Krankenhausmanager, sondern zunehmend auch von Ärzten selbst gewählt, ohne dass hierbei hinlänglich darüber nachgedacht wird, was mit einer solchen Begriffswahl bereits begrifflich vorentschieden wird. So wird mit dem Begriff der Ware vorausgesetzt, dass die ärztliche Behandlung einen rein instrumentellen Wert hat, einen austauschbaren und letztlich vom Anbieter dieser Ware unabhängigen Wert. Freilich gibt es viele Bereiche der Medizin, in denen tatsächlich nicht mehr vollzogen wird als die Anwendung einer Technik, deren Wert unabhängig davon zu sein scheint, von welchem Arzt sie angewendet wird. Allerdings sind diese rein instrumentellen Handlungen wiederum nicht losgelöst zu sehen, sondern sie sind eingebettet in einen gesamten Behandlungsplan, der gerade nicht von anonymen Technikern entwickelt wird, sondern im besten Falle doch nur von einem Menschen entwickelt werden kann, der diese Behandlung nicht als bloße Anwendung einer Technik versteht, sondern sie idealerweise als Dienst am Menschen begreift. Wenn die Behandlung eines kranken Menschen durch einen Arzt oder einer Pflegenden ein Dienst am Menschen sein soll, so kann dieser Dienst gerade nicht als rein instrumentelle Dienstleistung betrachtet werden, sondern dann hat dieser Dienst in der Art und Weise, wie er erfolgt, einen intrinsischen Wert.[16] Die Behandlung des Arztes bzw. der Pflege, ihr Sorgen für den Kranken ist in sich wertvoll; allein dadurch, dass sie vollzogen wird. Gerade weil der Wert dieses Dienstes im besten Falle im Sinne einer Caritas zu verstehen ist, gerade deswegen kann dieser Dienst nicht im Konzept einer marktfähigen Ware aufgehen.

Genau dieses Problem liegt der Umstellung auf DRGs, auf Fallpauschalen, zugrunde; es wird stillschweigend davon ausgegangen, dass eine gute Medizin sich allein nach dem instrumentellen Charakter des Dienstes bemisst, danach also, wie schnell und effektiv das Ziel, also Gesundheit oder die Krankheitsbehandlung erreicht wird. Es wird aus- und aufgerechnet, dass für diese und jene Krankheit diese und jene Handlung notwendig ist. Hierbei wird jedoch übersehen, dass auf diese Weise Medizin reduziert wird auf eine Anwendung von Techniken. Die Annahme, dass der Mensch einzig und allein durch die Anwendung von Techniken gesunden könne, setzt voraus, dass der Mensch eine Menschmaschine darstellt, die nichts weiter braucht als eine technische Reparatur. Wenn Medizin tatsächlich für das Wohl von Menschen in Not zuständig sein soll, dann erweist sie sich als äußerst defizitär, wenn sie den Menschen darauf reduziert, die Plattform zu sein, auf der die Technik ihre Wirkung erzielen soll. So bedarf es zur Heilung von Menschen mehr als der Anwendung von Technik. Vielmehr braucht der wirklich kranke Mensch zu seiner Heilung zusätzlich zur Technik – und nicht etwa anstatt der Technik – gerade Verständnis für seine Krisensituation, er braucht ein Gegenüber, das in ihm eine einzigartige Person erblickt, die eben nur in einer einzigartigen Form gesunden kann. Der Arzt heilt gerade nicht allein über die Technik, die er anwendet, sondern er heilt auch und gerade dadurch, dass er sich als Mitmensch eines anderen Menschen annimmt und eine „heilende" Beziehung zu ihm aufbaut. In-

[16] Siehe hierzu auch Kaveny 1999

nerhalb dieser Beziehung stellt die anzuwendende Technik ein Instrument dar, das gerade so viel Wirkung entfalten kann, wie die Form der Beziehung es überhaupt ermöglicht.[17] Eine reine Dienstleisterbeziehung wird somit auch bei der ausgefeiltesten Technik weniger bewirken als eine auf Respekt und Fürsorge gegründete Mitmensch-Beziehung auch mit weniger Technik erreichen könnte.

Zentraler Gesichtspunkt im Behandlungs- und Heilungsprozess ist somit die Art der Beziehung, die im Umgang mit kranken Menschen keine Dienstleistungsbeziehung, sondern eher eine Beziehung der authentischen Sorge um das Gegenüber sein kann. Zentral ist nicht das Mittel, das zur Heilung angewendet wird, sondern die Grundhaltung, von der aus man sich um das Gegenüber sorgt. Weil zwar Mittel, aber keine Grundhaltungen gekauft werden können, kann demzufolge genauso wenig eine Arzt-Patient-Beziehung in einer marktfähigen Dienstleisterbeziehung aufgehen wie der Dienst an einem kranken Menschen als reine Ware betrachtbar sein wird. Die Behandlung von Kranken ist eine im besten Falle heilsame, manchmal lebensrettende, oft eine Zuversicht spendende Begegnung von Menschen, und eine solche Begegnung lässt sich gerade nicht in ihrem Marktwert ausdrücken.

III. Qualität der Medizin durch Konkurrenzfähigkeit?

Im Zuge der Ökonomisierung der gesamten Medizin werden die Kliniken vor allem als Konkurrenten betrachtet, denen es zur Sicherung ihrer Existenz vorrangig um „Wettbewerbsfähigkeit“ gehen muss. Diese Orientierung an der Wettbewerbsfähigkeit hat weitreichende Implikationen, die (1) die Außenwirkung der modernen Kliniken genauso betreffen wie (2) ihre innere Identität.

[17] Siehe hierzu auch Dörner 2004

(1) In Bezug auf die Außenwirkung gilt es zu bedenken, welche Botschaft von einem solchen Wettbewerbsparadigma für kranke Menschen ausgeht. Wenn man die einzelnen Kliniken vor allem als Konkurrenten betrachtet und sie auch so benennt, wird den Patienten damit unweigerlich vermittelt, dass es gute Kliniken und schlechte Kliniken gibt, denn sonst bedürfte es nicht eines Konkurrenzsystems.[18] Wenn dann überdies mit der Betonung der Konkurrenzfähigkeit die einzelnen Kliniken sogar – wie dies zunehmend der Fall sein wird – Reklame für sich machen, so ist dies zusammen genommen für das zunächst rein äußere Ansehen der Medizin fatal. Denn die Reklame bedeutet ja zweierlei: Einerseits impliziert sie, dass es gute und schlechte Ärzte, gute und schlechte Kliniken gibt. Wer also Reklame für seine Klinik als Unternehmen macht, schadet der Gesamtmedizin, weil Patienten verunsichert werden und annehmen müssen, dass sie nicht überall eine gute Behandlung bekommen, sondern nur wenn sie die Klinik richtig aussuchen. Zum zweiten suggeriert die Werbung, dass es dem werbenden Arzt oder der werbenden Klinik eigentlich darum geht, einen Wettbewerb zu gewinnen und nicht primär darum, ihre Patienten gut zu versorgen[19], denn wenn es einer Klinik nur um ihre Patienten ginge, müsste sie einfach gut behandeln und bräuchte keine Werbung.

(2) In Bezug auf die innere Identität der modernen Kliniken gilt es zu bedenken, dass ein solches Wettbewerbsdiktat, wie es über alle Kliniken verhängt wird, immer mehr dazu führen wird, dass sich die Medizin von ihrem Wesen her verändert. In einem wettbewerbsorientierten System hängt die Existenz der modernen Klinik nicht davon ab, wie gut man Menschen geholfen hat, sondern zuerst oder zumindest genauso davon, wie wirtschaftlich die Klinik geführt wurde. Innerhalb solcher marktorientierter Vorgaben wird der Arzt

---

[18] Siehe hierzu Welie 2004

[19] Ebd.

ständig in eine Konfliktsituation hineingetrieben, die für ihn, wenn es ihm um seine eigene berufliche Existenz geht, schwer auszuhalten ist. In jedem Falle ist bereits heute abzusehen, dass Ärzte durch finanzielle Anreize dazu motiviert werden, sich am Ende für eine Unterversorgung ihrer Patienten zu entscheiden. Rein ökonomische Anreize stellen somit alles andere als eine Gewähr dafür dar, dass Patienten gut versorgt werden, gerade weil die Medizin dazu verleitet wird, die Effizienz dadurch zu steigern, dass in Bereichen eingespart wird, die dem Patienten nicht (sofort) bewusst werden.

Das Grundproblem besteht darin, dass die modernen Anreizsysteme in den Kliniken so ausgestaltet sind, dass Ärzte dazu gezwungen werden, sowohl die Bedürfnisse der Patienten im Auge zu haben als auch die ökonomischen Interessen. Mehr noch – da die Sicherung der Zukunftssicherheit des Unternehmens Krankenhaus vor allem von der Wirtschaftlichkeit und somit vom Management abhängt, werden die Orientierung am Wohl des Patienten und die ethischen Grundlagen Zug um Zug zum rein idealistischen „Beiwerk“[20] herabgestuft.

IV. Reine Ökonomisierung als Aushöhlung des Kerngehalts der Medizin

Nimmt man diese Ideologien der modernen Medizin zusammen und konfrontiert sie mit einer Realität, in der ökonomische Engpässe ganz bewusst politisch herbeigeführt werden, um die „Konkurrenzfähigkeit“ der einzelnen Kliniken zu testen, so wird deutlich, wie unheilvoll gerade dieses Zusammenspiel der Ausrichtungen ist. Unheilvoll insofern, als dies zusammen genommen unweigerlich dazu führen wird, dass die Medizin, um ihre finanzielle Grundlage zu sichern, in Zukunft immer mehr darauf setzen wird, nur das zu stärken,

---

[20] Kühn 2001

was dem „Unternehmen Krankenhaus“ Profit bringt. Dies würde bedeuten, dass diejenigen, die entweder seltene Krankheiten haben oder eine seltene Patientengruppe darstellen (Beispiel Kinder!), oder diejenigen, die keine Ansprüche formulieren und anmelden können, am Ende weniger gut versorgt sein werden bzw. schon sind. So liegt es auf der Hand, dass es allein von der Quantität her mehr Profit bringt, gesunden Menschen Dienstleistungen anzubieten, als behinderten und schwerstkranken Menschen eine ganzheitliche Versorgung anzubieten. Die Allianz von marktorientierter Medizin und Gesundheitsüberhöhung in einer Anspruchsgesellschaft hätte somit zur Folge, dass die gesamte Medizin sich umorientiert und mehr auf „Gesundheit“ für Gesunde setzt als darauf, sich um das Wohl der Randständigen, Schwächsten und Kränkesten zu kümmern. Die Ökonomisierung der Medizin führt in der Allianz mit einem weit verbreiteten Gesundheitskult und einer unreflektierten wunscherfüllenden Ärzteschaft zwangsläufig dazu, dass die Medizin zunehmend in Bereiche investiert, die zwar lukrativ sind, die aber mit dem Grundauftrag der Medizin, eine umfassende Hilfe für krankheitsbedingte Krisensituationen anzubieten, nicht mehr viel zu tun haben.

V. Abschließend

Mit den dargelegten grundsätzlichen Überlegungen soll verdeutlicht werden, was für ein kostbares soziales Gut eine Medizin wäre, von der jeder krank gewordene Mensch mit gutem Grund annehmen könnte, dass die Medizin als soziale Errungenschaft sich durch nichts anderes mehr charakterisiert als durch die bedingungslose Bereitschaft, sich allein am Wohl des in Not geratenen Mitmenschen zu orientieren. Medizin könnte in dieser Perspektive als ein bedingungsloses Versprechen verstanden werden, den Menschen in Not zur Seite zu stehen. Der Kern dessen, was Medizin ausmacht, liegt möglicherweise gerade in dieser Bedingungslosigkeit, mit der die Medizin dem Krankgewordenen – ohne sich seiner zu bemächtigen – eine Hilfsantwort gibt.

Mit dem Dargelegten soll deutlich gemacht werden, wie wichtig die sich etablierenden Ethikstrukturen in den verschiedenen Einrichtungen sind, denn vor allem durch sie besteht die Chance, dass Ethik zum identitätsstiftenden Moment gemacht wird. Ethik in die Organisation bringen heißt nach alledem danach fragen, was das Unverwechselbare der Heilberufe ist. Wenn wir das Proprium der Heilberufe in ihrer bedingungslosen Hilfsbereitschaft sehen, so werden wir rasch erkennen, dass sich dies vollkommen deckt mit dem christlichen Kulturgut, das die Wiege des Krankenhaussystems war. Ethik in die modernen Krankenhäuser zu bringen, kann somit bedeuten, das, was die ersten christlichen Hospitäler zu ihrem Kerngedanken gemacht hatten, wieder kompatibel zu machen mit den modernen Strukturen. Wenn die modernen Häuser nicht zu seelenlosen Reparaturfabriken verkommen wollen, so wären sie gut beraten, sich wieder am Kerngedanken der Caritas zu orientieren. Ethik in die Strukturen des Gesundheitswesens zu integrieren kann daher nur dann wirklich zielführend sein, wenn sie versucht, diesen Grundgedanken, diese Grundidentität der Medizin auch heute wachzuhalten.

Literatur

Böhme, Gernot: Leibsein als Aufgabe. Leibphilosophie in pragmatischer Hinsicht. Kusterdingen: Die Graue Edition 2003.

Deppe, Ulrich: Zur Kommerzialisierung des Menschenrechts. In: Kolb und Horst Seithe (Hg.): Medizin und Gewissen. Frankfurt a. M.: Mabuse-Verlag 2002, S. 210–221.

Dörner, Klaus: Das Gesundheitsdilemma. Woran unsere Medizin krankt. Berlin: Ullstein 2004.

Kamlah, Wilhelm: Philosophische Anthropologie. Sprachkritische Grundlegung und Ethik. Mannheim: BI Wissenschaftsverlag 1973.

Kaveny, Cathleen: Commodifying the polyvalent good of health care. Journal of Medicine and Philosophy 3 (1993) 207–223.

Kühn, Hagen: Ethik ist kein Beiwerk, sondern die Sache selbst. Folgen der Ökonomisierung des Gesundheitswesens. Soziale Medizin 28 (2001) 6: 18–22.
Maio, Giovanni / Clausen, Jens / Müller, Oliver (Hg.): Mensch ohne Maß? Reichweite und Grenzen anthropologischer Argumente in der biomedizinischen Ethik. Freiburg: Alber 2008.
Marquard, Odo: Zur Diätetik der Sinnerwartung. Philosophische Bemerkungen. In: Ders.: Apologie des Zufälligen. Philosophische Studien. Stuttgart: Reclam 1986, S. 33–53.
Schneider-Flume, Gunda: Leben ist kostbar. Wider die Tyrannei des gelingenden Lebens. Vandenhoeck & Ruprecht: Göttingen 2002.
Welie, Jos V. M.: The dentist as healer and friend. In: David C. Thomasma, Judith Lee Kissell (Hg.): The Health Care Professional as Friend and Healer: Building on the Work of Edmund D. Pellegrino. Washington: Georgetown University Press 2000, S. 35–48.
Welie, Jos V. M.: Is dentistry a profession? The hallmarks of professionalism. Journal of the Canadian Dental Association 70 (2004) 9:599–602.
Zimmermann-Acklin, Markus: Gesundheit, Gerechtigkeit, Glück. Ethische Bemerkungen zum Umgang mit den Errungenschaften der modernen Medizin. Bioethica Forum 51 (2006) 2–9.

2. Formen organisierter Ethikberatung im Gesundheitswesen

Ethikberatung – Formen und Modelle

Arnd T. May

1. Die Entwicklung klinischer Ethikberatung

Der Professionalisierungsprozess klinischer Ethikberatung in Deutschland ist gekennzeichnet durch unterschiedliche Stadien, die sich teilweise an die Entwicklung in den USA anlehnen. Abzugrenzen von klinischer Ethikberatung im konkreten Einzelfall ist die Prüfung von Forschungsvorhaben nach dem Arzneimittelgesetz (AMG) oder Medizinproduktegesetz (MPG) durch die (Forschungs-)Ethikkommission. Mit der Deklaration von Helsinki hat der Weltärztebund im Jahre 1964 eine Erklärung ethischer Grundsätze als Leitlinie für Ärzte und andere Personen entwickelt, die in der medizinischen Forschung am Menschen tätig sind. Spezieller werden Anträge auf medizinische Forschung am Menschen und epidemiologische Forschung mit personenbezogenen Daten ethisch und rechtlich beurteilt. Eine Forschungsethikkommission trifft damit anders als Klinische Ethikkomitees verbindliche Entscheidungen. Die Arbeit von Forschungsethikkommissionen ist etabliert und normiert.[1]

Die Anfänge der klinischen Ethikberatung sind in den USA zu verorten; dort wurden in den 1920er Jahren in katholischen Krankenhäusern „medizinisch-moralische Komitees" (medico-moral-committees) eingerichtet, da eine moraltheologisch eindeutige Bewertung der sich ständig erweiternden medizinischen Behandlungsmöglichkeiten zunehmend schwieriger wurde. Die frühen „medizinisch-moralischen Komitees" wa-

[1] Vgl. Arbeitskreis Medizinischer Ethik-Kommissionen, http://www.ak-med-ethik-komm.de

ren in ihren Entscheidungen und Positionierungen eng an die normativen und werthaften Vorgaben der katholischen Lehre gebunden und trugen zu einer Schärfung des Profils von Krankenhäusern in katholischer Trägerschaft bei.

Ab 1949 empfahl die Catholic Hospital Organization die Einrichtung von Gremien der Ethikberatung. Damit stellten sich kirchliche Träger der Herausforderung, dem in einer zunehmend liberalen Gesellschaft immer offensiver zutage tretenden Wertepluralismus religiös geprägte Moralauffassungen entgegenzusetzen.[2] In den letzten Jahren beschäftigt das Motiv der *Profilbildung* eines konfessionellen Krankenhauses konfessionelle Träger verstärkt auch in Deutschland.

Durch die Entwicklung von neuen Behandlungsmöglichkeiten wie z. B. der Hämodialyse entstand in den USA in den 1960er Jahren die Notwendigkeit der Entscheidung über den Zugang zu den begrenzten Therapieoptionen. Mit der Lösung derartiger Probleme der Verteilungsgerechtigkeit bei knappen Behandlungsmitteln wurden in zunehmendem Maße Klinische Ethikkomitees betraut. In dieser Phase der Entwicklung von Klinischen Ethikkomitees in den USA war die Entscheidungsgrundlage der Komiteemitglieder intransparent. Für die Entscheidungen der Komiteemitglieder gab es nur wenige Leitlinien und somit verwundert es nicht, dass als Kritikpunkt geäußert wurde, die Entscheidungen hätten die moralischen Wertvorstellungen von weißen Mittelstandsamerikanern abgebildet. Aufgrund der für die Betroffenen teilweise existentiellen Entscheidungen hatten einige Komitees den zweifelhaften Namen „god committee."[3] Die Mitglieder des Komitees in Seattle waren sich der Bedeutung ihrer Entscheidung wohl bewusst und äußerten Unsicherheiten zu ihren Entscheidungsgrundlagen. Die meisten Mitglieder wollten für den Bericht im Life-Magazine nicht mit erkennbaren Ge-

---

[2] Jonsen (1998), S. 362–365

[3] Steinkamp/Gordijn (2003), S. 97

sichtern abgebildet werden, um ihre Identität zu schützen. Die bildliche Darstellung des Seattle Dialysis Committee im LIFE-Magazin vor einer hell erleuchteten Bücherwand ist instruktiv für die Arbeitsweise, und der Untertitel des Artikels „They Decide Who Lives, Who Dies“ vermittelt die exponierte Rolle der Komiteemitglieder.[4]

Ein weiterer Entwicklungsschritt auf dem Weg der Profilierung Klinischer Ethikberatung in den USA markiert der Rechtsstreit zur Behandlung von Karen Ann Quinlan. Das befasste Gericht empfahl die Einschaltung eines Ethikkomitees. Im Anhang des President's Commission Report (1983) zu Fragen des Behandlungsabbruchs war ein Modellentwurf für die Satzung zukünftig einzurichtender Ethikkomitees beigefügt. Dieser Bericht „Deciding to Forego Life-Sustaining Treatment“ betont das Prinzip der Interdisziplinarität und die Notwendigkeit verschiedener Sichtweisen zur Diskussion einer Fragestellung. Weiterhin eng damit verbunden ist die Vorstellung der Repräsentativität der in den Behandlungsprozess eingebundenen Gruppen im Krankenhaus.

In Deutschland haben sich seit den 1980er Jahren vereinzelt Gruppen gebildet, die sich mit Medizinethik und klinischer Ethik befassen. Im Jahr 1986 wurde von Professoren der Ruhr-Universität Bochum das interdisziplinäre „Zentrum für Medizinische Ethik“ als gemeinnütziger Verein gegründet. Seine Aufgaben sind Forschung, Lehre, Publikation und Dokumentation in der angewandten und biomedizinischen Ethik. Interdisziplinäre und internationale Fragestellungen sowie die Entwicklung konkreter Hilfsmittel für Forschung, Klinik und Praxis bilden einen besonderen Schwerpunkt. Durch die Mitglieder des Zentrums für Medizinische Ethik wurden Fallstudienkolloquien zur ethischen Analyse medizinischer Fälle, insbesondere zu methodischen Aspekten der Integration von ethischer Expertise und technischer Expertise

[4] Vgl. Alexander (1962)

durchgeführt. Zur Unterstützung der ethischen Falldiskussionen entstand 1987 der Bochumer Arbeitsbogen zur medizinethischen Praxis.[5] Die Akademie für Ethik in der Medizin (AEM) wurde 1986 als medizinethische Fachgesellschaft gegründet.

Am St.-Josef-Hospital Bochum, Universitätsklinik der Ruhr-Universität Bochum, führte der damalige Klinikseelsorger Dr. Karl-Georg Reploh auf der gemeinsam von Anästhesisten und Chirurgen geführten Intensivstation „Consensusgespräche über die weitere Therapie“ durch, um inter- und intraprofessionelle Meinungsunterschiede zu moderieren.[6]

In Deutschland übte die gemeinsame *Empfehlung des Deutschen Evangelischen Krankenhausverbands e.V. und des Katholischen Krankenhausverbands Deutschlands e.V.* aus dem Jahr 1997 einen richtungsweisenden Impuls auf die Entwicklung der institutionalisierten Ethikberatung in Deutschland aus. Nach dieser Empfehlung ist das Ethikkomitee „in einem Krankenhaus angesiedelt, das ethische Konflikte kennt und bewusst angehen will.“ Zu diesem Ziel sollen Einzelfälle besprochen und begutachtet werden, um „nach bestem Wissen und Gewissen im gemeinsamen Diskurs die relativ beste Lösung zu finden“. Das Ethikkomitee soll interdisziplinär und ausgewogen mit Vertretern des ärztlichen, pflegerischen Bereiches, dem Verwaltungsbereich und dem Sozialdienst besetzt sein. Als externe Mitglieder sollen ein Bürger mit „gesundem Menschenverstand“ und christlicher Grundhaltung, ein Jurist und ein Seelsorger im Komitee vertreten sein. Die Voten des Ethikkomitees sollen „das Urteil der Entscheidungsträger wohl erhellen, aber nicht ersetzen“. Für die konfessionellen Krankenhausverbände entspricht die Einführung von Ethikkomitees „dem Bedürfnis eines christlichen Menschenbildes“.[7]

---

[5] Vgl. Viefhues/Sass (1987)

[6] Zumtobel/Finke (1994), S. 98

[7] DEKV & KKVD (1997), S. 16, 18, 20, 21

Auch durch die explizite Frage nach Formen der Ethikberatung bei der Zertifizierung von Krankenhäusern durch die Kooperation für Transparenz und Qualität im Krankenhaus (KTQ) erhalten Krankenhäuser Impulse zu Einrichtung von Klinischen Ethikkomitees:

> „Durch welche organisatorischen Maßnahmen ist die Berücksichtigung ethischer Problemstellungen im Krankenhaus gewährleistet (z. B. durch die Einrichtung eines Ethikkomitees im Krankenhaus oder anderer Gruppen mit der gleichen Zielsetzung, ggf. unter Einbeziehung der Krankenhausseelsorge)?“[8]

2. Formen von Ethikberatung in Krankenhäusern

Die Organisation von Ethikberatung ist in Krankenhäusern unterschiedlich geregelt; daher sollen nachfolgend verschiedene Modelle dargestellt werden. Die Zentrale Ethikkommission bei der Bundesärztekammer beschreibt die Vielfalt der Formen von Ethikberatung wie folgt:

> „Außer der ‚klassischen Form‘ der Ethikberatung, dem Klinischen Ethikkomitee, bildeten sich in den Krankenhäusern u. a. Ethikarbeitsgruppen, Ethikausschüsse und Ethikforen. Die Moderation von Einzelfallberatungen auf Station übernahmen Untergruppen des Klinischen Ethikkomitees, mobile Ethikberatungen oder beauftragte Einzelpersonen (Ethikberater).“[9]

Für den Vorstand der Akademie für Ethik in der Medizin dient Ethikberatung der Information, Orientierung und Beratung der an der Versorgung beteiligten bzw. davon betroffenen Personen. Als allgmeine *Ziele* von Ethikarbeit in Einrichtungen des Gesundheitswesens können gelten: (1) Sensibilisierung für

---

[8] KTQ (2004), Frage 5.4.1
[9] ZEKO (2006), S. A1703

ethische Fragestellungen, (2) Vermittlung von medizin- und pflegeethischem Wissen und (3) Erhöhung der Kompetenz im Umgang mit ethischen Problemen und Konflikten.[10]

Zu den *Aufgaben* von Ethikberatung in Krankenhäusern und speziell von Klinischen Ethikkomitees gehören (1) die Schulung moralischer Urteilskraft innerhalb des Personals sowie die Sensibilisierung zu Fragen der Medizinethik als Ethik-Fortbildung, (2) Ethik-Fallberatungen bzw. individuelle ethische Fallbesprechungen und (3) Entwicklung von Ethik-Leitlinien für die Institution als Ausdruck der gesammelten Erfahrungen mit wiederkehrenden moralisch problematischen Behandlungssituationen.[11] Es sind Mischformen möglich, und teilweise erstellen einzelne Klinische Ethikkomitees Leitlinien, ohne konkrete Falldiskussionen durchzuführen. Bei anderen Klinischen Ethikkomitees verhält es sich umgekehrt. Teilweise werden Falldiskussionen nicht von allen Mitgliedern des Klinischen Ethikkomitees durchgeführt oder aber es sind – zusätzlich zu einer Teilgruppe von Mitgliedern des Klinischen Ethikkomitees – weitere Personen in der ethischen Fallberatung tätig. Manche Häuser verfolgen mit der Einrichtung eines Klinischen Ethikkomitees und der Ausbildung von Moderatoren ein zweistufiges Modell.

2.1 Ethikberatung durch eine Einzelperson bzw. durch einen Ethik-Konsultationsdienst

Am Universitätsklinikum Marburg ist ein Ethik-Konsultationsdienst implementiert, der sich am klinischen Pragmatismus nach Fletcher orientiert. Nach Gerdes und Richter gehören die folgenden Punkte zu den generellen Aufgabenstellungen eines klinischen Ethik-Konsultationsdienstes:

---

[10] AEM (2010), S. 149

[11] Simon/May/Neitzke (2005), S. 322

> „1. die Identifikation ethischer Probleme, die in der Behandlung konkreter, individueller Patienten entstehen können,
> 2. die Analyse der ethischen Problematik in einem Dialog mit allen an einem konkreten Fall Beteiligten, die von verschiedenen ethischen Perspektiven beeinflusst werden kann und unter dem Schlagwort einer kontextsensitiven Ethik zusammengefasst werden kann, und
> 3. die kenntnisreiche und rücksichtsvolle Teilnahme an dem Lösungsversuch solcher ethischen Probleme im Rahmen eines ‚shared decision making process' unter Beteiligung aller derjenigen, die in dem konkreten Fall direkt involviert sind.“[12]

Die Einrichtung eines Ethik-Konsultationsdienstes spricht nicht generell gegen die zusätzliche Einrichtung und Einbindung in ein Klinisches Ethikkomitee. In Marburg ist der Ethikberater durch die regelmäßige Präsenz in der Klinik und die Einbindung in das Stationsteam während der Ethikvisite oder im Liaisondienst niederschwellig ansprechbar. Der Ethiker als „Facilitator“ stellt seine Kompetenz sowohl unmittelbar dem Patienten als auch dem Ärzte-Pflegeteam zur Verfügung. Er versucht, gemeinsam mit allen unmittelbar Betroffenen (Patient, Angehörige, Ärzte, Pflegende) im Prozess des „shared decision making“ ethische Probleme zu einer Lösung zu bringen und identifiziert z. B. während der Teilnahme an der Stationsvisite auch selbst Probleme, die klärungsbedürftig sind. Dieser Prozess ermöglicht es darüber hinaus, Beratung und Fortbildung miteinander zu kombinieren.[13]

---

[12] Gerdes/Richter (1999), S. 253
[13] Vgl. Richter (2007)

2.2 Ethikberatung durch das Klinische Ethikkomitee

Die *Zusammensetzung* und die Arbeitsweise Klinischer Ethikkomitees weisen in Deutschland eine hohe Streubreite auf. Die Mustersatzung der Empfehlung der konfessionellen Krankenhausverbände gibt Hinweise auf die Arbeitsweise Klinischer Ethikkomitees und wurde in Folge von zahlreichen, meist konfessionellen Krankenhäusern übernommen. Die Mitglieder des Klinischen Ethikkomitees sollen für die prozessorientierte Arbeit des Komitees „ihre Sachkenntnis und ihr Urteil" einbringen. Als geeignete Größe eines Klinischen Ethikkomitees nennt die Empfehlung die Zahl von zwölf Mitgliedern, wobei die Bereiche ärztlicher, pflegerischer, Verwaltungs- und Sozialdienst „ausgewogen" vertreten sein sollen. Auf externe Mitglieder wird in der Empfehlung Wert gelegt, und neben einem Juristen soll ein für ethische Fragestellungen offener Bürger ins Komitee berufen werden, der seinen „gesunden Menschenverstand aus seiner christlichen Grundhaltung" einfließen lässt. Weiterhin soll als externes Mitglied ein Seelsorger Mitglied des Komitees sein, der den „Standpunkt der pastoralen Sorge um den Patienten und seine Angehörigen in das Komitee einbringt".

Den Vorsitz soll eine „im Fachbereich Ethik kompetente Persönlichkeit" innehaben, welche „die nötigen Instrumente einer professionellen Moderation beherrscht und die für medizinische, pflegerische und ökonomische Fragestellungen offen ist". Die Standards für Ethikberatung in Einrichtungen des Gesundheitswesens des Vorstandes der Akademie für Ethik in der Medizin unterstreicht die multiprofessionelle Besetzung und inhaltliche Unabhängigkeit von Gremien zur Ethikberatung.[14]

Zur Arbeitsweise verweist die konfessionelle Empfehlung auf diskursive Abwägungsprozesse. Vor dem Hintergrund der Erfahrungen mit der Wirkung der Dialyse-Komitees in den

[14] AEM (2010), S. 151

USA schreiben die Autoren der Empfehlung den Mitgliedern des Komitees ins Lastenheft:

> „Die Mitglieder des Komitees müssen wissen und sich gegenseitig daran erinnern, dass sie kein Tribunal sind, sondern begründete und ethisch verantwortbare Voten für betroffene Antragsteller abgeben sollen. Auch muss deutlich bleiben, dass sie keine Vertreter ihrer jeweiligen Berufsgruppe sind und insofern keine Standesinteressen zu vertreten haben. Jeder ist auf seine Art Mitglied, das seinen Anteil an Wissen, Kompetenz und Urteilsfähigkeit in die Findung einer gemeinsamen Meinungsbildung einbringt."[15]

Damit die Mitglieder eines Klinischen Ethikkomitees ihre verantwortungsvolle Aufgabe wahrnehmen können und eine klinische Ethikberatung „gelingt", sollen sich die Mitglieder

> „unter fachlicher Begleitung mit Fragen der allgemeinen Ethik ebenso wie mit den ethischen Problemen im Krankenhaus auseinandersetzen und sich praxisnah in Gesprächssituationen um Entscheidungsfindung bemühen. Die Mitglieder sollen mit den Definitionen und Arbeitsweisen allgemeiner Ethik vertraut gemacht werden. Sie üben an Fallbeispielen die Regeln ethischer Entscheidungsfindung ein. Dabei lernen sie mit Argumentationsfiguren umzugehen und kontrovers aber fair verschiedene Standpunkte so zu kennen, dass sie diese mit Distanz in Form von Argumenten und Gegenargumenten in die Debatte einbringen können. […] Ein ermutigendes Training ist notwendig und von einer bestehenden oder noch zu gründenden Arbeitsstelle für Ethik im Krankenhaus zu organisieren."[16]

Die Bezeichnungen für Gremien der Ethikberatung sind von den sie einrichtenden Organisationen unterschiedlich gewählt, was eine Analyse der Qualitätsberichte der Kooperation für Transparenz und Qualität im Krankenhaus (KTQ)

---

[15] DEKV & KKVD (1997), S. 20
[16] DEKV & KKVD (1997), S. 17

zeigt. Mit Stand vom 14.11.2007 weisen 214 von 393 Berichten das Wort „Ethik“ aus. Die folgenden Begriffe werden mit Angabe der Häufigkeit benutzt: Ethikkomitee (87), Ethikkomitee in Gründung (1), Ethikkommission (64), Ethikkommission in Gründung (7), Ethikarbeitskreis (9), Ethikbeirat (7), Ethikforum (7), Ethikarbeitsgruppe (7), Ethikberater (5), Ethikrat (4), Ethikkonsil (3), Ethikgruppe (2), Ethikteam (2), Ethikprojektgruppe (1), Ethikkreis (1), Qualitätszirkel Ethik (2), Ethik-Café (1), Gesprächskreis Ethik (1), Seelsorger (3).

Nach der Empfehlung der konfessionellen Krankenhausverbände dürfen alle Mitglieder des Klinischen Ethikkomitees an den Fallberatungen teilnehmen. Ein Klinisches Ethikkomitee kann zur Ethik-Fallberatung im Einzelfall die Ratsuchenden zur Formulierung ihres moralischen Problems auffordern, dieses intern beraten und abschließend den Anfragenden das Beratungsergebnis mitteilen. Dieses Modell der Beratung durch *Experten* unter Abwesenheit der Ratsuchenden enthält keine kommunikativen oder argumentativen Interaktionsmöglichkeiten zwischen Ratsuchenden und den Mitgliedern des Klinischen Ethikkomitees. Aufgrund der Intransparenz der Entscheidungswege der Experten des Klinischen Ethikkomitees wird dies Modell mitunter als „Orakel von Delphi“ bezeichnet, was den Charakter als Weissagungsstätte verdeutlicht.

Moralische Konflikte treten häufig in Arbeitskontexten mit mehreren Akteuren auf. Die Mitglieder des Klinischen Ethikkomitees könnten sich darauf geeinigt haben, dass sie nicht mit allen am Konflikt Beteiligten die Fallbesprechung durchführen möchten, sondern nur mit *Repräsentanten* aus dem Arbeitskontext bzw. der Station. Dabei ist klärungsbedürftig, wer zur Fallbesprechung mit den Mitgliedern des Klinischen Ethikkomitees zugelassen wird. Zum einen wäre denkbar, dass die Mitglieder des Klinischen Ethikkomitees selbst eine Auswahl des Gesprächspartners nach Kriterien wie professionelle Perspektive oder Nähe zur Situation treffen. Andererseits könnte die Vereinbarung dahingehend getroffen sein, dass die vom Konflikt Betroffenen selbst eine Auswahl des Gesprächspartners mit den Mitgliedern des Klinischen Ethikkomitees treffen und eine Person zur Fallbesprechung mit dem Klinischen Ethikkomitees „abordnen“. Problematisch an diesem Modell scheint die Auswahl des Gesprächspartners und die damit einhergehende einseitige Sicht auf den moralischen Konflikt. Die Perspektivenvielfalt und die unterschiedlichen Argumente der am Konflikt auf Station Beteiligten können schwerlich von einer einzelnen Person gleichermaßen vertreten werden.

Erfolgt die Beratung durch eine Untergruppe von Mitgliedern des Klinischen Ethikkomitees, so ist klärungsbedürftig, wer von den Komiteemitgliedern beratungsbefugt ist. In manchen Klinischen Ethikkomitees wird zudem eine spezielle Vorbereitung auf die ethische Fallberatung gefordert. Sucht nur ein einzelnes Mitglied des Klinischen Ethikkomitees die Station zur Beratung – ähnlich einem Konsil – auf, bestehen weitgehend Parallelen zum Modell des Ethikberaters; der wesentliche Unterschied liegt in der Personenvariabilität der auf Station tätigen Ethikberater.

3. Ethische Falldiskussionen

Die Anlässe für eine ethische Fallbesprechung sind für die Ratsuchenden vielfältig. Grundlage ist dafür die moralische Intuition, dass eine Situation oder Behandlung nicht „adäquat“ verläuft. Als Bezugspunkte für eine „adäquate Behandlung“ werden genannt: 1. die medizinische Indikation und damit das Therapieziel, 2. der Patientenwille und 3. die Werte der Behandelnden.[17]

Bei der situationsbezogenen Behandlung einer Patientin oder eines Patienten kann in Einzelsituationen die medizinische Indikation und der damit verbundene Therapievorschlag professionsintern oder -übergreifend Gegenstand der

[17] Heinemann (2005), S. 7

unterschiedlichen Bewertung sein. Die Einschätzung des weiteren Krankheitsverlaufs und der sinnvollen Therapiemöglichkeiten ist individuell vorzunehmen und Grundlage zur Klärung der weiteren Behandlung im Gespräch mit den Stellvertretern. Als spezifische Behandlungssituation haben die Malteser eine zwingende ethische Falldiskussion festgelegt für folgende Situationen:

- Künstliche Beatmung auf Intensivstation, die länger als 14 Tage währt,
- Abbruch lebenserhaltender Maßnahmen, der voraussichtlich kausal zum Tode des Patienten führt,
- Anlage einer PEG bei Zweifel an der Zustimmung des Patienten.[18]

Der situationsbezogenen Indikationsstellung folgt die Frage nach dem Patientenwillen und damit verbunden die Information und Aufklärung des einwilligungsfähigen Patienten. Sollte dieser nicht mehr einwilligungsfähig sein, so ist der Stellvertreter (Bevollmächtigter oder rechtlicher Betreuer) entscheidungsbefugt. Der Stellvertreter verschafft dem Patientenwillen Ausdruck und Geltung. Dabei sind die Vorgaben der gesetzlichen Regelung von Patientenverfügungen zu berücksichtigen, welche seit September 2009 gelten.[19] Die Ermittlung des mutmaßlichen Willens wird in Einzelsituationen kein einheitliches Bild hervortreten lassen und mag Anlass für eine ethische Fallbesprechung sein.

Zur Strukturierung einer ethischen Fallbesprechung wurde der „Bochumer Arbeitsbogen zur medizinethischen Praxis“ entwickelt. Die Selbstbestimmung des Patienten wird hier nicht von vornherein vorausgesetzt oder bestritten, sondern selbst zum Gegenstand der medizinethischen Diagnose gemacht. Es wird die Frage nach der Beurteilung gestellt, wieweit der Pa-

---

18 Heinemann (2005), S. 9

19 May, Arend T.; Brokmann, Jörg: Medizinische und medizinethische Grundlagen der Vorsorgemöglichkeiten, Der Anästhesist 59 (2010), 2, 118–125

tient in die Bewertung einbezogen oder sie ihm sogar ganz überlassen werden kann.[20]

Die Anwesenheit der Antragsteller bei der Diskussion der Mitglieder des Klinischen Ethikkomitees ist nicht durchgängig erwünscht, und für Gillen hat das Klinische Ethikkomitee nicht die Aufgabe der direkten Beratung der Ratsuchenden, sondern soll zu einem eigenen Votum finden. Somit ist es für Gillen weder ratsam noch hilfreich, dass die Ratsuchenden „persönlich an allen Etappen der internen Meinungsbildung im Komitee teilnehmen."[21] Die Malteser sehen in der unmittelbaren Teilnahme von Patientenangehörigen an ethischen Fallbesprechungen die Gefahr, dass diese dadurch „eine[r] emotionale[n] Überforderung"[22] ausgesetzt sind.

Die von Gillen vorgenommene Analyse ist mahnendes Beispiel dafür, dass im Umgang mit moralischen Konfliktsituationen in der Klinischen Ethik-Fallberatung eine Beteiligung der Ratsuchenden notwendig ist, um nicht den problematischen Eindruck einer Weisheitsverkündigung und autoritativen Überhöhung entstehen zu lassen.

4. Ethik-Leitlinien

Bei wiederholt in ethischen Fallbesprechungen vorkommenden Konfliktsituationen kann eine ethische Leitlinie der betreffenden Organisation erstellt werden. Dabei nimmt die Leitlinie Bezug auf normative Vorgaben der Rechtsordnung und der Standesorganisationen und formuliert ein den Werten der Organisation entsprechendes Vorgehen. Problemsituationen können exemplarisch sein: kardiopulmonale Reanimation, Therapiezieländerung auf Intensivstationen, Anwen-

---

[20] Viefhues/Sass (1987)
[21] Gillen (2006), S. 152
[22] Heinemann (2005), S. 10

dung von PEG-Sonden bei hochbetagten, multimorbiden Patienten oder Umgang mit Patientenverfügungen. Vereinzelt haben sich Krankenhäuser auch zu Blutübertragungen bei Angehörigen der Zeugen Jehovas festgelegt.[23]

5. Organisationsethische Aspekte der Implementierung Klinischer Ethikberatung

Die viel beachteten Empfehlungen der konfessionellen Krankenhausverbände zu Ethikkomitees aus dem Jahre 1997 fordern ausdrücklich ein planvolles Vorgehen zur Einrichtung eines Klinischen Ethikkomitees (KEK).[24] Vorschläge zur Organisation klinischer Ethikberatung sollten auf möglichst breiter Basis mitgetragen werden. Als Raster für die Funktionsweise Klinischer Ethikkomitees können die vier *Regelgruppen* (RG1–RG4) nach Kettner / May gelten.[25]

Die erste Gruppe (RG1) umfasst *Regeln der Institutionalisierung*. Dies sind Praxisregeln, wie ein beratendes Ethik-Gremium in einem definierten institutionellen Kontext (z. B. einer Klinik) „in Gang gebracht" wird (*Implementierungsregeln*); wie es Mitglieder, Stellvertreter o. ä. rekrutiert und zwischen diesen und weiteren Graden von Zugehörigkeit, z. B. Interessenten und ggf. einem erweiterten Expertenkreis, unterscheidet (*Rekrutierungsregeln*); wie es seinen Bestand regelt, z. B. seine Arbeitszeiten, Sitzungsdauer und -häufigkeit, Zusammensetzung des Mitgliederbestands (*Bestandsregeln*); und wie es durch geeignete Aktivitäten der Dokumentation, Weiterbildung und Evaluierung die Qualität seiner Arbeit sichert (*Qualitätssicherungsregeln*). Wie kommt ein neues ethisch beratendes Gremium in den Kontext bestehender In-

---

[23] Eine ausführliche Übersicht findet sich bei www.ethikkomitee.de

[24] DEKV & KKVD (1997), S. 21

[25] May / Kettner (2002), S. 189

stitutionen (bei KEKs das Krankenhaus oder ein Klinikverbund) hinein? Wer darf oder soll wie lange und in welcher Eigenschaft dem Gremium angehören, und wie sollte dessen Normalbetrieb aussehen? Die diesen Fragen entsprechenden Regeln sind die Institutionalisierungsregeln.

Die zweite Gruppe (RG2) umfasst alle *Input-Regeln*. Diese beziehen sich darauf, auf welche Weise und von wem das Ethik-Gremium Eingaben für seine Arbeit erhalten kann (*Aktivierungsregeln*). Im Falle des KEK stellt sich die Frage, ob nur Krankenhausangehörige und / oder Patienten das KEK um Rat fragen dürfen. Die Antragsbefugnis kann auf betroffene Mitarbeiter und Patienten[26] beschränkt oder auf „alle an der Patientenversorgung beteiligten und davon betroffenen Personen, insbesondere Mitarbeiter und Patienten der MHH (Med. Hochschule Hannover) sowie deren Angehörige"[27] und Gremien des Hauses ausgeweitet sein. Das KEK sollte einen Bereich von Aufgaben abstecken, für den es Zuständigkeit beansprucht (*Zuständigkeitsregeln*). Wann, auf welche Weise und in Bezug worauf wird das Gremium aktiv? Die auf diese Fragen antwortenden Regeln sind die Input-Regeln.

Das KEK wird – als ein beratend tätiges Gremium – in seinen Operationen moralische Überlegungsprozesse realisieren müssen. Diese werden unter der dritten Gruppe (RG3) als *Deliberationsregeln* zusammengefasst. Da sich die Beratungstätigkeit auf Moralfragen spezialisiert, muss das Gremium über eine selektive Wahrnehmung moralischer Probleme verfügen. Und da die Beratungsleistung der verschiedenen Gremien den Anforderungen angepasst sein muss, die in Abhängigkeit vom institutionellen Kontext variieren, werden in die Gruppe der Deliberationsregeln auch Regeln aufzunehmen sein, die die Beratungsleistung des Gremiums je nach institutio-

---

26 DEKV & KKVD (1997), S. 17

27 Satzung des Klinischen Ethik Komitees (KEK) der Medizinischen Hochschule Hannover (MHH)

nellem Kontext spezifizieren. Die Deliberationsregeln lassen sich weiter untergliedern:

(1) Die Wahrnehmung moralischer Probleme erfordert *Problemsortierungsregeln.* Die an das Gremium als problematisch herangetragenen Situationen oder Tatbestände tragen ja sozusagen keine Kennzeichnung, anhand derer sie ins Moralfach oder in ein anderes Fach zu sortieren wären. Immer wieder stolpert man in der Literatur über die Forderung, KEKs sollten die ethischen (im Unterschied zu emotionalen, rechtlichen, religiösen, professionellen, etc.) Seiten einer Problemsituation identifizieren. Das klingt ein wenig nach der Aufgabe, unter Äpfeln, Birnen und Pflaumen das *Obst* zu identifizieren. Denn unter Umständen sind es ja gerade die emotionalen, rechtlichen, religiösen, professionellen Seiten einer Problematik, die zu moralischer Unsicherheit führen, also normative Fragen aufwerfen. Dennoch muss die Unterscheidung in geregelter Form gehandhabt werden, ob eine – ggf. was an einer – Problemsituation ein moralisches Problem darstellt (und zwar eines, das in die Zuständigkeit des Gremiums fällt, siehe RG2) oder nicht.

(2) Zu den Deliberationsregeln müssen auch Regeln gehören, die bestimmen, was gemäß dem Selbstverständnis des Gremiums *nicht* auf dessen Agenda kommen soll (*Nichtthematisierungsregeln*). Eine Begrenzung der Thematisierung ist wegen der stets begrenzten Kompetenzen (vgl. RG2) und Ressourcen (vor allem der Zeit, vgl. RG1) aus pragmatischer Sicht notwendig für den Deliberationsprozess.

(3) Ein ethikberatendes Gremium kommt normalerweise zu Stellungnahmen im Rahmen der als moralisch problematisch wahrgenommenen Situation. Daher muss das Gremium solche Stellungnahmen als Moralurteile verstehen und auch so verstanden wissen wollen. Zur Bildung von Moralurteilen, für die Geltungsansprüche erhoben werden können, sind aber normative Grundlagen (im einfachsten Fall: eine bestimmte Moralauffassung) erforderlich und daher Regeln der *Integration von normativen Grundlagen* in die Deliberation. Hier ist an

ethische Grundtheorien zu denken (Utilitarismus, Kontraktualismus, Kantianismus u. a.), an „Moralprinzipien“ wie z. B. die bekannten „vier Prinzipien der Bioethik“ nach Beauchamp / Childress,[28] an standesmäßige (z. B. ärztliche) oder auch religiös texturierte Moralauffassungen (z. B. christliche Ethik). Ein Gremium mit utilitaristisch orientierten Überlegungen unterscheidet sich *ceteris paribus* in seinen Regeln der Integration normativer Grundlagen von einem Gremium, das seine Überlegungen am „Geist des Evangeliums“ orientiert.[29] Allerdings ist innerhalb der philosophischen Ethik sehr umstritten, wie viel die Orientierung an derart großformatigen ethischen Grundlagen wirklich zur Ausstattung von Moralurteilen mit vernünftiger Autorität beiträgt. Aber dass überhaupt normative Grundlagen – in geeigneten Formaten – einzubeziehen sind, ist kaum strittig. Auch werden sich die Überlegungen in ethischen Beratungsorganen oft nicht auf normative Grundlagen im rein moralischen Sinne von Normativität beschränken können, sogar dann nicht, wenn die Überlegungen auf eine Stellungnahme im rein moralischen Sinne von Normativität (nämlich auf ein Moralurteil) hinauswollen. Oft werden nämlich normative Grundlagen nichtmoralischer Art zu integrieren sein, z. B. geltendes Recht. Die „Integration“ normativer Grundlagen hat also eine zweifache Bedeutung: Wie werden spezifisch moralische Standards in die Urteilsbildung einbezogen – und wie werden diese Standards mit anderen relevanten Standards vermittelt, die andere, außermoralische Weisen der Verbindlichkeit verkörpern (z. B. rechtliche)?

(4) Außerdem wird die Gruppe der Deliberationsregeln solche enthalten, die die Überlegungen und somit die gesamte Beratungsleistung des betreffenden Gremiums auf den für es spezifisch erwarteten Input und Output (siehe RG1, RG2 und RG4) zuschneiden (*spezifische Ablaufregeln*).

---

[28] Beauchamp/Childress (2009)

[29] DEKV & KKVD (1997), S. 17

Noch eine weitere Gruppe von Regeln (RG4) lässt sich strukturell bestimmen: die *Output-Regeln.* Diese regeln die Implikationen, die die Stellungnahmen (Moralurteile), zu denen das Gremium in seinen Überlegungen gelangt, haben oder haben sollten. Stellungnahmen müssen den Ratsuchenden, die dem Gremium den Anlass zum Tätigwerden gegeben haben (siehe RG2), in geeigneter Form dargeboten werden (*Darbietungsregeln*). Auch wie es mit den Stellungnahmen über die Darbietung hinaus weitergehen soll, bedarf der Regelung (*Anschlussregeln*). Anschlussregeln bestimmen z. B., ob und wenn ja welche Sanktionen sich an Beachtung bzw. Nichtbeachtung einer Stellungnahme knüpfen. Aber auch wenn ein Gremium seine Stellungnahmen ganz sanktionsfrei und „rein beratend" zur Geltung bringen will, werden passende Anschlussregeln benötigt, hier z. B. solche, die dem Gremium gestatten zu überwachen, ob die erwünschte Nichtdirektivität in den weiteren Kreisen, die die Darbietung der Stellungnahme sozusagen im Leben der Institution zieht, auch durchweg erhalten bleibt.

6. Ethikberatung in Einrichtungen des Gesundheitswesens

Ethikberatung ist keine Besonderheit von Krankenhäusern. Gleichwohl verfügen Krankenhäuser über eine längere Erfahrung mit Klinischen Ethikkomitees. Die Implementierung von Ethikberatung in Einrichtungen der stationären Altenhilfe[30], ambulanten Diensten und Hospizen muss den Besonderheiten der Organisation Rechnung tragen. Wenn in diesem Beitrag überwiegend Klinische Ethikkomitees behandelt wurden, dann ist dies motiviert durch die Perspektivenvielfalt der Mitglieder eines Ethikberatungsgremiums. Wie die Vielfalt der Organisationsformen gezeigt hat, gibt es in Deutschland unterschiedliche Modelle und Formen, die im organisationellen

[30] Bockenheimer-Lucius / May (2007)

Kontext ihre Berechtigung haben. So bietet die Regelmatrix von Kettner / May[31] die Folie, auf der spezielle organisationsethische Überlegungen für die Implementierung von Strukturen von Ethikberatung angestellt werden können.

Wenn gleichwohl Ethikberatung in Krankenhäusern in einzelnen Einrichtungen eine längere Erfolgsgeschichte vorweisen kann, so treten moralische Konflikte auch in anderen Einrichtungen des Gesundheitswesens auf, wie etwa in Einrichtungen der stationären Altenhilfe, ambulanten Diensten und Hospizen. Universitätskliniken haben professionelle Ethikberatung bislang noch nicht in jedem Universitätsklinikum eingerichtet.[32]

Klinische Ethikkomitees bieten ein Forum zur Diskussion unterschiedlicher Moralurteile und individueller Intuitionen. In Moralurteilen werden Einstellungen zu akuten Situationen zum Ausdruck gebracht. Die Institution Krankenhaus kann die Diskussion dieser unterschiedlichen Moralurteile fördern und ein interdisziplinäres Forum bieten. Bei Entscheidungen innerhalb der Organisation Krankenhaus werden diese transparenter und innerhalb des Gestaltungsspielraums nachvollziehbarer. Die Präsenz eines Ethikkomitees in der Klinik erhöht die Arbeitszufriedenheit, da die Partizipation die Möglichkeiten zur Bewältigung von „moralischem Stress“ verbessert. In der Erklärung der konfessionellen Krankenhausverbände findet sich zum Auftrag der KEKs folgender Wortlaut:

> „Probleme im Krankenhaus entstehen dann, wenn die allgemeinen Grundsätze ärztlichen und pflegerischen Handelns entweder zu unspezifisch sind, als dass man daraus eine konkrete Handlungsstrategie ableiten könnte, oder wenn sie miteinander kollidieren [...]. Ethikkomitees werden sich in solchen Fällen bemühen, nach bestem Wissen und Gewissen im gemeinsamen Diskurs die relativ beste Lösung zu finden. Entscheidungen ‚ohne Rest‘ wird

---

31 May / Kettner (2002), S. 189–192

32 Vollmann (2008), S. 43

es hier oft nicht geben. Christliche Leitlinie des Handelns wird die aus der Liebe Gottes gespeiste Liebe zum Nächsten und zugleich das Bewusstsein der eigenen Vergebungsbedürftigkeit sein. Das schützt vor einer bequemen Selbstgenügsamkeit, die es bei mangelnder Klarheit vorzieht, die eigene und zufällige Meinung aufzudrängen, statt nach einer Lösung zu suchen, die mindestens im Komitee und im Kreis der Beteiligten kommunikabel und konsensfähig ist.“[33]

Als Zielsetzung eines Klinischen Ethikkomitees und als erwartete Effekte der *Profilbildung* – die auch der Abgrenzung dienen bzw. einem Universitätsklinikum zum Wettbewerbsvorteil gereichen kann – nennt die Satzung des Klinischen Ethikkomitees der Medizinischen Hochschule Hannover die Veränderung des Klimas und des Stils der Patientenversorgung.

Die Implementierung professioneller Strukturen von Ethikberatung muss in einem *organisationsethischen* Prozess in der betreffenden Institution ablaufen. Ein wesentlicher Aspekt dabei ist der professionsübergreifende Ansatz von Klinischer Ethikberatung. Die Vielfalt der in einem Krankenhaus durch die Akteure vertretenen Wertüberzeugungen und Perspektiven spricht für eine ebenso breite Orientierung in einem Klinischen Ethikkomitee. Zumeist beruhen moralische Konflikte auf differierenden Ansichten zu aktuellen Situationen wie z. B. der Auslegung einer Patientenverfügung. Eine in der Situation der Klinischen Ethikberatung mögliche Perspektivenvielfalt durch mehrere Mitglieder der ethischen Fallbesprechung wird dem Ansatz des Diskurses in einer Gesprächssituation am besten gerecht. Die Mitglieder des Klinischen Ethikkomitees sind als Berater in den Meinungs- und Positionsfindungsprozess des Behandlungsteams integriert, ohne dem legitimierten Entscheidungsträger die Entscheidungslast abnehmen zu wollen oder zu können.

---

[33] DEKV & KKVD (1997), S. 13f.

Klinische Ethikberatung wird im Kontext der Ethik-Fallberatung als methodische und inhaltliche Unterstützung bei Gewissenskonflikten empfunden. Die Mitglieder einer Klinischen Ethikberatung sollten sich vor einer eigenen Meinung nicht scheuen, denn sie können nach einer Grundausbildung ein ethisches Problem erkennen und reflektieren. Dabei hilfreich ist die *Kenntnis von Begründungsansätzen* in der Ethik. Für die Akzeptanz Klinischer Ethikberatung ist das Selbstverständnis der Ethikberater entscheidend, denen es nicht um die Bewertung von fremden moralischen Positionen gehen darf. Eine eigene Meinung als Ethikberater zu vertreten ist verbunden mit der individuellen eigenen Bewertung der von den Ratsuchenden und anderen Teilnehmern vorgebrachten Argumente. Wenn dies gelingt, so erfüllt Ethikberatung den eigenen Anspruch einer Verbesserung der Zufriedenheit sowohl der Patienten als auch der Mitarbeiter mit ihrem jeweiligen Arbeitskontext.

Klinische Ethikberatung wird zur Sensibilisierung in moralischen Fragen nur dann beitragen können, wenn konkrete Ansprechpartner zeitnah für eine Ethik-Fallbesprechung zur Verfügung stehen. Die Bekanntmachung der Möglichkeit zur Anforderung einer ethischen Fallbesprechung wird eine der ersten Aufgaben für Klinische Ethikberatung sein, nachdem die Mitglieder des Beratungsteams mit ihrer Aufgabe und damit dem Selbstverständnis der Klinischen Ethikberatung vertraut gemacht wurden.

Organisationsethisch bietet ein auf breiter Basis zusammengesetztes Klinisches Ethikkomitee gute Ausgangsbedingungen für die Stärkung des moralischen Bewusstseins und des Verantwortungsgefühls in der Patientenbetreuung im eigenen Klinikum, da aus unterschiedlichen Bereichen Rückmeldungen an das Klinische Ethikkomitee gelangen können. Auch sind die Mitglieder des Klinischen Ethikkomitees im Klinikum präsent und für Kollegen ansprechbar. Die persönliche Hemmschwelle für ein Gespräch mit einem Mitglied des Klinischen Ethikkomitees und ggf. für die Anforderung einer ethischen Fallbesprechung ist umso niedriger, je leichter man mit einem Mitglied des Klinischen Ethikkomitees ins Gespräch kommen kann. Durch die Präsenz im Haus wird das Gespräch mit Mitgliedern des Klinischen Ethikkomitees zur Alltagsroutine und nicht zur legitimationsbedürftigen Ausnahmesituation, die eventuell mit dem Gefühl des eigenen Versagens verbunden sein kann. Die Einführung von professionellen Strukturen der Klinischen Ethikberatung ist somit ein Beitrag zur Personalentwicklung.

Konfessionelle Einrichtungen haben die Professionalisierung von Ethikberatung geprägt. Für Kostka brauchen Einrichtungen und Dienste systematische und strukturierte Formen und Orte der ethischen Reflexion und Beratung.[34] Zur Vorbereitung von Mitgliedern des Ethikkomitees hat der Arbeitskreis der Ethik-Beauftragten kirchlicher Träger im Gesundheitswesen 2007 ein Curriculum zur Qualifikation für Mitglieder von Ethikkomitees in kirchlichen Einrichtungen des Gesundheitswesens vorgestellt.[35] Aus Sicht der Malteser ist Klinische Ethikberatung ein Instrument für werteorientierte Unternehmen im Gesundheitswesen.[36] Die bisherigen Pionierleistungen der konfessionellen Krankenhäuser sollten andere Träger und speziell Universitätskliniken zur Ausformung und Etablierung professioneller Ethikberatung motivieren und ihnen Vorbild sein.

Literatur

Alexander, Shana: They decide who lives, who dies, Life Magazine 53 (1962), 20, 102–125.

Beauchamp, Tom L.; Childress James F.: Principles of Biomedical Ethics, New York ^{6}2009.

Bockenheimer-Lucius, Gisela / May, Arnd T.: Ethikberatung – Ethikkomitee in Einrichtungen der stationären Altenhilfe (EKA). Eckpunkte für ein Curriculum, Ethik in der Medizin 19 (2007), 331–339.

DEKV & KKVD: Deutscher Evangelischer Krankenhausverband e. V. & Ka-

---

[34] Vgl. Kostka (2008)

[35] Vgl. May et al. (in diesem Band)

[36] Heinemann (KEK)

tholischer Krankenhausverband Deutschlands e. V., Ethikkomitee im Krankenhaus, Stuttgart 1997.

Gerdes, Burkhard / Richter, Gerd: Ethik-Konsultationsdienst nach dem Konzept von J. C. Fletcher an der University of Virginia, Charlottesville, USA, Ethik in der Medizin 11 (1999), S. 249–261.

Gillen, Erny: Wie Ethik Moral voranbringt!, Münster 2006.

Heinemann, Wolfgang: Ethische Fallbesprechung. Eine interdisziplinäre Form klinischer Ethikberatung, Köln 2005.

Jonsen, Albert: The birth of bioethics, New York 1998.

Kostka, Ulrike: Ethikkomitee und ethische Fallbesprechung: Ein Beitrag zur diakonischen Profilierung von Altenhilfeeinrichtungen der Caritas, Beitrag zur Tagung „Ethikkomitee und ethische Fallbesprechung in Einrichtungen und Diensten der katholischen Altenhilfe“, Mainz 17.01.2008.

KTQ: Kooperation für Transparenz und Qualität im Krankenhaus (KTQ), KTQ Katalog, Düsseldorf 2004.

May, Arnd T.; Kettner, Matthias: Beratung bei der Therapieentscheidung durch Ethikkonsil oder Klinisches Ethik-Komitee (KEK), in: May, Arnd T. / Geißendörfer, Sylke E. / Simon, Alfred / Strätling, Meinolfus (Hg.): Passive Sterbehilfe: besteht gesetzlicher Regelungsbedarf, Münster 2002, 179–192.

MHH: Satzung des Klinischen Ethikkomitees der Medizinischen Hochschule Hannover (MHH), Hannover 2006, online unter http://www.mh-hannover. de/2398.html.

Richter, Gerd: Greater Patient, Familiy an Surrogate Involvement in Clinical Ethics Consultation: The Model of Clinical Ethics Liaison Service as a Measure for Preventive Ethics, HEC Forum 2007, 19 (2007), 4, 327–340.

Simon, Alfred; May, Arnd T.; Neitzke, Gerald: Curriculum „Ethikberatung im Krankenhaus“, Ethik in der Medizin 17 (2005), 4, S. 322–326.

Steinkamp, Norbert; Gordijn, Bert: Ethik in der Klinik – ein Arbeitsbuch, Neuwied 2003.

Viefhues, Herbert; Sass, Hans-Martin: Bochumer Arbeitsbogen zur medizinethischen Praxis, Bochum 1987 (= Medizinethische Materialien, 2).

Vollmann, Jochen: Ethikberatung an deutschen Universitätskliniken. Empirische Ergebnisse und aktuelle Entwicklungen, Dominik Groß, Arnd T. May, Alfred Simon (Hrsg.), Beiträge zur Klinischen Ethikberatung an Universitätskliniken, Münster 2008, S. 31–46.

ZEKO: Stellungnahme der Zentralen Kommission zur Wahrung ethischer Grundsätze in der Medizin und ihren Grenzgebieten (Zentrale Ethikkommission) bei der Bundesärztekammer zur „Ethikberatung in der klinischen Medizin“, Deutsches Ärzteblatt 103 (2006), 24, S. A1703–1707.

Zumtobel, Volker; Finke, Ulrich: Universitätsklinik St.-Josef-Hospital Bochum, Hals-Nasen-Ohren-Klinik im St.-Elisabeth-Hospital In: Medizinische Fakultät der Ruhr-Universität Bochum (Hrsg.), Festschrift zum fünfundzwanzigjährigen Bestehen der Medizinischen Fakultät der Ruhr-Universität Bochum, Bochum 1994.

Ethische Fallbesprechung als eine interdisziplinäre Form klinischer Ethikberatung

Wolfgang Heinemann

1. Hinführung: Biologie oder Biografie?

„Wenn wir etwas über jemanden erfahren wollen, fragen wir: ‚Wie lautet seine Geschichte, seine wirkliche, innerste Geschichte?‘ Denn jeder von uns ist eine Biographie, eine Geschichte. Jeder Mensch ist eine einzigartige Erzählung, die fortwährend und unbewusst durch ihn und in ihm entsteht – durch seine Wahrnehmungen, seine Gefühle, seine Gedanken, seine Handlungen und nicht zuletzt durch das, was er sagt, durch seine in Worte gefasste Geschichte. Biologisch und physiologisch unterscheiden wir uns nicht sehr von einander – historisch jedoch, als gelebte Erzählung, ist jeder von uns einzigartig.“ (Sacks 1998)

Es ist nicht selbstverständlich, im Akutkrankenhaus die Geschichte eines Menschen wahrzunehmen. Oft stehen die biologischen und physiologischen Aspekte im Vordergrund, für die Lebens-, Familien-, Leidens- und Hoffnungsgeschichte bleibt wenig Raum. Vielleicht genügt es in vielen Fällen auch, sich dieser Geschichtlichkeit bewusst zu werden, ohne die konkrete Einzelgeschichte zu kennen – mehr ist angesichts des Zeitdrucks und der Konzentration auf Krankheit und Genesung in den meisten Fällen nicht möglich.

Allerdings gibt es Situationen, in denen es berechtigt und notwendig wird, der Geschichte und dem Lebensentwurf des Einzelnen besondere Bedeutung zu geben. Das wird zum Beispiel dann besonders wichtig, wenn eine mögliche Behandlung hinsichtlich des Erfolgs oder Nutzens für den Patienten fraglich wird oder wenn es (vor allem bei nicht einwilligungsfähigen Patienten) unsicher ist, was der Patient selbst mutmaßlich will. Dann kann es für den Entscheidungsträger, den behandelnden Arzt, sehr hilfreich sein, andere Sichtweisen und Beurteilungen einer Behandlung zur Kenntnis zu nehmen und mit seiner eigenen Einschätzung mit anderen in den Dialog zu bringen.

2. Modelle ethischer Fallbesprechung

Anhand von zwei Begriffspaaren (extern – intern, prospektiv – retrospektiv) lassen sich vier Typen ethischer Fallbesprechung unterscheiden:

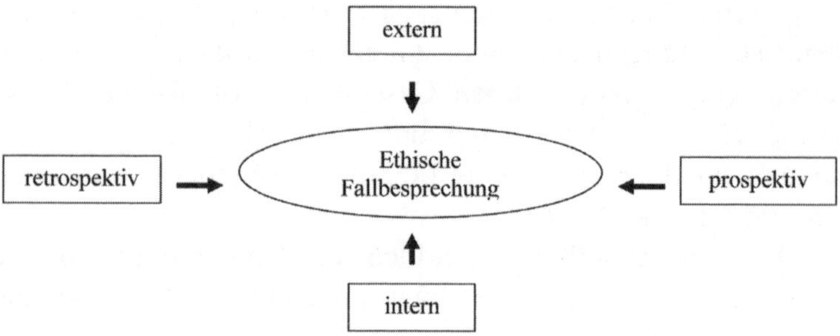

Abb.1 Formen ethischer Fallbesprechung

Externe retrospektive Fallbesprechungen werden häufig in ethischen Fortbildungen oder in der Literatur verwendet: Sie diskutieren Behandlungsverläufe, die in der Vergangenheit liegen, abgeschlossen sind und als Lehrmittel dienen. Leser oder Seminarteilnehmer werden als externe Beobachter zum Nachdenken oder Besprechen von Szenen eingeladen, ohne die Situation aus eigener Anschauung zu kennen oder Einfluss auf die Entscheidung nehmen zu können.

Interne retrospektive Fallbesprechungen betrachten rückwirkend eine Behandlung aus ethischer Perspektive im Kreis der Beteiligten. Sie fragen z. B., ob sich eine Entscheidung zu einem bestimmten Zeitpunkt einer Behandlung im Nachhinein als richtig erwiesen hat oder ob man eine uneindeutige Willensäußerung des Patienten richtig gedeutet hat.

Voraussetzung einer solchen Betrachtung ist die Bereitschaft, Fehleinschätzungen oder Fehlentscheidungen als eine Chance zum Lernen zu sehen und darauf zu verzichten, das eigene Verhalten als zwingend notwendig zu verteidigen oder anderen Fehler nachweisen zu wollen. Unter dieser Bedingung kann es sowohl für das Verstehen des abgeschlossenen Falls wie für die Gestaltung zukünftiger ähnlicher Situationen sehr gewinnbringend sein, zurück zu blicken.

Externe prospektive Fallbesprechungen beziehen sich auf Entscheidungen, die konkret im Verlauf einer Behandlung gesucht werden – wenn es zum Beispiel darum geht, ob eine intensivmedizinische Behandlung fortgesetzt werden soll oder ob die Anlage einer Magensonde dem mutmaßlichen Willen des Patienten entspricht. Solche Situationen sind dadurch gekennzeichnet, dass eine Entscheidung getroffen werden muss, bei der es ungewiss ist, ob sie sich zu einem späteren Zeitpunkt als stimmig herausstellen wird. Das Risiko, dass sich im Nachhinein ein Weg als Irrtum herausstellt, wird nie ganz ausgeschlossen werden können. Aber die Möglichkeit, die eigenen Wahrnehmungen und Bewertungen einer Situation mit denen anderer ins Gespräch zu bringen, kann bereichern, klären und größere Sicherheit vermitteln.

Viele Modelle von Ethikberatung im klinischen Alltag gehen davon aus, dass eine behandlungsexterne Gruppe (zum Beispiel ein klinisches Ethikkomitee) oder eine qualifizierte Person (zum Beispiel ein klinischer Ethikberater) eine an sie herangetragene ethische Fragestellung bearbeitet und anschließend eine Handlungsempfehlung ausspricht.

Der Vorteil eines solchen Modells mag darin bestehen, dass die Externalität der Beratenden eine höhere Neutralität verbürgt oder Handlungsideen entwickelt werden können, die innerhalb des Behandlungssystems nicht gesehen worden sind. Ein weiterer Vorzug kann sein, dass bei einer externen Beratung auf inhaltliche und methodische Kompetenz in ethischen Fragestellungen zurückgegriffen werden kann, die im klinischen Alltag in der Regel nicht vorhanden ist.

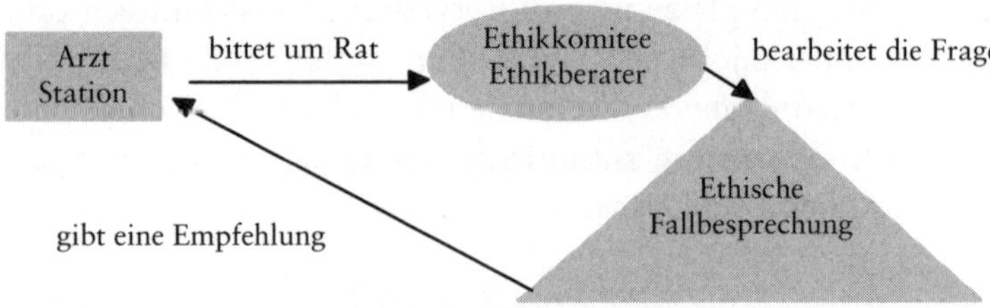

Abb. 2 Modell einer externen ethischen Fallbesprechung

Dieses Modell besitzt aber auch Nachteile: Eine externe Gruppe oder Person ist in der Bearbeitung eines Falles immer auf die ihr vorgelegten Daten und Fakten angewiesen, die – in der Regel sicher nicht bewusst – Selektionen und Interpretationen des Berichtenden enthalten. Eine eigene Wahrnehmung und Beurteilung der konkreten Situation ist nicht vorgesehen. Beabsichtigte oder unbeabsichtigte Verkürzungen oder Tendenzen des Fallbringers können dann ungünstig verstärkt werden.

Ein anderes Problem dieses Modells besteht darin, dass der Anschein entsteht, ethische Fragen und deren Reflexion würden aus dem klinischen Alltag verlagert und an Experten delegiert. Das aber widerspricht dem Anliegen einer Unternehmensethik, die eine ethische Reflexion und ein verantwortliches Handeln möglichst auf allen Ebenen der Organisation fördern möchte.

In der Praxis hat sich außerdem als Schwierigkeit herausgestellt, dass das Angebot einer externen Ethikberatung wenig genutzt wird, vielleicht weil keine zeitnahe und kompetente Hilfe erwartet wird oder weil die Entscheidungsträger die Verantwortung selbst tragen möchten oder Beeinflussungen befürchten.

Interne prospektive Fallbesprechungen folgen dem sozialtherapeutischen Ansatz, bei der Bearbeitung eines Problems die Betroffenen zu Beteiligten zu machen: Alle an einer konkreten Behandlung Beteiligten aus den ärztlichen, pflegerischen, therapeutischen, seelsorglichen und sozialdienstlichen Berufsgruppen werden eingeladen, sich unter der Leitung eines behandlungsexternen Moderators zusammenzusetzen, um ihre Wahrnehmungen und Beurteilungen zu sammeln und Handlungsempfehlungen zu finden. Die Rolle des Ethikkomitees oder des Ethikberaters besteht darin, den Prozess der Beratung zu steuern, für faire Diskursbedingungen zu sorgen und ggf. eine eigene ethische Expertise zu der anstehenden Frage vorzutragen. Die folgende Darstellung stellt dieses Modell ausführlich vor und diskutiert es.

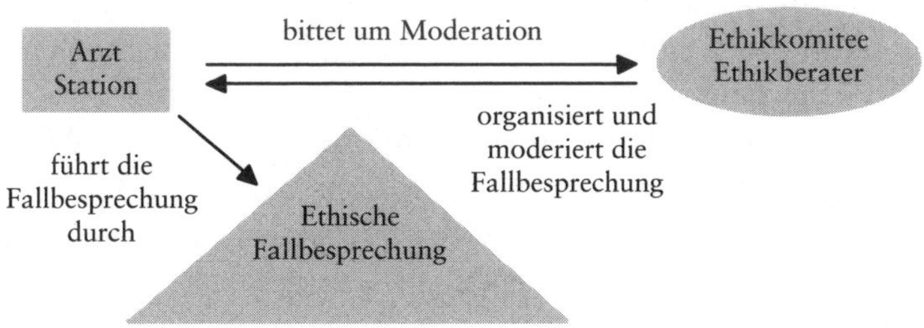

Abb. 3 Modell einer internen ethischen Fallbesprechung

Unterschiedliche Personen und verschiedene Berufsgruppen nehmen Situationen auf je eigene Weise wahr und können, selbst wenn sie in ethischen Werthaltungen übereinstimmen, zu ganz anderen Handlungskonsequenzen gelangen.

Die Einschätzung, ob ein Patient sterbend ist oder ob noch sinnvolle Behandlungsoptionen gegeben sind, ist in vielen Situationen sehr verschieden und abhängig von vielen Variablen (Persönlichkeitsfaktoren, Berufsgruppe, Fachdisziplin, Erfahrung etc.). Ethische Fallbesprechungen haben das Ziel, diese Sichtweisen gleichberechtigt miteinander ins Gespräch zu bringen. Dabei ist es eine vorrangige Aufgabe der Moderation, darauf zu achten, dass abweichende Sichtweisen eingebracht werden können, ohne unterdrückt oder als falsch abgewertet zu werden. Damit soll das Ziel einer *differenzierten Wahrnehmung und Beurteilung einer Behandlungssituation* sichergestellt werden.

Wie unterschiedlich Mitarbeitende verschiedener Berufsgruppen eine Behandlungssituation wahrnehmen, hat W. Schweidtmann (1999) in einer Studie demonstriert, in dem er 650 Mitarbeiter (150 Ärzte, 500 Pflegekräfte) verschiedener Krankenhäuser zwei Fragen vorgelegt hat: Erstens: *Wie bereit sind Sie zum Widerstand gegen eine ungerechtfertigte Maximaltherapie im Finalstadium?* 68 Prozent der Pflegenden und 77,7 Prozent der Ärzte hatten geantwortet, in einer solchen Situation sich entschieden zu wehren, nur 10,9 Prozent der Pflegenden und 7,5 Prozent der Ärzte gaben an, dass sie dieses tolerieren. Ein deutlicher Hinweis auf eine weitgehende Werte-Übereinstimmung.

Ganz anders bei der Antwort auf die zweite Frage: *Wie oft wird in Ihrer Station Maximaltherapie im Finalstadium gehandhabt?* Hier sagten 10,2 Prozent der Pflegenden, das komme selten vor, und 69,6 Prozent meinten, das geschehe häufig. Die Ärzte sahen die Realität genau umgekehrt: 68 Prozent waren der Meinung, Maximaltherapie im Finalstadium komme nur selten vor, und 18 Prozent schätzten, dass dies häufig der Fall sei.

Offenbar wird in verschiedenen Berufsgruppen sehr verschieden beurteilt, zu welchem Zeitpunkt ein Patient im Finalstadium ist und was Maximaltherapie bedeutet.

Das ethische Problem hier liegt offenbar nicht in einem fehlenden Wertekonsens: Beide Gruppen sind sich einig, dass bei sterbenden Patienten keine Maximaltherapie durchgeführt werden darf. Der Dissens besteht in einem Wahrnehmungskonflikt („Ist der Patient sterbend oder nicht?" – „Handelt es sich bei der angeordneten Therapie um eine Maximaltherapie?") und / oder in einem Urteilskonflikt („Passt die angeordnete Therapie zur Situation des Patienten?").

Ein weiteres Ziel besteht in der vielseitigen *Wahrnehmung von Herkunft und Zukunft des Patienten.* Die Geschichte eines Patienten wird bei der Behandlung oft auf seine Krankengeschichte und die medizinische Prognose reduziert. Im Zentrum stehen Zahlen und Fakten, die zum Beispiel das Labor und die bildgebende Diagnostik liefern. Weniger beachtet, mitunter gar nicht bekannt, sind andere Aspekte: Wo und wie lebte der Patient vor der Aufnahme? Was war, was ist ihm wichtig? Was glaubt er und wie ist sein Lebensentwurf? Was ist seine Perspektive? Wie sieht sein soziales Netzwerk aus? Welche Ressourcen hat der Patient, welche Hilfe benötigt er, welche bekommt er usw.?

Ethische Fallbesprechungen können dazu dienen, das vorhandene Wissen um diese Aspekte zusammenzutragen – und Nichtgewusstes, wenn es für die Fragestellung relevant ist, zu ermitteln.

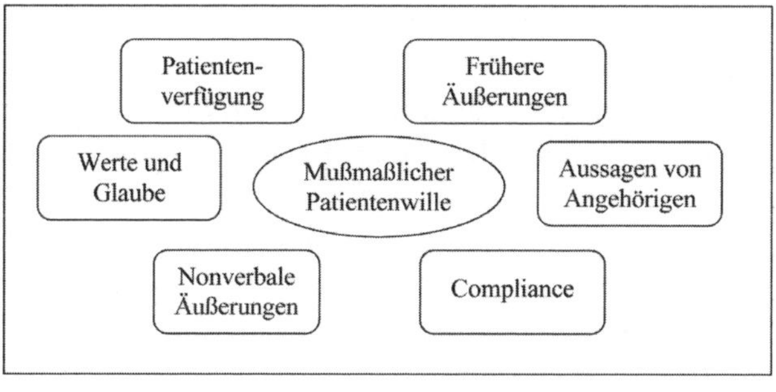

Abb. 4 Quellen zur Ermittlung des mutmaßlichen Patientenwillens

Zentrale Aufgabe der ethischen Fallbesprechung ist die *Ermittlung des mutmaßlichen aktuellen Patientenwillens.* Eine Heilbehandlungsmaßnahme ist legitimiert, wenn zwei Voraussetzungen vorliegen: die medizinische Indikation und die Einwilligung des Patienten. Viele ethische Fallbesprechungen finden statt, wenn der Patient nicht mehr in der Lage ist, einen eigenen Willen zu bilden oder zu artikulieren – und Zweifel entstehen, ob eine geplante oder laufende Behandlung mit dem mutmaßlichen aktuellen Patientenwillen übereinstimmt. Das Ziel einer ethischen Fallbesprechung besteht dann darin, diesen mutmaßlichen Willen zu ermitteln. Dazu können verschiedene Quellen herangezogen werden.

Schriftliche Patientenverfügungen sind eine wichtige Quelle, um den Patientenwillen zu erfassen. Ist der in einer Patientenverfügung beschriebene Geltungsbereich angesichts der vorliegenden Krankheitssituation gegeben und gibt es keinen Anlass, an der aktuellen Gültigkeit der Verfügung zu zweifeln, muss sie als authentischer Patientenwille betrachtet werden. Wenn es jedoch Unklarheit oder Zweifel bezüglich der Eindeutigkeit oder Gültigkeit gibt, kann die Fallbesprechung helfen, eine vorliegende Patientenverfügung authentisch zu interpretieren und die ärztliche Entscheidung zu unterstützen.

Frühere mündliche Äußerungen, die ein Patient etwa bei der Aufnahme, bei der Aufklärung, bei früheren Aufenthalten gemacht hat, können Hinweise auf seinen aktuellen Willen geben. Wo sie konkret und unmissverständlich bestimmte Behandlungsformen gefordert oder ausgeschlossen haben, sind sie als verbindliche Patientenverfügung zu betrachten.

Jedoch ist auch Vorsicht geboten: Eine einmal gegebene Zustimmung zur Operation bedeutet nicht, dass jede anschließende Maßnahme, vor allem bei unerwarteten Komplikationen und Langzeitbehandlungen, selbstverständlich mit dem aktuellen Willen des Patienten übereinstimmt. Diese Vorsicht gilt sicher auch bei vagen oder sehr abstrakten früheren Aussagen eines Patienten über die Ablehnung einer Behandlung.

Aussagen von Angehörigen können eine wichtige Informationsquelle darüber sein, was der mutmaßliche Wille eines Patienten ist. Allerdings ist auch Vorsicht geboten, zumal wenn Angehörige selbst emotional sehr betroffen sind oder eigene Bedürfnisse nicht von dem trennen, was der Patient will. Dennoch gibt es viele Angehörige, die eine gute Intuition dafür besitzen, was der Patient vermutlich will oder von Patientenäußerungen zum Beispiel anlässlich einem Krankheits- oder Sterbeerlebnis in der Familie oder im Freundeskreis berichten können, in denen der Patient seine eigenen Vorstellungen mitgeteilt hat.

Angehörige sollten in diesem Zusammenhang allerdings nicht gefragt werden, was sie selbst hinsichtlich der Behandlung wünschen: Nicht ihr eigener Wunsch ist erheblich, sondern der Wille und das Wohl des Patienten. Außerdem könnte der falsche Eindruck entstehen, dass die Angehörigen die Therapieentscheidung treffen und verantworten müssen.

Die *Compliance eines Patienten*, seine bisherige Bereitschaft und Treue, an einer Therapie mitzuwirken, kann ein Signal für seinen mutmaßlichen Willen sein. Ein hohes Engagement für die eigene Gesundheit, In-Kauf-Nahme von strapaziösen Therapien und großen Einschränkungen können ebenso bezeichnend sein wie mangelnde Krankheitseinsicht oder eine gleichgültige oder abwehrende Haltung gegenüber Therapieangeboten.

Sind Patienten zu einer verbalen Kommunikation nicht mehr in der Lage, können *nonverbale Äußerungen* ein wichtiges Instrument werden, die Präferenzen eines Patienten kennenzulernen. Mimik und Gestik, die Mitarbeit oder Abwehr bei pflegerischen und therapeutischen Maßnahmen können – bei aller Vorsicht der Interpretation – mehr oder weniger deutliche Hinweise geben, was ein Patient will und was nicht.

Nicht unerheblich für die Ermittlung des mutmaßlichen Patientenwillens ist, zu wissen, welche *Lebenswerte* und welcher *Glaube* einem Patienten wichtig sind und welche Perspektive er hat, diese Werte zu erhalten oder zu erreichen. Auch die gläubige Bereitschaft, sein Schicksal anzunehmen oder eine sehnsüchtige Hoffnung auf ein ewiges Leben oder ein Wiedersehen mit verstorbenen Angehörigen können Aufschluss darüber geben, was ein Patient will.

Alle genannten Quellen sind mit Ungewissheiten verbunden. Dennoch können sie bei genauem Hinschauen in Kombination mehr oder weniger klare Hinweise geben.

3. Anlass und Indikation für die Einberufung einer Ethischen Fallbesprechung

Anlass für eine Ethische Fallbesprechung ist in der Regel die moralische Intuition eines oder mehrerer Mitarbeitender, dass eine Behandlung nicht adäquat ist. Mit „moralischer Intuition" ist hier ein spontanes Empfinden gemeint, dass „etwas" in der Behandlung oder im Behandlungsplan stört, ohne dass dem Empfindungsträger rational bewusst sein muss, wodurch diese Störung ausgelöst ist.

Es lassen sich drei verschiedene Konflikt- oder Störungsebenen unterscheiden: *Intrapersonelle Konflikte* entstehen, wenn eine Person Prinzipien und Werte für sich anerkennt, die in einer konkreten Situation nicht widerspruchslos realisiert werden können. So kann der Respekt vor der Autonomie eines Patienten in Spannung geraten mit der Gewissheit, dass eine vom Patienten gewünschte Unterlassung einer Behandlung ihm Schaden zufügen kann. *Interpersonelle Konflikte* erwachsen dagegen aus dem Dissens verschiedener Personen, die eine Situation unterschiedlich wahrnehmen oder bewerten. Eine dritte Ebene kann der Konflikt zwischen *Individuum und Insti-*

tution werden, wenn z. B. ein Entscheider einen vom Patienten geäußerten Wunsch individuell nachvollziehen kann, aber weiß, dass dieser nicht in Übereinstimmung mit den Trägerzielen oder gesetzlichen Vorschriften steht. In ethischen Konfliktsituationen können mitunter alle drei Ebenen betroffen sein.

Will jemand rational begründen, warum er eine Behandlung als „nicht adäquat", als nicht stimmig empfindet, ist es wichtig, den jeweiligen Bezugspunkt der Stimmigkeit zu nennen. Es lassen sich drei wesentliche Bezugspunkte unterscheiden:

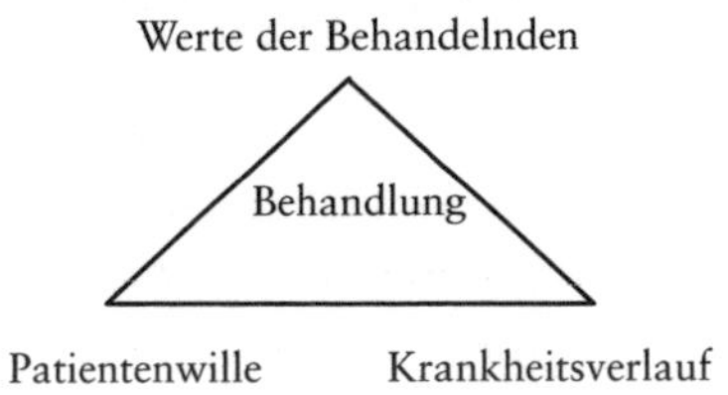

Abb. 5 Bezugspunkte einer „adäquaten Behandlung"

Ein klassischer ethischer Konflikt liegt vor, wenn der Eindruck entsteht, dass zwischen *Behandlung und Patientenwille* eine Unstimmigkeit besteht: Jede medizinische Behandlung, die nicht mit ausdrücklicher oder mutmaßlicher Zustimmung des Patienten oder seines bevollmächtigten Vertreters geschieht, erfüllt den Straftatbestand einer Körperverletzung. Ausnahmen stellen Situationen dar, in denen weder der ausdrückliche noch der mutmaßliche Patientenwille ermittelt werden kann und sogenannte „allgemeine Wertvorstellungen" eine Behandlung begründen. Im Zweifelsfall wird die Entscheidung für die Behandlung ausfallen.

Schwierig wird es, wenn ein Patient seinen aktuellen Willen nicht mehr bilden oder äußern kann, aber Zweifel entstehen (zum Beispiel durch die nachträgliche Vorlage einer Patientenverfügung), dass er einer geplanten oder laufenden Behandlung zustimmen würde. Oder wenn postoperativ Komplikationen mit schwerwiegenden Folgen für den Patienten eintreten, über deren Ausmaß er sich, als er der Operation zustimmte, keine Vorstellung gemacht hatte – und nun eine Behandlung eingesetzt hat, der er mutmaßlich nicht zugestimmt hätte.

Hier gilt es, auch die Bedingungen zu beachten, unter denen ein Patient seine Zustimmung zu einer Behandlung gegeben hatte, und sich bewusst zu machen, dass die Kommunikation zwischen Arzt und Patient in einer Aufklärungssituation oft asymmetrisch ist und viele Patienten beeinflussbar sind.

Es können jedoch auch *Unstimmigkeiten zwischen der Behandlung und dem Krankheitsverlauf* auftreten. Die Bestimmung eines Therapieziels hängt sehr davon ab, wie Behandelnde den Verlauf der Erkrankung, der Genesung und die Prognose einschätzen. Vor allem bei längeren und progredienten Krankheiten muss sich das Therapieziel der Krankengeschichte anpassen. In der Einschätzung, wo ein Patient innerhalb eines Behandlungsverlaufs steht und welches Ziel realistischerweise erreichbar ist, kann es im therapeutischen Team sehr unterschiedliche Wahrnehmungen und Beurteilungen geben. Hier ist es sinnvoll, sich über eine Standortbestimmung zu unterhalten und sich darüber zu verständigen, wie und ob die Therapie weitergeführt wird, wie man sich bei weiteren Komplikationen verhält und welche Reaktion in einem Notfall verantwortbar ist. Auch wenn die Entscheidung über die medizinische Indikation ohne Frage in der ärztlichen Kompetenz liegt, kann eine gemeinsame Nutzen-Schadens-Abwägung für die Entscheidungsfindung sehr hilfreich sein.

Eine weitere Möglichkeit besteht in der *Unstimmigkeit zwischen einer geforderten Behandlung und Wertevorstellungen der behandelnden Personen oder Institution.*

In manchen Fällen fordern Patienten eine Behandlung oder einen Behandlungsabbruch, die ein behandelnder Arzt oder ein therapeutisches Team nur schwer verantworten können. Das ist vor allem dann schwer, wenn ein Schaden für den

Patienten oder für Dritte absehbar ist. Dies kann an einem Beispiel deutlich werden:

Eine HIV-infizierte äthiopische Patientin steht wenige Tage vor der Entbindung. Aufgrund ihrer kulturellen und religiösen Werte lehnt sie eine Sectio entschieden ab, weil sie diese für widernatürlich hält. Die Gefahr, dass das Kind während des Geburtsvorgangs HIV-infiziert wird, ist bei einer natürlichen Entbindung jedoch deutlich höher als bei einem Kaiserschnitt.

Die Behandelnden geraten in einen Wertekonflikt: Einerseits fühlen sie sich dem Willen der Entbindenden und dem Recht auf körperliche Unversehrtheit verpflichtet, andererseits möchten sie das bislang gesunde Kind bestmöglich vor dem Risiko einer lebensbedrohlichen und unheilbaren Infektion schützen.

Dabei ist zu unterscheiden, ob ein Patient eine sinnvolle und Erfolg versprechende Behandlung ablehnt oder ob er eine sinnlose oder schädliche Maßnahme vom Arzt fordert.

Im ersten Fall ist der Patientenwille zu respektieren, sofern keine erheblichen Einschränkungen nachweisbar sind, z. B. dass der Patient nicht einwilligungsfähig ist. Das gilt auch dann, wenn der Patient vermeidbar zu Schaden oder sogar zu Tode kommt. Im zweiten Fall jedoch endet die Selbstbestimmung des Patienten an der Autonomie des Arztes: Kein Patient kann einen Arzt zu einer Behandlung nötigen, die dieser für unsinnig oder schädigend hält. So kann der Arzt im oben genannten Beispiel seine Beteiligung an der bevorstehenden Entbindung ablehnen, solange es kein Notfall ist. Das gilt ebenso für die Behandlung von Patienten, die vor einer elektiven Operation mit hohem Blutverlust stehen, aber eine Bluttransfusion ablehnen: Auch sie können einen Arzt nicht zu einer Maßnahme zwingen, deren Folgen er vor sich nicht verantworten kann.

Da derartige Entscheidungen alleine schwer zu treffen und zu tragen sind, kann eine Ethische Fallbesprechung entlastend für den Entscheidungsträger sein.

4. Initiative zur Ethischen Fallbesprechung

Eine Ethische Fallbesprechung kann auf unterschiedliche Weise ausgelöst werden. In den meisten Fällen steht am Beginn die *moralische Intuition und Anregung*: Jeder an einer Behandlung Beteiligte, Patienten, Angehörige sowie alle Mitglieder im therapeutischen Team, gleich welcher Berufsgruppe oder welcher Position im Organigramm, können im Verlauf einer Therapie die Empfindung haben, dass die Behandlung nicht mehr adäquat ist. Manchmal regen Angehörige, ohne dass es ihnen bewusst ist, eine Ethische Fallbesprechung an, etwa indem sie bei einem progredienten Krankheitsverlauf oder dem Eindruck eines protrahierten Sterbens äußern: „Das ist eine Behandlung, die der Patient selbst sicher nie gewollt hätte.“

Zusätzlich kann in einer Einrichtung vereinbart werden, dass die Initiative zur Ethischen Fallbesprechung nicht nur von Personen initiiert wird, sondern der *Eintritt einer definierten Behandlungssituation* Anlass bietet, nachzudenken, ob eine Fallbesprechung sinnvoll ist. Beispiele für derartige Situationen sind:

- eine künstliche Beatmung auf Intensivstation, die länger als 14 Tage währt;
- Abbruch lebenserhaltender Maßnahmen, der voraussichtlich kausal zum Tode des Patienten führt;
- Anlage einer PEG bei Zweifel an der Zustimmung des Patienten;
- Zweifel bei der Interpretation einer vorliegenden Patientenverfügung.

Damit das Instrument Ethische Fallbesprechung nicht durch einen unsachgemäßen Gebrauch (etwa als Machtinstrument oder zur Klärung anderer Probleme, zum Beispiel mangelnde Information) entwertet wird, hat es sich bewährt, für die verbindliche Einberufung eine Schwelle einzurichten. Diese kann darin bestehen, dass man bestimmte Positionen im Organigramm (zum Beispiel leitende Ärzte, leitende Pflegekräfte, Leitungen von therapeutischen Diensten oder der Seelsorge oder Mitglieder des Klinischen Ethikkomitees) mit der Kompetenz ausstattet, verbindlich eine Ethische Fallbesprechung einzuberufen. Hat eine dieser Personen die Ethische Fallbesprechung einberufen, sollte geregelt werden, ob eine Zustimmung der übrigen an der Behandlung beteiligten Personen erforderlich ist oder ob die Einberufung durch eine Person bindend ist. Auch sollte die Frist zur Durchführung einer Fallkonferenz nach verbindlicher Einforderung definiert sein (zum Beispiel innerhalb von zwei Werktagen).

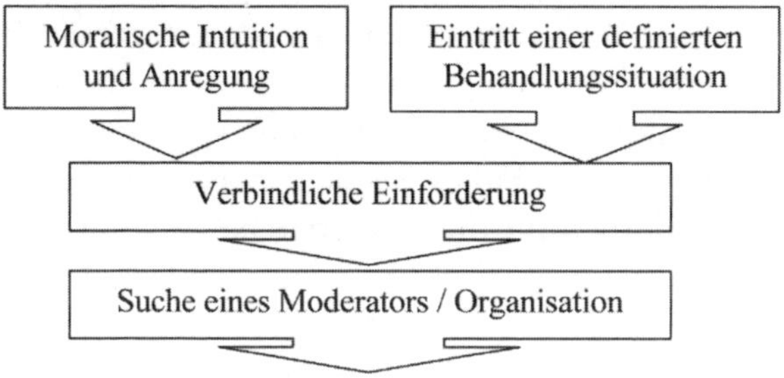

Abb. 6 Initiative zur Ethischen Fallbesprechung

5. Die Rolle des Moderators

Sobald die Ethische Fallbesprechung verbindlich eingefordert wird, steht die Suche eines geeigneten Moderators an. Vielfältige Erfahrungen mit Ethischen Fallbesprechungen haben gezeigt, dass ihr Gelingen sehr von einer kompetenten Moderation abhängt. Die Moderierenden sollten folgende Kriterien erfüllen: Sie sind

- in der Moderationsaufgabe geschult,
- mit dem Instrument Ethische Fallbesprechung vertraut,
- über allgemeine therapeutische und organisatorische Abläufe des Krankenhauses informiert,
- mit medizinethischen und medizinrechtlichen Fragen vertraut,

- von den Teilnehmern in der Moderatorenrolle akzeptiert.

In der Praxis hat es sich bewährt, eine aktuelle Liste der zur Verfügung stehenden Moderatoren bereit zu halten, auf die eine Station bei Bedarf zurückgreifen kann.

Die Aufgabe der Moderation besteht einerseits in der *Organisation* der Fallbesprechung

Um ein reibungsloses Zustandekommen einer verbindlich einberufenen Ethischen Fallbesprechung zu fördern, sollte dem Moderator nicht nur die Durchführung, sondern auch die Organisation in Auftrag gegeben werden. Diese beinhaltet die formale Prüfung, ob die Fallbesprechung ordnungsgemäß eingefordert wurde, die Ermittlung, wer zur Besprechung eingeladen werden muss oder soll, sowie die Klärung von Ort und Zeit.

Eine Kenntnis des Falles ist nicht notwendig, gegebenenfalls sogar hinderlich für die erwartete Neutralität.

Sind die organisatorischen Fragen geklärt, folgt die eigentliche *Durchführung der Fallbesprechung*. Die Rolle der Moderation in der Besprechung besteht im Wesentlichen darin, den Verlauf des Gespräches zu steuern und bewusst zu machen. Eine inhaltliche Beteiligung oder eine eigene Stellungsnahme zur Behandlung widerspricht der geforderten Neutralität. Im Einzelnen stellen sich für die Moderation folgende Aufgaben:

- Benennung, Beobachtung und gegebenenfalls Erinnerung von fairen Diskursbedingungen (zum Beispiel Gleichberechtigung und Eigenverantwortung der Teilnehmer, Gleichwertigkeit der Beiträge, Anerkennung von unterschiedlichen Wahrnehmungen und Beurteilungen);
- Klärung der Ziele einer Fallbesprechung (z. B. Empfehlung für den Entscheidungsträger, kein Zwang zum Konsens);
- Strukturierung des Prozesses durch Zusammenfassung, Zäsurensetzung, Übergang zu neuen Fragestellungen;
- Bewussthaltung des Unterschieds von Faktensammlung und Faktenbewertung;
- Beachtung des Zeitrahmens;

- Formulierung des Ergebnisses;
- Erstellung beziehungsweise Delegation des Protokolls.

6. Die Rolle des Patienten und der Angehörigen

Immer wieder kommt die Frage auf, wie der Patient und seine Vertreter an einer Ethischen Fallbesprechung beteiligt werden sollen. Der Respekt vor Patientenautonomie scheint auf den ersten Blick eine Teilnahme des Patienten oder seines Vertreters zwingend zu fordern. Berücksichtigt man jedoch, dass die Ethische Fallbesprechung in erster Linie eine interdisziplinäre Beratung der Behandelnden und Pflegenden in einer schwierigen Behandlungssituation ist, kann die Patiententeilnahme nicht mehr so selbstverständlich, vielleicht sogar hinderlich sein: Eine offene und möglicherweise kontroverse Auseinandersetzung über das Behandlungskonzept wird nur schwer möglich sein, ohne das notwendige Vertrauensverhältnis eines Patienten oder von Angehörigen zum therapeutischen Team zu gefährden.

Das bedeutet jedoch nicht, dass es überhaupt keine Beteiligung gibt. Mögliche Formen sind:

- die Information an den Patienten oder seine Vertreter, dass eine Ethische Fallbesprechung geplant ist;
- die Ermittlung des (mutmaßlichen) Patientenwillens im Vorfeld des Gespräches;
- eine partielle Beteiligung des Patienten oder seines Vertreters im Rahmen der Faktensammlung;
- die Information über das Ergebnis der Besprechung durch den behandelnden Arzt.

Rückmeldungen von Angehörigen bestätigen, dass eine derartige mittelbare Beteiligung als hilfreich erlebt, eine unmittelbare Teilnahme am Gespräch jedoch als emotionale Überforderung befürchtet wird. Dass eine Ethische Fallbesprechung durchgeführt wird, empfinden viele Angehörige als Ausdruck von hoher Sorgfalt für den Patienten.

7. Gesprächsstruktur

In verschiedenen Modellen für Ethische Fallbesprechungen hat es sich als hilfreich gezeigt, eine grobe Struktur vorzugeben und zu beachten:

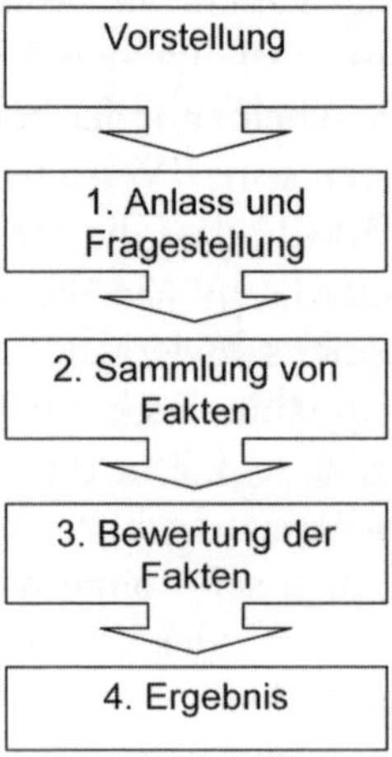
Vorstellung
1. Anlass und Fragestellung
2. Sammlung von Fakten
3. Bewertung der Fakten
4. Ergebnis

Abb. 7 Durchführung einer Ethischen Fallbesprechung

Zu Beginn empfiehlt es sich, dass der Moderator sich und seine Rolle im Gespräch *vorstellt* und die einzelnen Teilnehmer bittet, ihren Namen, ihre Funktion und kurz den Bezug zum Patienten oder dessen Angehörigen zu benennen. Anschließend sollte er einen groben Überblick über die vier bevorstehenden Schritte geben und die Diskursregeln benennen (zum Beispiel Gleichberechtigung aller Anwesenden; Akzeptanz anderer Wahrnehmung; Konzentration auf den Fall; Verzicht auf Belehrung, Ermahnung, Abwertung; Einhaltung der Struktur). Auch kann an dieser Stelle der Hinweis sinnvoll sein, dass eine Ethische Fallbesprechung eine Empfehlung für den Entscheidungsträger aussprechen kann, nicht aber die Entscheidung ersetzen oder gar erzwingen kann. Auch kann es entlastend sein, dass es am Ende nicht notwendig eine Übereinstimmung geben muss und dass wichtiger als ein Konsens in der Entscheidung die Transparenz von Entscheidungsmotiven ist.

Es empfiehlt sich anschließend, den *Anlass und die Fragestellung* zu klären, indem man den Fallbringer bittet, möglichst konkret zu benennen, was ihn bewegt hat, eine Ethische Fallbesprechung anzuregen, und die Frage(n) zu stellen, die er in diesem Gespräch klären möchte. In vielen Fällen wird es mehrere Fragen geben, vor allem, wenn der Moderator die anderen Teilnehmer auffordert zu prüfen, ob die Frage(n) des Fallbringers mit der/n eigenen übereinstimmt oder ob es Ergänzungen gibt. Dabei empfiehlt es sich, mit einer mittelmäßig präzisen Fragestellung einzusteigen und verschiedene Fragen zunächst nicht zu priorisieren.

Die *Sammlung der Fakten* nimmt erfahrungsgemäß in einer Ethischen Fallbesprechung den größten Raum ein: Die Aufgabe besteht darin, sich möglichst wertfrei und ohne Handlungsdruck über den augenblicklichen Sachverhalt zu verständigen.

Dabei kann oft erstaunlich viel Wissen über den Patienten zusammenkommen, über das in seiner Fülle kein einzelnes Mitglied des therapeutischen Teams verfügt. Die einzelnen Fragen, die vorgeschlagen sind, können eine Anregung sein, strukturiert relevante Aspekte zu betrachten und sich bewusst zu machen, welche Fakten bekannt sind und welche fehlen.

Im Schritt der Faktensammlung sind zwei Gefahren zu beachten: Dass vorschnell Fakten bewertet werden unter dem Kriterium: Welche Bedeutung hat ein Detail für die angestrebte Empfehlung? Und dass eine vorschnelle Empfehlung verhindert, dass alle verfügbaren Fakten gesammelt werden.

Der Moderator hat eine sensible Balance zu wahren: den Zeitraum zur Faktensammlung zu schützen und zugleich Ausuferungen und Wiederholungen zu verhindern. Da Patienten und Angehörige sich verschiedenen Berufsgruppen oder Personen sehr unterschiedlich präsentieren können, trägt der

Moderator dafür Sorge, dass auch abweichende, möglicherweise widersprüchlich scheinende Wahrnehmungen nebeneinander stehen bleiben können.

Am Ende der Faktensammlung steht die resümierende Frage, ob alle notwendigen Fakten vorhanden sind oder ob aufgefallen ist, dass wichtige Punkte nicht bekannt sind. Im letzten Fall kann es sinnvoll sein, die Besprechung zu vertagen und bis zum nächsten Termin Arbeitsaufträge zu formulieren, um eine bessere Grundlage zu gewinnen.

Besteht jedoch der Eindruck, genügend Wissen über den Patienten zu besitzen, um eine *Bewertung der Fakten* vorzunehmen und eine Empfehlung auszusprechen, ist die erste Frage, welche Handlungsempfehlung nach Erhebung der Fakten der Patient selbst mutmaßlich geben würde. Erstaunlicherweise gelingt es in diesem Punkt oft, einen begründeten Konsens im Team zu finden, und sei es nur die einheitliche Feststellung, dass keine klare Aussage zum Patientenwillen vorliegt.

Anschließend sind alle Mitglieder der Besprechung einzeln gefragt, was sie zu tun empfehlen. Diese Empfehlungen beziehen sich naturgemäß in erster Linie auf die zukünftige medizinische Behandlung. Sie können aber auch das Handeln anderer Berufsgruppen oder den Einbezug anderer Versorgungseinrichtungen betreffen. Wichtig ist, dass an dieser Stelle die Empfehlungen ethisch begründet werden. Seit den neunziger Jahren des zwanzigsten Jahrhunderts haben vier bioethische Prinzipien für die Beurteilung einer Handlungssituation Bedeutung gewonnen, die in der ethischen Bewertung vorgeschlagener Maßnahmen herangezogen werden können:

Entspricht die jeweilige Maßnahme dem (mutmaßlichen) Willen des Patienten?

Entspricht die Maßnahme der Fürsorge für den Patienten? Welchen Nutzen hat sie für ihn?

Vermeidet die Maßnahme Schaden?

Ist die Maßnahme angesichts der Prognose, dem Verhältnis

von Aufwand und Nutzen und der gerechten Verteilung begrenzter Ressourcen gerechtfertigt?
Die Statements der einzelnen Personen und Berufsgruppen werden zunächst angehört und erst anschließend diskutiert. Diese Diskussion sollte nicht zu ausufernd gehalten werden und nicht unter dem Druck stehen, einen Konsens herstellen zu müssen. Ziel ist vielmehr, die vorhandenen Positionen formulieren und begründen zu lassen. Welchen Einfluss sie auf die Behandlungsentscheidung haben, liegt nicht in der Zuständigkeit der Fallbesprechung, sondern beim Entscheidungsträger.

Der letzte Teil des Gespräches, die *Ergebnissicherung*, stellt eine besondere Herausforderung an die Moderation dar.
- Der Moderator erinnert noch einmal an die Ausgangsfrage und stellt zur Diskussion, ob das Gespräch bei ihr geblieben ist oder ob sich die Fragestellung verändert hat.
- Er erinnert gegebenenfalls an die Fakten, die im Gespräch als fehlend benannt wurden, und klärt entsprechende Arbeitsaufträge.
- Er konstatiert, ob es einen Konsens innerhalb der Gruppe über die zukünftige Behandlung gibt, artikuliert Gemeinsamkeiten und eventuelle Abweichungen.
- Er konstatiert, was die Gruppe als (mutmaßlichen) Patientenwillen erarbeitet hat und ob dieser Wille mit der Behandlungsempfehlung übereinstimmt.
- Er hält fest, welche Maßnahmen jetzt anstehen – sowohl bei einem Dissens (zum Beispiel den weiteren Krankheitsverlauf beobachten und sich auf einen späteren Zeitpunkt vertagen) wie auch bei einem Konsens (zum Beispiel: wer spricht mit dem Patienten oder dessen Vertreter, wer sorgt bis wann für eine Verlegung oder Weiterversorgung etc.)

Im ganzen Verlauf des Gespräches, aber hier besonders, muss der Moderator darauf achten, lediglich den Gesprächsprozess und die Teilnehmerpositionen wiederzugeben und sich mit einer eigenen Positionierung möglichst zurückhalten.

Es empfiehlt sich für den Moderator, in der Fallbesprechung einen Fragekatalog zu verwenden – den er auch als Moderationsleitfaden und als Protokollbogen verwenden kann – in dem stichwortartig und anonym Antworten und Ergebnisse schriftlich festgehalten werden. Das Protokoll gewährleistet während und nach der Fallbesprechung die Möglichkeit, Fragestellungen, Fakten und Argumente zu erinnern oder nachzuvollziehen. Es wird vom Moderator und vom behandelnden Arzt unterschrieben und der Patientenakte beigefügt. Besteht im Krankenhaus ein Klinisches Ethikkomitee, sollte auch dieses eine anonymisierte Fassung erhalten, um darüber informiert zu sein, wo, zu welchen Fragestellungen und mit welchem Ergebnis Ethische Fallbesprechungen stattfinden.

8. Notwendige Einbindung in die Struktur der Organisation

Die beste Voraussetzung für das Gelingen einer Ethischen Fallbesprechung ist, wenn die am Gespräch Beteiligten vom allgemeinen Nutzen des Instruments und der sinnvollen Anwendung im konkreten Fall überzeugt sind. Da es nicht zu unterschätzen ist, dass die Einberufung einer Ethischen Fallbesprechung auch Widerstände auslösen kann, vor allem, wenn sie als Kritik am augenblicklichen „Behandlungsregime" verstanden wird, ist eine solide institutionelle Einbindung empfehlenswert. Diese kann darin bestehen, eine schriftliche und von der Hausleitung in Kraft gesetzte Verfahrensanweisung über Zweck, Anlass, Organisation, Durchführung, Dokumentation und Evaluation zu verfassen. Neben dieser Verankerung im Organisationshandbuch der Einrichtung ist eine gezielte Mitarbeiterschulung, vor allem in der Intensivabteilung, notwendig, um das Instrument, seine Anwendungsmöglichkeiten und seinen Nutzen bekannt zu machen. Daneben müssen geeignete Moderatoren geschult und beauftragt werden, die im Bedarfsfall für eine Station abrufbar sind. Auch die Implementierung des Instruments Ethische Fallbesprechung in Behandlungspfade (zum Beispiel bei Anlage einer PEG bei unklarem Patientenwillen, bei Langzeitbeatmung nach dem 14. Beatmungstag) kann eine sinnvolle organisationale Einbindung bedeuten.

Es ist interessant, die Anwendung des Instrumentes regelmäßig zu registrieren und zu beobachten, zu welchen Fragestellungen in welchen Abteilungen wie oft und mit welchem Ergebnis Fallbesprechungen durchgeführt werden.

Eine gute organisationale Verankerung ist zuletzt deshalb notwendig, weil es auch Bedenken und Einwände gegen die Ethische Fallbesprechung geben kann, die die Anwendung des Instruments schnell aushebeln können:

Ethische Fallbesprechungen unterbrechen oft die Routine, sie benötigen *Zeit*, in der fünf, sechs oder sieben Mitarbeiter für 30 bis 45 Minuten gebunden sind. Allerdings kann die Vermeidung einer solchen Besprechung viel mehr Zeit fordern: etwa wegen Reibungsverlusten im Team, uneinheitlichen Behandlungsstrategien oder Informations- und Verständnisdefiziten.

Es kann vereinzelt auch der Eindruck entstehen, dass Ethische Fallbesprechungen einer *unlauteren Kostenersparnis* dienen und unter dem ideologischen Deckmantel der Ethik die eigentliche Absicht getarnt sei, kostenintensive Therapien zu begrenzen oder zu vermeiden. Tatsächlich kann es sein, dass durch ethische Reflexion eine Therapie zielgerichteter verläuft als ohne. Eine positive betriebs- oder volkswirtschaftliche (Neben-)Wirkung durch einen ethischen Diskurs darf jedoch nicht verwechselt werden mit der Ursache für die Besprechung: der Unklarheit oder Uneinigkeit über eine adäquate Therapie. Daher wird grundsätzlich nichts dagegen einzuwenden sein, wenn bei Ethischen Fallbesprechungen Lösungen gefunden werden, die dem Patientenwillen und der Situation angemessen und außerdem preiswerter sind. Kostenersparnis ist demnach nicht Ursache, sondern allenfalls Nebenfolge eines ganz anders begründeten Impulses.

Eine Ethische Fallbesprechung kann auch als *Indikator für ein Kommunikationsdefizit* gesehen werden. Dieser Einwand vertritt die Ansicht, dass Fallbesprechungen nur dann notwendig werden, wenn die Kommunikation im therapeutischen Team gestört ist. Daraus könne man schließen, dass es ein Zeichen gelungener Kommunikation sei, wenn es nur wenige oder gar keine ethischen Besprechungen gibt.

Sicher ist es erfreulich, wenn im therapeutischen Team der Konsens überwiegt und ethische Aspekte spontan die Regelkommunikation bei Visiten und Übergaben bestimmen. Das schließt aber nicht aus, dass es für komplexe Behandlungssituationen auch spezifische organisierte Diskursformen geben kann, wodurch die Kommunikation und Kooperation deutlich bereichert wird.

Ferner kann die Fallbesprechung auch als *Übergriff in die ärztliche Kompetenz* empfunden werden. Manche Ärzte halten es für bedenklich, wenn nicht-ärztliche Berufsgruppen sich in Entscheidungen einmischen, für die der behandelnden Arzt, unter Umständen auch vor Gericht, die Verantwortung zu tragen hat.

Hier ist es sinnvoll, die Frage des Entscheidungsträgers zu differenzieren: Der Arzt trägt die Entscheidungsverantwortung für die Indikation; der Patient (oder sein Vertreter, der sich am Patientenwillen zu orientieren hat) entscheidet über Zustimmung oder Ablehnung einer vom Arzt angebotenen Therapie.

Ethische Fallbesprechungen beraten auf beiden Entscheidungsebenen: Sie versuchen, die Basis, auf der ein Arzt die Indikation stellt, so gut wie möglich zu erweitern und zu fundieren. Das größere Gewicht wird allerdings auf der zweiten Ebene liegen: ein möglichst eindeutiges Bild zu entwickeln, was ein Patient mutmaßlich selbst möchte. Der Vorwurf der Einmischung in ärztliche Kompetenzen kann sich daher nur auf die erste Ebene der Indikationenstellung beziehen. Hier behält der Arzt seine Entscheidungskompetenz – und er kann selbst entscheiden, inwieweit er Argumente und Einwände anderer Gesprächsteilnehmer berücksichtigen will.

Abschließend sei ein Bedenken genannt, dass in der Rückschau auf eine erfolgte Fallbesprechung auch Frustration *über die scheinbare Bedeutungslosigkeit* entstehen kann.

Manche Pflegende empfinden es als frustrierend, wenn nach einer Ethischen Fallbesprechung das therapeutische Konzept unverändert ist und die Besprechung „nichts gebracht hat".

Hier ist zu beachten, dass die Erwartungen an die Ethische Fallbesprechung die Realität nicht überfordern dürfen. Eine Ethische Fallbesprechung hat nicht mehr, aber auch nicht weniger als eine konsiliarische Funktion. Und es ist ein deutlicher Vorteil, wenn es die Möglichkeit gibt, eine Empfehlung zu erarbeiten und auszusprechen (auch wenn diese nicht die vom Ratgeber gewünschte Wirkung hat). Außerdem gibt es die Chance, dass der behandelnde Arzt in der Fallbesprechung seine Entscheidung transparent und verständlich macht.

Literatur

Deutscher Evangelischer Krankenhausverband e.V., Katholischer Krankenhausverband Deutschlands e.V. (Hrsg.): Ethikkomitee im Krankenhaus, Freiburg 1997.

Dörries, Andrea; Neikke, Gerald; Simon, Alfred; Vollmann, Jochen (Hrsg.): Klinische Ethikberatung. Ein Praxisbuch, Stuttgart 2008.

Eibach, Ulrich: Klinisches „Ethikkomitee" und „ethisches Konsil" im Krankenhaus. Empfehlungen zu Einrichtung und Arbeitsweise, in: Zeitschrift für medizinische Ethik 50 (2004), 21–34.

Groß, Dominik; May, Arnd T.; Simon, Alfred (Hrsg.): Beiträge zur klinischen Ethikberatung an Universitätskliniken, Berlin 2008.

Gordijn, Bert; Steinkamp, Norbert: Entwicklung und Aufbau Klinischer Ethikkomitees in den Krankenhäusern der Malteser Trägergesellschaft, in: Zeitschrift für medizinische Ethik 46 (2002) 305–310.

Illhardt, Franz-Josef: Der Kompromiss – Ethikberatung gegen moralischen Rigorismus, in: Ethik in der Medizin 11 (1999), 262–273.

Illhardt, Franz-Josef; Schuth, Walter; Wolf, Rainer: Ethikberatung. Unterstützung im Entscheidungskonflikt, in: Zeitschrift für medizinische Ethik 44 (1998), 185–199.

Kastka, Ulrike; Riedl, Anna Maria: Ethisch entscheiden im Team. Ein Leitfaden für soziale Einrichtungen, Freiburg i. Br. 2009.

Reiter-Theil, Stella: Ethik in der Klinik – Therapie für die Praxis: Ziele, Aufgaben und Möglichkeiten des Ethik-Konsils, in: Ethik in der Medizin 11 (1999), 222–232.

Sacks, Oliver: Der Mann, der seine Frau mit einem Hut verwechselte, Reinbek 1998.

Schweidtmann, Werner: Das Dilemma klinischer Entscheidungen. Normative und situative Aspekte einer medizinischen Ethik, in: gynäkologische praxis 23 (1999), 715–722.

Steinkamp, Norbert; Gordijn, Bert: Ethik in der Klinik – ein Arbeitsbuch. Zwischen Leitbild und Stationsalltag. Neuwied / Köln / München 2003.

Das Klinische Ethikkomitee – ein Beratungsgremium für werteorientierte Unternehmen im Gesundheitswesen

Wolfgang Heinemann

1. Hinführung: Das Gleichnis von der unnütz gewordenen Rettungsstation

An einer gefährlichen Küste, die schon vielen Schiffen zum Verhängnis geworden war, befand sich vor Zeiten eine kleine, armselige Rettungsstation. Das Gebäude war nicht mehr als eine Hütte, und dazu gehörte nur ein einziges Boot; aber die Handvoll Freiwilliger versah unentwegt ihren Wachtdienst und wagte sich tags wie nachts unermüdlich und ohne Rücksicht auf ihr eigenes Leben hinaus, um Schiffbrüchige zu bergen. Dank diesem bewundernswerten kleinen Stützpunkt wurden so viele Menschen gerettet, dass er bald überall bekannt wurde. Viele der Erretteten und andere Leute aus der Umgebung waren nun auch gern bereit, Zeit, Geld und Energie zu opfern, um die Station zu unterstützen. Man kaufte neue Boote und schulte neue Mannschaften. Die kleine Station wuchs und gedieh.

Vielen Gönnern dieser Rettungsstation gefiel das ärmliche und schlecht ausgerüstete Gebäude nicht mehr. Die Geretteten benötigten doch einen etwas komfortableren Ort als erste Zuflucht. Deshalb wurden die provisorischen Lagerstätten durch richtige Betten ersetzt und das erweiterte Gebäude mit besserem Mobiliar ausgestattet. Doch damit erfreute sich die Seerettungsstation bei den Männern zunehmender Beliebtheit als Aufenthaltsort; sie richteten sich noch gemütlicher ein, da sie ihnen als eine Art Clubhaus diente. Immer weniger Freiwillige waren bereit, mit auf Bergungsfahrt zu gehen. Also heuerte man für die Rettungsboote eine eigene Besatzung an. Immerhin schmückte das Wappen des Seerettungsdienstes noch überall die Räume, und von der Decke des Zimmers, in dem gewöhnlich der Einstand eines neuen Clubmitglieds gefeiert wurde, hing das Modell eines großen Rettungsbootes.

Etwa zu dieser Zeit scheiterte vor der Küste ein großes Schiff, und die angeheuerten Seeleute kehrten mit ganzen Bootsladungen frierender, durchnässter und halbertrunkener Menschen zurück. Unter den schmutzigen und erschöpften Schiffbrüchigen befanden sich Schwarze und Orientalen. In dem schönen Clubhaus herrschte das Chaos. Das Verwaltungskomitee ließ deshalb gleich danach Duschkabinen im Freien errichten, damit man die Schiffbrüchigen vor Betreten des Clubhauses gründlich säubern könne.

Bei der nächsten Versammlung gab es eine Auseinandersetzung unter den Mitgliedern. Die meisten wollten den Rettungsdienst einstellen, da er unangenehm und dem normalen Clubbetrieb hinderlich sei. Einige jedoch vertraten den Standpunkt, dass Lebensrettung die vorrangige Aufgabe sei und dass man sich ja schließlich auch noch als „Rettungsstation“ bezeichne. Sie wurden schnell überstimmt. Man ließ sie wissen, dass sie, wenn ihnen das Leben all dieser angetriebenen schiffbrüchigen Typen so wichtig sei, ja woanders ihre eigene Rettungsstation aufmachen könnten. Das taten sie dann auch.

Die Jahre gingen dahin, und die neue Station wandelte sich genauso wie die erste. Sie wurde zu einem Clubhaus, und so kam es zur Gründung gar einer dritten Rettungsstation. Doch auch hier wiederholte sich die alte Geschichte. Wenn man heute diese Küste besucht, findet man längs der Uferstraße eine beträchtliche Reihe exklusiver Clubs. Immer noch wird sie vielen Schiffen zum Verhängnis; nur – die meisten der Schiffbrüchigen ertrinken.

Theodor Wedel, in: Howard J. Clinebell, Modelle beratender Seelsorge. München/Mainz [3]1985, 9f.

Die metaphorische Geschichte der Wandlung einer Rettungsstation zum Clubhaus fordert zum Nachdenken heraus: Wie bewahrt ein Unternehmen seine Gründungsidee, seine ursprüngliche Mission, und wie reagiert es im ideellen und im strategischen Bereich auf veränderte Bedürfnisse und neue Rahmenbedingungen? Die schlichte Anpassung führt auf Dauer zum Identitätsverlust, das starre Festhalten an der Ursprungsidee zum Realitätsverlust. Beides in einer Balance zu halten ist eine ständige Aufgabe. Klinische Ethikkomitees (KEK) wollen einen Beitrag dazu leisten, dieses Gleichgewicht zu wahren: indem sie in betriebsnahen ethisch relevanten Fragen an gemeinsame Werte erinnern und Empfehlungen für konkrete Maßnahmen aussprechen. Dabei gilt es darauf zu achten, dass sie auch bei kritischer Distanz ein Teil des Unternehmens bleiben und nicht die Erdung verlieren. Und sie sind gefordert zu vermeiden, dass das Unternehmen die Ethik nicht an das KEK delegiert. Bei aller Qualifiziertheit und allem Expertentum, das ein KEK über Jahre erwerben mag, bleibt es wichtig, dass ethische Reflexion und verantwortetes Handeln eine Anforderung der ganzen Organisation bleiben.

Ursachen für die hohe Konjunktur der Ethikberatung im Gesundheitswesen

Seit mehr als fünfzehn Jahren gibt es im deutschen Krankenhauswesen ein wachsendes Interesse, strukturierte Formen ethischer Reflexion und ethischer Beratung in die Organisation und ihre Prozesse zu implementieren. Deutlich wird dies an der quantitativen Entwicklung von Klinischen Ethikkomitees: Im Jahr 2000 zählte man ca. 30 Klinische Ethikkomitees an den ungefähr 2400 Krankenhäusern in Deutschland, vornehmlich an den knapp 800 konfessionellen Einrichtungen. 2002 waren es bereits 76 Ethikkomitees, davon 70 an christlichen, vornehmlich evangelischen Krankenhäusern, sechs an Universitätskliniken. Im Jahr 2006 gibt es bei einer sinkenden Zahl von Krankenhäusern (ca. 2200) etwa 150 Klinische Ethikkomitees mit steigender Tendenz; insgesamt liegt die Zahl der Einrichtungen, die irgendwelche Formen klinischer Ethikberatung organisieren, bei ca. 200.

Die Ursachen für diese Entwicklung sind vielschichtig:

Medizinischer Fortschritt

Die wachsenden Möglichkeiten und die Spezialisierung von medizinischen Behandlungen führen dazu, dass ärztliche Entscheidungen auch unter ethischen Aspekten komplexer geworden sind. Das betrifft sowohl Fragen der Therapiebegrenzung bei unheilbar kranken oder sterbenden Menschen – z. B. bei der Entscheidung zum Beginn oder Abbruch einer dauerhaften künstlichen Ernährung – als auch die gerechte Allokation von Heilmitteln angesichts einer angespannten Kostensituation im Gesundheitswesen. In Situationen, in denen die Entscheidungslage uneindeutig oder die Entscheidungsfolgen unabsehbar erscheinen, wird von der ethischen Reflexion eine orientierende Antwort erwartet.

Veränderte Bedeutung der Patientenautonomie

In den vergangenen Jahren hat in medizinischen Behandlungsentscheidungen der Wille des Patienten ständig an Bedeutung gewonnen – was einerseits begrüßenswert ist, aber auch juristische und ethische Probleme hervorrufen kann: wenn z. B. ein Patient eine objektiv sinnvolle oder notwendige Behandlung ablehnt; wenn eine Patientenverfügung vorliegt, aber Zweifel bestehen, ob das Geforderte dem aktuellen Patientenwillen entspricht oder ob die Situation, für die der Patient eine Verfügung geschrieben hat, tatsächlich eingetreten ist; wenn der mutmaßliche Patientenwille unklar oder widersprüchlich ist. Das Prinzip der medizinischen und pflegerischen Fürsorglichkeit wird durch die gewachsene Bedeutung der Autonomie stark relativiert, für manche nicht stark genug, für andere zu dominant.

Zunehmender Wertepluralismus

Die Vielfalt und Unterschiedlichkeit von Wertesystemen zwischen Behandelnden und Klienten, aber auch zwischen den einzelnen Mitarbeitenden, Berufsgruppen und zwischen Institutionen und Personen stellt die einzelnen und die ganzen Organisationen vor die Aufgabe, ihr eigenes Ideen- und Wertesystem zu klären und zu begründen – und zugleich Formen zu finden, in denen unterschiedliche Wahrnehmungen und Beurteilungen wertschätzend kommuniziert und in einen argumentativen Diskurs gebracht werden können. Ethik kann in einer solchen Situation die Aufgabe bekommen, ansatzweise symmetrische Kommunikationsbedingungen herzustellen, Transparenz von Beschlüssen und Partizipation an Entscheidungsprozessen zu fördern und einen eigenen Beitrag zur Prägung der Unternehmenskultur zu leisten. Zugleich kann sie dazu beitragen, in einer wertepluralistischen Gesellschaft die eigene Identität zu wahren und zu entwickeln. Beide Anliegen verfolgte die 1997 herausgegebene Empfehlung der evangelischen und katholischen Krankenhausverbände zur Einrichtung Klinischer Ethikkomitees in christlichen Krankenhäusern.

Entwicklung von der Standesethik zur Unternehmensethik

Jahrhunderte lang wurden medizinische und pflegerische Ethikfragen individuell oder nach berufsständischer Ethik beantwortet. Die Zunahme von intrapersonalen, interpersonellen Konflikten und Konflikten zwischen Individuum und Institution erfordert heute eine Unternehmensethik, in der nicht nur einzelne Personen oder Berufsgruppen, sondern das Unternehmen selbst einen wertebewussten Standpunkt vertritt.

Die Implementierung von ethischen Instrumenten beabsichtigt, Möglichkeiten zu konstruktiver interner und externer Kommunikation zu schaffen. Ethik ist demnach weit mehr als die rationale Beantwortung der Frage nach dem ethisch verantwortlichen Handeln einzelner, sondern wird zu einem Instrument der Personal- und Organisationsentwicklung.

Markenbildung

Zu diesem immanenten Motiv, sich der eigenen Identität bewusst zu werden, gesellt sich ein eher äußerer Faktor: Im verdrängenden Wettbewerb des Gesundheitswesens soll ein erkennbares und überzeugendes Profil gezeigt werden, das für Patienten und Mitarbeiter attraktiv ist. In diesem Zusammenhang ist sicher erheblich, dass die seit 2001 einsetzende Zertifizierung bei KTQ (Kooperation für Transparenz und Qualität im Gesundheitswesen), PCC (proCumCert) und JCAHO (Joint Commission on Accreditation of Healthcare Organisation) die Umsetzung von Ethik auf Einrichtungs- und Trägerebene positiv bewerten.

2. Meilensteine in der Geschichte Klinischer Ethikkomitees

Auch wenn die Entwicklung strukturierter ethischer Organisationsformen im deutschen Gesundheitswesen erst im vergangenen Jahrzehnt rapide an Bedeutung gewonnen hat, lassen sich – vor allem in den USA – Wurzeln benennen, die weit in das vergangene Jahrhundert zurückreichen:

Um 1920: finden sich in katholischen Krankenhäusern in den USA medizinisch-moralische Komitees. Ihre Aufgabe ist die Wahrung der eigenen Identität und Kontrolle von Normen der katholischen Morallehre, vor allem am Beginn und Ende des menschlichen Lebens. Der Charakter dieser Komitees ist stark deduktiv und defensiv geprägt: Aus einem feststehenden kirchlichen Moralsystem werden Handlungsabläufe abgeleitet, für eine diskursive Argumentation und offene Interaktion mit der Praxis bleibt wenig Raum.

1962 stellt das amerikanische Magazin *Life* unter dem Titel „They decide who lives, who dies" („Sie entscheiden, wer lebt und wer stirbt") die Arbeit eines Komitees vor, das die Aufgabe hat, angesichts einer begrenzten Anzahl von Dialyseplätzen die schwierige Entscheidung zu treffen, welche Patienten in den Genuss der lebensrettenden Therapie kommen und welche sterben. Diese um 1960 entstandenen Komitees hatten keine ausdrücklich religiöse oder konfessionelle Anbindung: Ihre Aufgabe waren Allokationsentscheidungen; ihre Entscheidungskriterien (z. B. Familienstand oder Bildungsniveau) wirken aus heutiger Sicht umstritten und unreflektiert einer „weißen Mittelstandsmoral" verhaftet.

Um 1970 entstehen in den USA in vielen Krankenhäusern Strukturen zur Handhabung ethischer Konflikte, z. B. in Form Klinischer Ethikkomitees. Der Nachweis solcher Strukturen ist in den USA seit den 90er Jahren des vergangenen Jahrhunderts eine Voraussetzung für die Akkreditierung der Einrichtung.

Öffentliches Aufsehen erweckte 1976 der Fall von Karen Ann Quinlan, einer jungen Frau, die nach einem Unfall mit einem schweren Schädel-Hirn-Trauma künstlich beatmet und ernährt wurde und deren Eltern einen Behandlungsabbruch forderten. Der oberste Gerichtshof in New Jersey schaltet zur Klärung die Einschaltung eines Ethikkomitees ein, was als höchstrichterliche Anerkennung dieses Gremiums gewertet wurde. Aufgrund der Empfehlung des Komitees wurde die künstliche Beatmung beendet, die Patientin atmete zehn Jahre lang spontan weiter.

1983 entstand unter Federführung der Bostoner Juristin Prosnitz eine Modellsatzung für Klinische Ethikkomitees, die im Schlussbericht der Ethikkommission des amerikanischen Präsidenten veröffentlicht wurde. Wichtig war darin die Hervorhebung der repräsentativen und interdisziplinären Zusammensetzung aus Ärzten, Verwaltung, Seelsorge und berufene Bürger außerhalb des Krankenhauses, später auch aus Pflegekräften. Maßgeblich erscheint auch die Vorgabe, dass Äußerungen dieses Gremiums konsiliarischen Charakter besitzen und nicht die ärztliche Entscheidungsfreiheit einschränken.

In Deutschland empfehlen im Jahr 1997 der Deutsche Evangelische Krankenhausverband und der Katholische Krankenhausverband in einer gemeinsamen Erklärung die Einrichtung von Ethikkomitees im Krankenhaus. Sie sollen schwerpunktmäßig in ethisch bedenklichen Einzelfallentscheidungen interdisziplinäre Besprechungen organisieren und moderieren, um für den ärztlichen Entscheidungsträger eine Handlungsempfehlung zu erarbeiten. Diese Erklärung hat vor allem für kirchliche Krankenhäuser einen deutlichen Impuls zur Installation von ethischen Beratungsstrukturen in Krankenhäusern gesetzt.

Von 1998 bis 2001 initiiert die MTG Malteser Trägergesellschaft gGmbH als bundesweiter katholischer Träger von Gesundheitseinrichtungen in allen Krankenhäusern ihrer Trägerschaft Ethik-Projektgruppen. Diese werden auf der Basis von vorgegebenen Qualitätszielen im Rahmen des Qualitätsmanagements beauftragt, Klinische Ethikkomitees und ethische Fallbesprechungen einzurichten. Begleitet wird dieser Prozess seither durch ein umfangreiches ethisches Fortbildungs- und Beratungsangebot, auf das bis heute auch viele externe Träger und Einrichtungen zurückgreifen.

2005 schlägt die Arbeitsgemeinschaft Ethik in der Medizin ein Curriculum vor, um Mitglieder von Ethikkomitees für ihre Arbeit vorzubereiten und zu begleiten und leistet damit einen wichtigen Baustein zur Qualitätssicherung.

2006 begrüßt schließlich auch die Zentrale Ethik-Kommission bei der Bundesärztekammer in einer Stellungnahme ausdrücklich die Ethikberatung in der klinischen Medizin und ermutigt zur Einrichtung und Nutzung solcher Angebote als Beitrag zur besseren Versorgung von Patienten.

Zurzeit wird in 200 deutschen Krankenhäusern Ethikberatung in unterschiedlichen Formen durchgeführt – auf freiwilliger Basis, ohne gesetzliche Vorschrift und von einigen einschlägigen Zertifizierungsverfahren gut bewertet.

Perspektivisch ist eine Zunahme und Weiterentwicklung von klinischer Ethikberatung zu erwarten. Klar erkennbar sind auch die Ansätze der Ausweitung auf die ambulante, teilstationäre und stationäre Alten- und Behindertenhilfe.

3. Ziele und Aufgaben Klinischer Ethikkomitees

Begriffliche Abgrenzung

In dieser noch recht jungen Entwicklung haben sich unterschiedliche Formen von Ethikberatung gebildet, die nicht immer klar voneinander abgegrenzt sind.

Am deutlichsten heben sich *Ethikkommissionen* ab, die den gesetzlichen Auftrag haben, medizinische Studien vorab zu prüfen und zu begutachten. Sie sind angesiedelt bei der Bundes- oder Landesärztekammer, an medizinischen Fakultäten und in der pharmazeutischen Industrie.

Ethikkomitees sind dagegen Gremien, die auf der Ebene einzelner Einrichtungen oder bei gemeinsamer Trägerschaft auf überregionaler Ebene ethische Beratung und Fortbildung organisieren oder durchführen, teilweise mit einem hauptamtlichen Ethik-Beauftragten (vornehmlich an Universitätskliniken), in den meisten Fällen jedoch als interdisziplinäre Arbeitsgruppe ohne einen eigens angestellten Ethiker. Ihre klassische Aufgabe ist die Ethikberatung in ethisch komplizierten Einzelfällen (Kasuistik), die Entwicklung von ethischen Richt- und Leitlinien (Policy-Commitee) und / oder die Organisation von ethischen Fortbildungen (Edukation), die selbst ebenfalls wieder unterschiedlich durchgeführt werden (zum Beispiel Ethik-Cafés, Ethikforen, Ethik-AGs, Ethik-

Tage, Retrospektive Fallbesprechungen, Ethik-Ringvorlesungen).

Die Beratung in Einzelfällen hat sich in Gestalt der *Ethischen Fallbesprechung* in einigen Einrichtung auch selbständig entwickelt: als eine weitgehend vom Ethikkomitee unabhängige Form neben einem existierenden Komitee oder als ein eigenständiges Instrument ohne Vorhandensein eines Komitees. Die Fallbesprechung berät im konkreten Einzelfall auf Stations- oder Bereichsebene den Entscheidungsträger und sucht nach einer Behandlungsempfehlung.

	Ethik-Kommission	Ethik-Komitee	Ethische Fallbesprechung
Arbeitsebene	Medizinische Fakultäten, Ärztekammern, Pharma-Unternehmen	Krankenhäuser, Einrichtungen der Alten- oder Behindertenhilfe, Ambulante Dienste	Stationen oder Abteilungen im Krankenhaus oder Pflegeeinrichtung
Aufgaben	Beurteilung von medizinischen / biologischen Studienprojekten	Ethische Leitlinien, Fortbildung, Einrichtung und Begleitung von Ethischen Fallbesprechungen	Erarbeitung von Handlungsempfehlungen in Einzelfällen
Mitglieder	medizinische Wissenschaftler, Juristen	Mitarbeiter der Einrichtung aus dem ärztlichen, pflegerischen, therapeutischen, seelsorglichen Bereich und der Verwaltung externe Mitglieder	Mitarbeitende der Station aus dem ärztlichen, pflegerischen, therapeutischen, seelsorglichen Bereich ggf. externe Mitglieder, ggf. Patienten, Bewohner, Angehörige
rechtliche Grundlage	Arzneimittelgesetz, Medizinproduktegesetz, Berufsordnung	keine Rechtsgrundlage (Zertifizierung)	keine Rechtsgrundlage (Zertifizierung)

Abbildung 1: Ethische Einrichtungen im Gesundheitswesen

Reichweitenbestimmung

Grundsätzlich können ethische Fragestellungen auf allen Ebenen einer Institution entstehen. Es gibt keinen ethikfreien Raum im Krankenhaus. Alle Entscheidungen in der Unternehmens- und Personalpolitik, in der Leistungsentwicklung, im Umweltschutz, in der internen und externen Kommunikation etc. können ethische Probleme berühren.

Auch spricht vieles dafür, dass die Einführung von Ethikberatung nicht nur individuelle Behandlungsentscheidungen oder Standardentwicklung bei ethisch sensiblen Pflege- und Behandlungsprozessen betrifft, sondern die Organisation als ganze und ihre Kommunikations- und Entscheidungskultur berührt und durchdringen kann.

In dieser komplexen Situation stellt sich die Frage, ob es dem Selbstverständnis und der Arbeit eines Klinischen Ethikkomitees – zumindest in der Anfangsphase – gut tut, wenn es seinen Aufgabenbereich beschränkt: um sich nicht zu überfordern, um sich nicht ungewollt in fremde Kompetenzen einzumischen, um nicht von Interessengruppen benutzt zu werden.

So kommt es vor, dass Klinische Ethikkomitees zur Stellungnahme aufgefordert werden bei Konflikten zwischen Unternehmensleitung und Mitarbeiterschaft, zwischen einzelnen Führungskräften und Nachgeordneten oder bei Unternehmens- und Finanzentscheidungen. In solchen Fällen ist gut zu bedenken, ob das Ethikkomitee für Fragen, die das Arbeitsrecht oder organisatorische oder strukturelle Mängel betreffen, zuständig ist und ob nicht Kompetenzbereiche z. B. der Mitarbeitervertretung, der QM-Teams oder der Geschäftsleitung berührt werden. Das Ethikkomitee ist keine Schlichtungsstelle für betriebsinterne Konflikte, ist kein Aufsichtsorgan für die ideelle Orientierung des Trägers, ist keine „ethische Polizei“, die alle möglichen Ordnungswidrigkeiten aufspürt oder anzeigt. So scheint es vor allem zu Beginn sinnvoll, den Fokus einzuschränken auf ethisch bedenkliche Prozesse in der Patientenversorgung, diese zu identifizieren, zu analysieren und Verbesserungsmaßnahmen zu empfehlen. Um Missverständnisse und Überforderungen zu vermeiden, ist es ratsam, dass ein Ethikkomitee sein Selbstverständnis in einer Satzung oder Geschäftsordnung festlegt, diese von der Geschäftsleitung bestätigen lässt und publik macht.

4. Schritte auf dem Weg zum Klinischen Ethikkomitee

Initiative

Die Initiative zur Entwicklung und Installation eines Klinischen Ethikkomitees wird in der Regel von mehreren Seiten ausgehen: In manchen Einrichtungen sind es interessierte oder von ethischen Problemen bewegte Mitarbeiter, die nach Gesprächspartnern und Lösungen suchen (Bottom-Up-Modell). In anderen Fällen initiiert der Träger oder die Geschäftsführung einer Einrichtung die Bildung eines Ethikkomitees – etwa um sich in wiederkehrenden Entscheidungssituationen zu positionieren oder Prozesse der Entscheidungsfindung zu beschreiben (Top-Down-Modell).

Ein dritter, manchmal skeptisch betrachteter Anstoß kann gewissermaßen von außen kommen: die zunehmende Konkurrenz, die zur Profilierung drängt, die Zertifizierung, die ethische Implementierungen bewertet oder vielleicht in Zukunft gesetzliche Forderungen. Sicher ist Vorsicht geboten, dass Ethik nicht als Etikette funktionalisiert wird, aber auch ein externes Motiv kann Gutes bewirken, wenn es ein internes Bedürfnis weckt oder unterstützt.

Von wo auch der Anstoß kommt, die erfolgreiche und beständige Einrichtung eines Ethikkomitees muss von der Leitung eines Krankenhauses oder eines Trägers gewollt sein. Die Vorbereitung und Qualifizierung der Mitglieder, die Aufbauarbeit in der Projektphase und die regelmäßige Tätigkeit des Ethikkomitees erfordern finanzielle und personelle Ressourcen, die entschlossen freigesetzt werden müssen. Aber nicht nur für die Arbeit, sondern auch für die Ergebnisse, die naturgemäß auch kritisch und nicht nur wohlgefällig sein können, braucht das Ethikkomitee eine entschiedene Rückendeckung.

Projektauftrag

Der Entschluss der Geschäftsführung oder Betriebsleitung manifestiert sich in einem (Projekt)Auftrag zur Installation eines Ethikkomitees. In dem Auftrag sollten die Ausgangssituation, die Zusammensetzung der Projektgruppe, die Ziele des Projektes, einzelne Meilensteine auf dem Weg und die Projektzeit beschrieben sein.

Günstig ist, zu Beginn des Projektes einen Projektstrukturplan zu erstellen, in dem die Meilensteine, die einzelnen Maßnahmen mit Verantwortlichen und Terminen benannt werden.

Besonders für den Anfang ist es ratsam, Literatur zum Ziel und zum Aufbau Klinischer Ethikkomitees (siehe z. B. anliegende Literaturliste) einzusehen, Fortbildungen zum Thema zu besuchen oder sich von bereits bestehenden Ethikkomitees anderer Krankenhäuser beraten zu lassen.

Erstellung einer Geschäftsordnung

In der Geschäftsordnung wird konkret das Profil beschrieben, das sich ein Ethikkomitee geben möchte. Sie kann z. B. folgende Punkte festlegen

a) Ziele und Aufgabenbereiche des Ethikkomitees:

Hier wird beschrieben, welche Aufgaben das Komitee wahrnehmen will (z. B. Beratung in Einzelfällen, Erstellung von ethischen Leitlinien, Organisation und Durchführung von Ethischen Fortbildungen).

b) Zusammensetzung:

Klinische Ethikkomitees bestehen in vielen Einrichtungen aus acht bis zwölf Mitgliedern. Dazu gehören Ärzte aus unterschiedlichen Disziplinen, Pflegekräfte aus verschiedenen Abteilungen, Vertreter der Seelsorge oder des Krankenhaussozialdienstes, Vertreter der Verwaltung und externe Mitglieder, die ergänzend ihre fachliche (z. B. juristische, philosophische, theologische) Kompetenz und einen kritischen Blick aus der Außenperspektive einbringen. Denkbar ist, auch den Patientenfürsprecher oder ein Mitglied des Kuratoriums hinzu zu nehmen.

Die Mitglieder sollen sich jedoch nicht als Vertreter ihrer Abteilung oder Berufsgruppe verstehen. Sie sind nicht weisungsgebunden und nicht rechenschaftspflichtig. Die gemischte Zusammensetzung ermöglicht die Einbindung von vielfältigen Perspektiven verschiedener Berufsgruppen, sie erweitert die Bandbreite von moralischen Intuitionen und fachlichen Gesichtspunkten.

Voraussetzung für die Mitgliedschaft ist die eigene Motivation zur Mitarbeit, eine Sensibilität für ethisch relevante Fragen und die Bereitschaft, sich regelmäßig durch ethische Fortbildung zu qualifizieren.

Die Berufung sollte durch die Hausleitung in Absprache mit den jeweiligen Vorgesetzten geschehen. Das Komitee sollte bei der (Nach-)Besetzung ein Vorschlagsrecht haben.

Es hat sich als sinnvoll erwiesen, eine Amtszeit auf drei bis vier Jahre zu befristen mit der Möglichkeit, für weitere Perioden berufen zu werden. Auf diese Weise wird für jedes Mitglied am Ende einer jeden Amtszeit eine ausdrückliche Entscheidung notwendig, ob es sich auch für die Zukunft zur Mitarbeit bereit erklärt.

c) Rolle des Vorsitzenden:

Die Geschäftsordnung legt fest, wie das Amt des Vorsitzenden besetzt wird: per Wahl durch das Ethikkomitee und / oder mittels Ernennung durch die Geschäftsleitung. Die Geschäftsordnung beschreibt die Voraussetzungen zur Übernahme des Vorsitzes (zusätzlich zu den o.g. Voraussetzungen für alle Mitglieder die Fähigkeit zur Moderation) und die Aufgaben des Vorsitzenden (Festlegung der Tagesordnung, Sitzungseinladung und -leitung, Sorge für das Protokoll, Ansprechpartner nach außen).

Sitzungsmodalitäten:

Das Komitee sollte sich mindestens viermal jährlich zu ordentlichen Sitzungen zusammenfinden. Die Geschäftsordnung kann regeln, in welchen Fristen Einladungen, Tagesordnung und Protokoll erstellt werden.

Sie kann festlegen, ab welcher Anwesenheitsquote das Komitee beschlussfähig ist und mit welcher Mehrheit Beschlüsse gefasst werden.

d) Eingabeverfahren

An dieser Stelle wird beschrieben, wer (z. B. Patienten, Mitarbeitende, Komiteemitglieder, Abteilungen, Gremien in oder außerhalb der Einrichtung) wie (schriftlich, mündlich, namentlich oder anonym) eine Eingabe an das Ethikkomitee machen kann. Außerdem können Kriterien benannt werden, nach denen das Komitee sich für eine Annahme oder Zurückweisung einer Eingabe entscheidet.

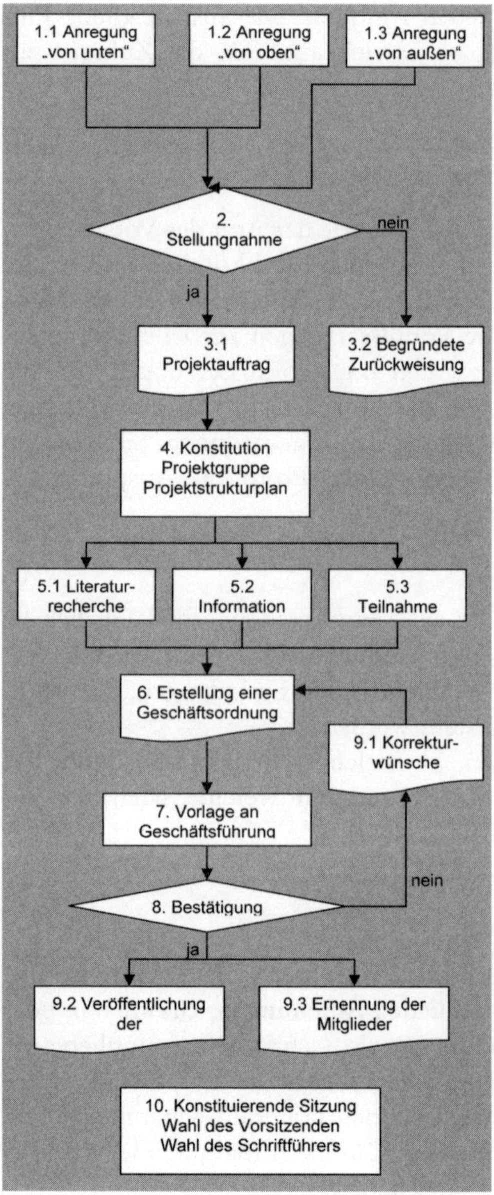

Abbildung 2: Schritte zur Implementierung eines KEK

Mögliche Kriterien sind:
Ist das Thema / die Fragestellung
- ethisch relevant?
- betriebsnah?
- aktuell, dringlich?
- den Einzelfall übergreifend?
- im Zuständigkeitsbereich des Komitees?
- durch das Komitee regelbar?

e) Dokumentation

Es ist sinnvoll, die Arbeit des Ethikkomitees zu dokumentieren, etwa in Sitzungsprotokollen, Ethischen Leitlinien und in einem Jahresbericht. Da diese Dokumentationsaufgabe sehr arbeitsintensiv werden kann, empfiehlt es sich, den Vorsitzenden durch die Bestellung eines Schriftführers oder Sekretärs zu entlasten.

f) Regelkommunikation

Damit das Ethikkomitee gegenüber der Betriebsleitung oder anderen Gremien nicht isoliert steht, kann es hilfreich sein, eine Regelkommunikation festzulegen: z. B. einmal jährlich ein Bericht im Direktorium und / oder im Kuratorium bzw. Stiftungs- oder Aufsichtsrat; Präsentation und Diskussion von neu erstellten ethischen Leitlinien in Ärzte- und Pflegekonferenzen; aktive Teilnahme an der Qualitätskonferenz.

5. Genehmigung und Umsetzung der Geschäftsordnung

Die erstellte Geschäftsordnung wird der Geschäftsführung der Einrichtung zur Genehmigung vorgelegt. Mögliche Korrekturwünsche gehen an die Projektgruppe zwecks Bearbeitung zurück, bei Einverständnis wird die Geschäftsordnung veröffentlicht und die Mitglieder werden ernannt. Der Prozess endet mit der ersten, konstituierenden Sitzung, in der der Vorsitzende und ein Schriftführer ernannt werden. Diese offizielle Freigabe der Satzung, ihre Veröffentlichung und die (möglichst schriftliche) Berufung der Mitglieder des Ethikkomitees geben diesem Gremium einen geregelten Standort in der Struktur des Unternehmens.

6. Erstellung von Ethischen Leitlinien

Was ist eine „Ethische Leitlinie"?

Analog zu einer allgemeinen Unterscheidung, die die Bundesärztekammer 2001 zwischen Richtlinien, Leitlinien, Stellungsnahmen und Voten gemacht hat, lassen sich drei Arten von Äußerungen im Bereich klinischer Ethikberatung unterscheiden:

	Ethische Richtlinien	Ethische Leitlinien	Ethische Voten
Gegenstandsbereich	Beschreibung von ethischen Instrumenten	Beschreibung von konkreten wiederkehrenden Handlungsprozessen unter Benennung und Abwägung von ethischen Werten	Begründete Handlungsempfehlungen in Einzelfällen
Verbindlichkeit	hoch: (prozessuale) Regelungen auf institutioneller Ebene, die den Charakter von Verfahrensanweisungen besitzen	mittel: Werte und Prozessschritte sollen bei der Entscheidungsfindung und der Behandlung berücksichtigt werden	niedrig: ethisch begründete Empfehlung an den Entscheidungsträger

Beispiele	– Geschäftsordnung Klinisches Ethikkomitee – Verfahrensanweisung zur Ethischen Fallbesprechung – Ethische Fortbildungsstandards für neue Mitarbeiter	– Umgang mit Zeugen Jehovas – Entscheidung zur Therapiezieländerung am Lebensende – Umgang mit vorgelegten Patientenverfügungen	Therapieentscheidung im konkreten Einzelfall
Autor	Projektgruppe Ethik (Klinisches Ethikkomitee)	Klinisches Ethikkomitee	Ethische Fallbesprechung (Klinisches Ethikkomitee)
Autorisierung	Betriebsleitung	Betriebsleitung	(Leitender Arzt)

Abbildung 3: Klassifizierung ethischer Produkte

Ethische Leitlinien greifen sich wiederholende ethische Fragestellungen im klinischen Alltag auf, analysieren und gewichten die in diesen Fragen enthaltenen Werte und beschreiben schrittweise den Entscheidungs- bzw. Handlungsprozess. Sie geben damit der Institution ein einheitliches werteorientiertes Handlungsprofil in einzelnen ethisch relevanten Behandlungsprozessen und dem einzelnen Behandelnden einen Leitfaden zur Orientierung und Entlastung in der Entscheidungsfindung sowie Handlungssicherheit.

Schritte bei der Erarbeitung einer Ethischen Leitlinie

Bei der Erstellung einer Ethischen Leitlinie sollten folgende Schritte berücksichtigt sein:

a) Eingabe und Annäherung an die Fragestellung

In vielen Fällen wird die Initiative zur Erstellung einer Ethischen Leitlinie von konkreten Einzelfällen ausgehen. Im Gegensatz zu einer Ethischen Fallbesprechung geht es in der Leitlinie allerdings darum, einen über den Einzelfall hinausgehenden Leitfaden zu erstellen, der in zukünftigen Wiederholungsfällen Maßstäbe setzen soll.

Eine schriftliche Eingabe hat den Vorteil, dass der Initiator seine Fragestellung präzisieren kann und die Mitglieder der Komitees sich im Vorfeld auf die Fragestellung vorbereiten können.

Zusätzlich kann es sehr hilfreich sein, den Fragesteller in die Sitzung einzuladen, um die Themenstellung noch einmal mündlich zu erläutern und eventuelle Rückfragen direkt zu klären.

b) Entscheidung über Annahme oder Zurückweisung der Fragestellung

Um zu beurteilen, ob eine Anfrage die Entwicklung einer ethischen Leitlinie erfordert, können verschiedene Kriterien geprüft werden. So etwa die Häufigkeit (Handelt es sich um einen singulären Fall, der besser durch eine Ethische Fallbesprechung bearbeitet wird, oder wiederholt sich das Thema?), die Konkretheit (Wie konkret und wie betriebsnah stellt sich die Frage? Manche ethische Fragen sind so grundsätzlicher Natur, dass eine Antwort das Ethikkomitee überfordert.), die Ethische Relevanz (Liegt dem geschilderten Problem eine ethische Frage zugrunde oder handelt es sich mehr um eine Frage der Arbeitsorganisation oder Teamkommunikation?), der Dringlichkeit (Hat die Frage aktuelle Bedeutung, drängt sie auf eine Beantwortung, oder hat sie historischen oder zukünftigen Wert?) oder auch die Handhabbarkeit (Lässt sich die Frage im Rahmen der Arbeit des KEK bearbeiten oder ist sie zu komplex? Muss sie evtl. auf bestimmte Aspekte reduziert werden?)

Diese Kriterien können eine Hilfe sein, sich in der Arbeit des KEK nicht zu verlieren oder zu überfordern. Sie können im Falle einer Zurückweisung begründen, warum ein KEK die Erstellung einer ethischen Leitlinie zu der aufgeworfenen Frage (jedenfalls zurzeit) ablehnt.

c) Erarbeitung eines Textentwurfs

Ist die Entscheidung getroffen, eine Fragestellung durch die Entwicklung einer Ethischen Leitlinie zu behandeln, empfiehlt es sich, eine Arbeitsgruppe aus Mitgliedern des Komitees, evtl. komitee-externen Interessierten und möglicherweise unter Einbezug des Initiators zu bilden, die zum Thema recherchiert und einen ersten Entwurf erstellt.

Mögliche Quellen für die Recherche

1. Trägerspezifische Quellen
   Leitbild, Strategie, Qualitätsziele, Ethische Grundpositionen, Ethische Leitlinien der eigenen Einrichtung oder anderer Einrichtungen des Trägers
2. Kirchenamtliche Quellen *(bei konfessionellen Krankenhäusern)*
   Katechismus, Verlautbarungen des Apostolischen Stuhls, Erklärungen der Deutschen Bischofskonferenz und / oder der Evangelischen Kirche Deutschlands
3. Rechtliche Quellen
   Gesetzesvorgaben (Grundgesetz, BGB, StGB, SGB, Embryonenschutzgesetz, Transplantationsgesetz etc.)
   Rechtssprechung (z. B. BGH-Urteile)
   Veröffentlichungen des Deutschen Juristentages
   Stellungnahmen des Nationalen Ethik-Rates oder der Enquete-Kommission Ethik und Recht
4. Erklärungen der Krankenhaus- und Berufsverbände:
   Richtlinien der Bundesärztekammer
   Stellungnahmen medizinischer und pflegerischer Fachgesellschaften
   Erklärungen der Krankenhausverbände
5. Fachliteratur
   z. B. „Zeitschrift für medizinische Ethik"
   Zeitschrift „Ethik in der Medizin"
   Lexikon der Bioethik (Korff / Beck / Mikat)
   Deutsches Referenzzentrum für Ethik in den Biowissenschaften (DRZE) Bonn
   Internetseite der Akademie für Ethik in der Medizin: www.ethikkomitee.de

Bei der Fülle von möglichen Quellen ist es notwendig, darauf zu achten, was der Leser oder Benutzer benötigt. Insofern macht es Sinn, die Texte pragmatisch, klar und knapp zu verfassen und abstrakte Diskussionen und Reflexionen zu meiden. Um die einzelnen Aspekte in eine Ethische Leitlinie zu fassen, ist es gut, ein Strukturmuster zu verwenden:

Mögliche Struktur einer Ethischen Leitlinie

1. Ausgangsposition
   Wie lautet die Frage? Wie häufig / wie dringlich stellt sie sich? Was ist bislang bereits geregelt – was ist offen?
2. Geltungsbereich
   Auf welche Behandlungs- oder Entscheidungssituation(en), auf welche Patientengruppen bezieht sich die Leitlinie?
3. Werteanamnese
   Welche Werte sind in der Fragestellung berührt (z. B. Autonomie des Patienten und der Behandelnden, Fürsorgepflicht und Nicht-Schadensgebot, Gerechtigkeit, Aufrichtigkeit, Transparenz und Verschwiegenheit etc.). Wie stehen die Werte zueinander, wo gibt es Prioritäten, wo Konflikte?
4. Maßnahmenbeschreibung
   Welche Schritte sind während des Entscheidungs- oder Behandlungsprozesses zu erwägen? Gibt es Phasen, in denen die Anregung einer Ethischen Fallbesprechung ratsam ist? Wie werden die Prozesse dokumentiert und mit dem Patienten oder im Team kommuniziert?
5. Abweichende Voten
   (falls vorhanden) Benennung von Voten, die von der mehrheitlichen Empfehlung des Ethikkomitees abweichen
6. Quellen
   Hinweise auf Quellen oder Literatur zur Fragestellung

d) Diskussion des Textentwurfs

Der Textentwurf wird anschließend auf zwei Ebenen beraten: Das Ethikkomitee diskutiert die Vorlage, akzentuiert, präzisiert oder korrigiert sie gegebenenfalls. Außerdem werden die Fachabteilungen, die von der Richtlinie berührt sind, wenn sie nicht ohnehin bereits in die Erstellung einbezogen sind, gebeten, sich mit dem Ergebnis zu beschäftigen und Rückmeldungen zu geben. Diese Diskussionsphase dient nicht nur der Verbesserung des Textes, sondern lädt einen erweiterten Personenkreis ein, sich mit dem Problem auseinanderzusetzen und bereitet eine spätere Akzeptanz und Implementierung des Textes optimal vor.

Die Arbeitsgruppe versucht, die unterschiedlichen Kommentare aus den Reihen des Klinischen Ethikkomitees und der Fachabteilungen zu einem Konsens zu bringen. Wo ein Konsens nicht möglich ist, können die nicht integrierbaren Beiträge im Abschnitt „Abweichende Voten" berücksichtigt werden.

e) Freigabe, Veröffentlichung und Kommunikation

Der überarbeitete Textentwurf wird anschließend der Betriebsleitung oder dem Direktorium vorgelegt. Gibt es dort Veränderungswünsche, wird die Arbeitsgruppe mit einer erneuten Überarbeitung betraut. Wird der Text schließlich von der Einrichtungsleitung freigegeben, kann er veröffentlicht werden. Hier bietet das Krankenhausinformationssystem z. B. mit dem Organisationshandbuch gute Hilfe an. Wichtiger aber als die Hinterlegung des Textes ist die direkte Kommunikation in den betreffenden Gremien, z. B. in der Chefarzt- oder Oberarztkonferenz oder in den Abteilungsbesprechungen der Pflege. Ein anderer Weg ist, zum Thema der Ethischen Leitlinie eine kurze Fortbildung in der Einrichtung anzubieten, in der – möglicherweise an einem konkreten Fall – die Problematik verdeutlicht und die Anwendung der Leitlinie vorgestellt werden können.

f) Themenbeispiele für Ethische Leitlinien

Aus den Erfahrungen der vergangenen Jahre in den Klinischen Ethikkomitees der Malteser Krankenhäuser sind einige Themenfelder benannt worden, die durch eine Ethische Leitlinie geregelt werden konnten oder zur Regelung anstehen:

- Umgang mit vorgelegten Patientenverfügungen
- Entscheidung zur Therapiezieländerung
- Sterbebegleitung
- Umgang mit Verstorbenen
- Entscheidung zur Anlage einer PEG-Sonde
- Umgang mit Zeugen Jehovas

- Bedeutung der Angehörigen in der Therapieentscheidung
- Fixierung und Sedierung bei demenzerkrankten Patienten
- Einleitung einer vorzeitigen Geburt
- Elternberatung im Rahmen pränataler Diagnostik
- Umgang mit Verdacht auf Misshandlung, Vernachlässigung, Missbrauch Minderjähriger

7. Beratung, Fortbildung und Öffentlichkeitsarbeit

Die Aufgabe des Ethikkomitees beschränkt sich nicht auf die Sitzungstätigkeit. Um ein aktiver Gesprächspartner für und innerhalb der Einrichtung zu werden, kann das Klinische Ethikkomitee an verschiedenen Angeboten mitwirken.

Hierzu zählt beispielsweise die Einführung neuer Mitarbeiter. Die Mitarbeiterfluktuation im Krankenhaus erfordert regelmäßig, neue Mitarbeiter über Existenz und Arbeitsformen der Klinischen Ethikberatung zu informieren, z. B. während der Einführungsveranstaltungen, durch Faltblätter oder durch Aushänge.

Auch Beratung in einer offenen Sprechstunde kann Gegenstandsbereich des Ethikkomitees sein. In manchen Einrichtungen bieten Mitglieder des Ethikkomitees Sprechstunden an, um Patienten, Angehörige oder Mitarbeiter zu beraten – z. B. zu Fragen der Patientenverfügung, der Anlage einer PEG, zum Therapieverzicht etc.

Bei ethischen Problemen in der Behandlung einzelner Patienten können sich Mitglieder des Ethikkomitees als Moderatoren anbieten und eine strukturierte ethische Fallbesprechung anleiten. Die Moderatoren setzen sich dabei unabhängig von einzelnen inhaltlichen Fragen für faire Diskursbedingungen, eine Erweiterung der Perspektive und Beteiligung an verantwortlichen Entscheidungsprozessen ein.

Außerdem können Mitarbeiter in regelmäßigen Foren oder sogenannten Ethik-Cafés eingeladen werden, ethisch aktuelle Fragestellungen oder auch retrospektiv Fälle zu diskutieren. Auch hier kann deutlich werden, dass Ethik nicht Sache von Experten, sondern Aufgabe aller Mitarbeiter und Dienste im Krankenhaus ist und alle aufgefordert sind zu Sensibilität, Argumentation und verantwortlicher Entscheidungsfindung.

Das Klinische Ethikkomitee kann es sich auch zur Aufgabe machen, ethische Bildungsarbeit zu fördern. Das kann durch Impulse an die Verantwortlichen für innerbetriebliche Fortbildung oder durch Organisation von Vorträgen, Seminaren oder Kongressen geschehen, die sich neben den Mitarbeitern auch an Patienten, Angehörige und das gesellschaftliche Umfeld eines Krankenhauses wenden. Damit leistet das Ethikkomitee einen Beitrag zur Qualitätssicherung, zur Personal- und Organisationsentwicklung – und zur öffentlichen Meinungsbildung.

8. Qualifikation und Qualitätssicherung

Voraussetzung für die Mitarbeit im Klinischen Ethikkomitee ist die Motivation, sich in ethisch relevanten Fragen der Einrichtung zu engagieren und dabei die eigene moralische und fachliche Kompetenz einzubringen. Gleichzeitig ist die Bereitschaft erforderlich, sich in ethischen Fragen weiter zu qualifizieren.[1]

Für die weitere Qualifikation ist es sehr empfehlenswert, wenn jedes Mitglied eines Klinischen Ethikkomitees jährlich mindestens eine eintägige ethische Fortbildung besucht. Themen können sein:

---

[1] Vgl. in diesem Band den Beitrag Arnd T. May, Georg Beule, Gerhard Franke, Karin Gollan, Wolfgang Heinemann, Brunhilde Oestermann: Curriculum zur Qualifikation für Mitglieder von Ethikkomitees in kirchlichen Einrichtungen des Gesundheitswesens.

- Ethische Fragen am Lebensbeginn
- Ethische Fragen am Lebensende
- Patientenverfügung
- Dauerhafte künstliche Ernährung
- Organtransplantation
- Ethik und Ökonomie
- Ethische Aspekte der plastisch-ästhetische Chirurgie

9. Widerstände und Grenzerfahrungen

Bei der Einführung und in der Praxis Klinischer Ethikkomitees wird man auch mit Widerständen rechnen müssen, die die Arbeit eines Klinischen Ethikkomitees für nicht notwendig, vielleicht auch nicht nützlich, möglicherweise sogar für schädlich halten. Einige Einwände sind bereits angeklungen:

Ethik als Etikette und Etikettenschwindel

Der Einwand lautet, das Ethikkomitee habe eine Alibi-Funktion. Es werde gebraucht, um bei der Zertifizierung oder im Prestige-Wettbewerb mit konkurrierenden Krankenhäusern Punkte zu gewinnen. Die glänzende Außendarstellung habe im Innenbereich keine adäquate Entsprechung.

Dieser Einwand mag für bestimmte Personen gelten, läuft aber Gefahr zu pauschalisieren. Auch wenn nicht alle lautstarken Befürworter aus innerster Überzeugung sprechen sollten, so schaffen sie doch Freiraum für diejenigen, denen ein kritisch reflektiertes, ethisch verantwortliches Handeln im Krankenhaus am Herzen liegt.

Gefahr der Delegation der Ethik an Einzelne

Eine Delegation der Ethik an ein Gremium birgt gemäß dieser Ansicht die Gefahr, dass ethische Verantwortung, die den Alltag aller Mitarbeiter durchdringen sollte, jetzt an eine Spezialistengruppe delegiert wird. Das Vorhandensein einer ethischen Instanz verleite den einzelnen, diese Verantwortung abzugeben.

Daher ist es wichtig, durch Fortbildung, Beratung, Ethische Fallbesprechungen und Öffentlichkeitsarbeit immer wieder bewusst zu machen, dass Ethik Aufgabe des gesamten Unternehmens ist, die sich in der Arbeit des Ethikkomitees bündelt, aber nicht erschöpft.

Fehlende Anfragen – fehlende Akzeptanz

Manche Ethikkomitees haben – vor allem in der Anfangsphase – den Eindruck, dass die Klinikleitung stolz ist, dieses Gremium zu besitzen, die Mitarbeitenden aber das Komitee nicht kennen oder nicht wissen, wozu es dient. Entsprechend kann das Komitee darunter leiden, keine Anfragen und keine Anerkennung zu erhalten

In einer solchen Situation ist es wichtig, sich als Ethikkomitee z. B. in der Moderation Ethischer Fallbesprechungen, in der Vorstellung und Diskussion von Ethischen Leitlinien, in Umfragen bei Mitarbeitern etc. immer wieder ins Gespräch zu bringen und exemplarisch zu zeigen, was ein Ethikkomitee leisten kann.

Fehlende Zeit

Die Arbeit im Klinischen Ethikkomitee benötigt Zeit, eine im Gesundheitswesen äußerst knappe Ressource. Viele Mitarbeiter klagen, dass die Arbeitszeit, die unmittelbar am Patienten verbracht wird, ständig knapper wird. Mit der Einrichtung eines Ethikkomitees werde dieser unwillkommene Trend zur Entfernung vom Patienten zusätzlich verstärkt.

Dieses sicher sehr bedenkliche Argument kann entkräftet werden durch die Erfahrung, dass die Arbeit des Klinischen Ethikkomitees z. B. durch präventive Konfliktvermeidung und Klärung sowie Verschlankung von komplexen Entscheidungsprozessen zeitsparend wirken kann.

Selbstüberforderung

Es ist ein Irrtum zu glauben, dass ein Unternehmen von dem Tag an, an dem es ein Klinisches Ethikkomitee berufen hat, besser und verantwortlicher funktioniert. Ethische Reflexion wird auch nicht vom Ethikkomitee erfunden, sondern wird an vielen Stellen – vielleicht eher spontan und weniger organisiert – zu finden sein. Ethisch denkende Mitarbeiter und ethisch verantwortliche Entscheidungsprozesse wird es in allen Einrichtungen auch vor der Einführung von Elementen klinischer Ethikberatung gegeben haben.

10. Chancen und Potentiale

Das Klinische Ethikkomitee ist nicht der Erfinder von Ethik im Unternehmen, auch nicht das Gewissen einer Einrichtung, schon gar nicht ihr moralisches Lehramt.

Es ist ein Ort, an dem die Werte einer Einrichtung und ihrer Mitarbeiter immer wieder neu reflektiert und kommuniziert werden; ein Ort, an dem Wertekonflikte, ob intrapersonell, interpersonell oder zwischen Einzelnem und Gesamtunternehmen thematisiert werden können und an dem nicht oberhalb des Unternehmens oder gegen das Unternehmen, sondern innerhalb des Unternehmens auf gleicher Augenhöhe um tragfähige Lösungen gerungen wird.

Ethische Probleme stellten sich bislang im Krankenhausalltag häufig als individualethische Fragen: wie im Einzelfall z. B. das Prinzip der Selbstbestimmung mit dem der Fürsorglichkeit in Abstimmung gebracht werden kann. Mit der Arbeit Klinischer Ethikkomitees an Ethischen Leitlinien wird diese individuelle Frageebene verlassen, und es werden Prozesse für Fallgruppen beschrieben. Damit kommt ein bioethisches Prinzip, das der sozialen Gerechtigkeit einer Durchführung, Unterlassung oder Gestaltung einer bestimmten Behandlung, stärker in den Blick.

Ethikberatung im Krankenhaus kann damit einen wichtigen Beitrag leisten, dass eine personen-, berufs-, fach- und abteilungsübergreifende Kommunikation gefördert wird, in der Patienten, Angehörige, Mitarbeiter und Leitungskräfte respektvoll und gleichberechtigt miteinander umgehen.

Voraussichtlich wird in einem Gesundheitswesen, das Leistungen zunehmend rationiert, die Aufgabe, für Verteilungsgerechtigkeit zu sorgen, an Bedeutung gewinnen. Insofern bleibt abzuwarten, inwieweit Klinische Ethikkomitees in Zukunft auf der Ebene der Krankenhauseinrichtung, auf der Mikroebene bezüglich der Verteilungsgerechtigkeit und der Einrichtung ein Diskussionspartner der Betriebsleitung werden kann, um das empfindliche Verhältnis von Ethik und Ökonomie zu gestalten. Hier könnte sich zukünftig ein neues Aufgabengebiet für die Ethikberatung auftun.

Literatur

Deutscher Evangelischer Krankenhausverband e.V., Katholischer Krankenhausverband Deutschlands e.V. (Hrsg.): Ethikkomitee im Krankenhaus, Freiburg 1997.

Diess.: Ethikkomitee im Krankenhaus. Erfahrungsberichte zur Einrichtung von Klinischen Ethikkomitees, Freiburg 1999.

Dörries, Andrea u.a: Ethikberatung im Krankenhaus. Qualifizierungsprogramm Hannover, in: Ethik in der Medizin (2005), 327ff.

Eibach, Ulrich: Klinisches „Ethikkomitee" und „ethisches Konsil" im Krankenhaus. Empfehlungen zu Einrichtung und Arbeitsweise, in: Zeitschrift für medizinische Ethik 50 (2004), 21–34.

Bundesärztekammer: Zur Frage der Verbindlichkeit von Richtlinien, Leitlinien, Empfehlungen und Stellungsnahmen, 03.05.2001.

Gordijn, Bert; Steinkamp, Norbert: Entwicklung und Aufbau Klinischer Ethikkomitees in den Krankenhäusern der Malteser Trägergesellschaft, in: Zeitschrift für medizinische Ethik 46 (2002), 305–310.

Illhardt, Franz-Josef: Der Kompromiss: Ethikberatung gegen moralischen Rigorismus, in: Ethik in der Medizin 11 (1999), 262–273.

Illhardt, Franz-Josef; Schuth, Walter; Wolf, Rainer: Ethikberatung. Unter-

stützung im Entscheidungskonflikt, in: Zeitschrift für medizinische Ethik 44 (1998), 185–199.
Kettner, Matthias; May, Arnd T.: Ethikkomitees in Kliniken – Bestandsaufnahme und Zukunftsperspektiven, in: Ethik in der Medizin 14 (2002), 295ff.
Korff, Wilhelm, Beck, Lutwin und Mikat, Paul: Lexikon der Bioethik, Gütersloh 1998.
Ley, Friedrich: Klinische Ethik. Entlastung durch ethische Kommunikation?, in: Ethik in der Medizin 17 (2005), 298ff.
Reiter-Theil, Stella: Ethik in der Klinik – Therapie für die Praxis: Ziele, Aufgaben und Möglichkeiten des Ethik-Konsils, in: Ethik in der Medizin 11 (1999), 222–232.
Schwerdt, Ruth: Ethisch-moralische Kompetenzentwicklung als Indikator für Professionalisierung. Das Modellprojekt „Implementierung ethischen Denkens in den beruflichen Alltag Pflegender", Regensburg ^{3}2007.
Simon, Alfred u. a.: Curriculum „Ethikberatung im Krankenhaus", in: Ethik in der Medizin 17 (2005) 322ff.
Steinkamp, Norbert; Gordijn, Bert: Ethik in der Klinik – ein Arbeitsbuch. Zwischen Leitbild und Stationsalltag. Neuwied / Köln / München 2003.
Vollmann, Jochen: Klinische Ethikkomitees und klinische Ethikberatung im Krankenhaus. Ein Praxisleitfaden. Bochum 2006.
Vollmann, Jochen: Ethik in der klinischen Medizin. Bestandsaufnahme und Ausblick, in: Ethik in der Medizin 18 (2006), 348ff.
Zentrale Ethikkommission bei der Bundesärztekammer: Stellungnahme „Ethikberatung in der klinischen Medizin", Deutsches Ärzteblatt 103 (2006), 24, A1703–1707.

Ethikberatung in der stationären Altenhilfe.

Organisierte Verantwortung für ein Altern in Würde

Wolfgang Heinemann

1. Hinführung: Persona – Non Persona oder: Der andere Blick

Hier bin ich – siehst du mich? – Eine Person.

Teil 1:
Schwester, Doktor, weißt du, wer ich bin, was ich war?
Ich – ich war Schneiderin, liebte, mit Stoffen umzugehen, Spitzen, delikat und weiß, wie Löwenzahnlichter. Weißt du, dass meine Augen beim Anblick von Farben trunken wurden?
Die Vorhänge dort am Fenster – vergilbt, zerrissen. Könnte ich neue nähen – neue für jedes Fenster. Eine spitze Nadel, bunten Faden – könntest du mir das anvertrauen?
Ich zupfe Fäden aus meinem Kleid, fühle den Stoff – Erinnerung wird Gegenwart.
„Seht sie an, sie zupft wieder an ihrem Kleid herum – gebt ihr eine Pille."

Teil 2:
Schwester, Doktor, weißt du, wer ich bin, was ich war?
Ich – ich war Athlet, liebte meinen Körper, meine Kraft. Meine Muskeln gehorchten meinem Willen, meinen Befehlen. Jetzt aber gehorchen sie anderen Befehlen – unkoordiniert, sinnlos.
Könnte ich einem Ball entgegen springen, meine Arme ausstrecken, ihn aufzufangen, seinen harten Aufprall an den Händen spüren – prickelnder Schmerz. Einen Ball, einen harten Ball – könntest du mir den anvertrauen?
Ich springe und schwinge meine Arme, erfühle mich – Erinnerung wird Gegenwart.
„Der dort gebärdet sich wieder gefährlich – gebt ihm eine Pille."

Teil 3:
Schwester, Doktor, weißt du, wer ich bin, was ich war?
Ich – ich war Gärtner. Meine Hände – für dich niemals sauber genug – Schwielen, Schmutz. Die gute kühle Erde. Ich hätschelte sie – viele Jahre lang. Die Erde – sie gehört mir, sie ist ein Teil meiner selbst. Ich liebte den feuchten, modrigen Duft exotischer Blumen – den scharfen, harzigen Geruch von Föhren.
Die Blumenbeete dort draußen – verwildert, verwaist ... Könnte ich hingehen, sie hegen und pflegen, mich bücken, dort knien. Eine Hacke, eine Schaufel – könntest du mir das anvertrauen?

Ich gehe auf die Knie, betaste den kühlen Boden mit meinen Händen – Erinnerung wird Gegenwart.
„Der alte Mann benimmt sich wieder verworren – gebt ihm eine Pille."

Hier bin ich – siehst du mich? – Eine Person.
Schwester, Doktor, weißt du, wer ich bin, was ich war?
Alles ist jetzt anders.
Ich – ich nähe mit spitzer Nadel mit buntem Faden – Vorhänge fürs Fenster dort.
Ich – ich springe dem Ball entgegen, fange ihn auf – zeige anderen wie.
Ich – ich hacke die gute kühle Erde – Blumen für deinen Tisch.
Alles ist jetzt anders … weil du weißt, was ich war, wer ich bin.

Autor unbekannt

Diese drei Szenen können nachdenklich machen. Wir werden eingeladen, die Welt aus der Sicht eines dementiell veränderten Menschen zu sehen, aus der Perspektive der ersten Person, eines Ichs, das uns mit seiner Sehnsucht nach Verständnis und der Erfahrung von Ohnmacht und Sprachlosigkeit direkt anspricht. Die verbal nicht ausgesprochenen Bitten um die Nähnadel, den Ball, die Erde werden zu einem Symbol für den verzweifelten Versuch, Kontinuität zu wahren und die vertraute Lebenswelt vor dem Untergang zu retten, für das Bedürfnis nach Heimat, für den Wunsch nach Verständnis.

Die stereotype Reaktion: „Gebt ihm eine Pille!" klingt dagegen sachlich kalt, routiniert, standardisiert. „Siehst du mich – eine Person?" ist die entscheidende ethische Frage. „Was siehst du? Welches Gesicht nimmst du wahr? Welches Ansehen habe ich bei dir? Bin ich einer unter dutzend anderen, nur ein weiterer Pflegefall, der sich selbst und seine Geschichte überlebt hat – oder bin ich eine Person."

Ethik ist Unterbrechung dieser Routine und einer Pragmatik, die alles Störende anpassen oder ruhig stellen will. Sie gibt der Störung Raum. Sie öffnet einen anderen Blick: auf die Person, ihre unverlierbare Würde. Sie lässt sich bewegen von der Lebensgeschichte und dem Lebensentwurf des Einzelnen und von den oft verborgenen leisen oder unausgesprochenen Willensbekundungen. Sie strebt nach dem guten Handeln, das der Situation und der Person gerecht wird. Sie gibt sich nicht mit der erstbesten Handlungsmöglichkeit ab, sondern sucht und prüft Alternativen unter dem Aspekt, ob sie dem Betroffenen mehr nutzen oder weniger schaden und wie sie im Verhältnis zum Allgemeinwohl einer Einrichtung oder einer Gesellschaft stehen.

Der *andere Blick* der Ethik bedeutet ein Zweifaches: Eine Person, eine Situation *anders* zu sehen: achtsamer, vielschichtiger, verständnisvoller. Im Vordergrund steht dann nicht mehr die Perspektive auf die Defizite einer Person, auf die mentalen Einbußen und körperlichen Einschränkungen. Der vorrangige Aspekt gilt der inneren Welt des Einzelnen, zeigt Respekt vor der Bedeutung von Gefühlen und dem Wert von zwischenmenschlichen Beziehungen. Er weitet die Betrachtung von einer biologischen auf eine biografische Perspektive, sieht den Menschen in seiner physischen, sozialen, psychischen und spirituellen Dimension.

Der andere Blick der Ethik fordert aber auch heraus, in einer Situation *anderes* zu finden: alternative Erklärungen, verschiedene Handlungsmöglichkeiten, verantwortete Entscheidungen.

Dieser andere Blick ist angesichts des Zeitdrucks und der Personalknappheit in Altenhilfeeinrichtungen nicht selbstverständlich. Er kann immer wieder verlorengehen, muss immer wieder erinnert werden, darf nicht dem Zufall überlassen bleiben. Er muss systematisch geschult und gefördert werden. Dazu ist nicht nur eine gute Personalentwicklung notwendig. Um Ethikberatung in einer Organisation wirksam zu implementieren, müssen auch Strukturen und Prozesse in der Organisation entwickelt sein, die ethische Reflexion, verantwortliche Entscheidungen und deren Evaluation sichern.

Organisationen, auch im sozialen Bereich, sind – auch wenn sie es anders verkünden – nicht selbstverständlich auf den „Kunden“ bezogen. Organisationen haben eine starke Tendenz, sich auf sich selbst zu beziehen (Selbstreferenz) und sich selbst zu erhalten (Autopoietik). Daher braucht die programmatische Sicht „Bei uns stehen die Bewohner im Mittelpunkt“ eine starke Absicherung in der Organisation selbst: Die Organisation von Ethik ist ein wirksamer Schutz (wenn auch keine Garantie), dass Ethik nicht in der Organisation untergeht oder ein Schatten- und Scheindasein in Festreden oder im Einrichtungsprospekt führt.

2. Der Kontext: Die gesellschaftliche Situation der stationären Altenhilfe

Nicht nur das Alter, sondern auch die stationäre Altenhilfe leidet an einem schwierigen Image in der Gesellschaft. Stationäre Altenhilfeeinrichtungen stehen in dem Ruf, Elend, Fremde und Isolation zu organisieren. Sie sind für viele mehr Aufenthaltsort oder Endstation denn Heimstatt. Altenheime „können noch so freundlich und spannend sein, sie werden immer noch mit Linoleum und Langeweile verbunden“ (Krancke 2007). „Eine derart extreme Kumulierung von Abhängigkeiten wird man schwerlich anderswo in der Gesellschaft finden“ (Eicken 1990). Die Machtstrukturen und das Machtgefälle sind häufig deutlich spürbar, aber wenig transparent.

Medienberichte unterstützen immer wieder ein Zerrbild von unhaltbaren Zuständen, Vernachlässigung, Entmündigung, Ausbeutung und Gewalt gegenüber alten Menschen. Auch wenn in manchen Fällen die Berichte über katastrophale Verhältnisse zutreffen mögen und zu Recht anprangern, so besteht doch die Gefahr einer Verallgemeinerung, die die vielen Menschen, die sich täglich mit großer Sorgfalt und gewissenhaftem Einsatz um eine gute Versorgung bemühen, entwertet und diskriminiert und die Bewohner und deren Angehörige, die sich mit der meist ungeliebten Übersiedlung in ein Heim schweren Herzens abzufinden versuchen, verunsichert und entmutigt.

Für viele Bewohner selbst und ihre Angehörigen ist das Erleben der Heimrealität mehrschichtiger: Es kann ein Ort der Rettung vor der Vereinsamung sein – aber auch ein Ort der Einsamkeit. Es kann ein Ort der Sorglosigkeit und Geborgenheit werden, aber auch ein Ort der Fremde und des Zwangs. Der Umzug geschieht meist eher notgedrungen als freiwillig, unter Aufgabe der vertrauten Umgebung, der selbstbestimmten Zeitgestaltung, der finanziellen Unabhängigkeit, des sozialen Netzes. Das verordnete Zusammenleben mit anderen, oft auf engem Raum mit eingeschränkter Privatsphäre fordert viel Anpassung. Menschen aus unterschiedlichen Milieus, mit abweichendem weltanschaulichen oder ethnischen Hintergrund, verschiedenen Einschränkungen und Gebrechen, Lebensgewohnheiten und Lebensgeschichten müssen dauerhaft miteinander auskommen. Individuelle Bedürfnisse können schnell in Konflikt mit Gemeinschaftsbedürfnissen geraten, die eigene Lebensordnung in Konkurrenz mit der Hausordnung. Das Ziel, dass das Heim zur Heimat wird, die Leidensgenossen zu Gefährten, die individuelle Selbstbestimmung zu einer „Autonomie in Gemeinschaft“ (Bockenheimer-Lucius, May 2007, 325), gelingt nur mühsam und kann häufig scheitern.

Erschwert wird die Situation durch den hohen Anteil demenzerkrankter Bewohner, die den Kontakt zu ihrem Umfeld und fortschreitend auch zu sich selbst verlieren und damit zu der notwendigen Anpassungsleistung in der neuen Umgebung nicht mehr in der Lage sind.

Organisatorisch sind Pflegeeinrichtungen komplexe Realitäten: Die Interessen der Einzelnen stimmen nicht immer mit denen der Hausgemeinschaft überein; die Bedürfnisse der Bewohner können von denen der Angehörigen abweichen. Die Ansprüche an die Pflege, Sozialdienste und Seelsorger (sofern es letztere überhaupt gibt) sind vielfältig und hoch. Hinzu kommen Ärzte und gesetzliche Betreuer als professionelle externe Dienstleister – und Entscheidungsträger; oft eine spannungsreiche Partnerschaft. Kostenträger, Heimaufsicht und der Medizinische Dienst der Krankenkassen, aber auch der Heimbeirat bringen je eigene Perspektiven und Kriterien ein, die nach Berücksichtigung verlangen. Auf allem lastet verstärkt ein wirtschaftlicher Druck, der immer schnellere Versorgung von immer stärker Pflegebedürftigen mit immer knapperen Zeitressourcen verlangt.

Der Blick in die zukünftige Entwicklung verspricht keine Entlastung. Ohne das Horrorszenarium mancher Demografen unterstützen zu wollen, ist es wichtig, sich nüchtern mit der Prognose auseinanderzusetzen: Die absolute Zahl der alten Menschen steigt bekanntlich, ebenso die relative Zahl alter Menschen an der Gesamtbevölkerung. Innerhalb der Gruppe der über 60-Jährigen werden der Anteil der Frauen und der Anteil von Personen mit Migrationshintergrund zunehmen. Mir der wachsenden Lebenserwartung steigt die Wahrscheinlichkeit von Multimorbidität, Pflegebedürftigkeit und Demenz, besonders bei den Hochaltrigen. Herkömmliche soziale Netze, die eine ambulante Versorgung unterstützen oder eine stationäre Übersiedlung abfedern könnten, scheinen zunehmend dünner.

Die wachsende Nachfrage und die zunehmende Knappheit der Mittel wird auf Dauer eine Rationierung von medizinischen und pflegerischen Leistungen immer spürbarer werden lassen. Es wird viel daran liegen, Verteilungskriterien und Umschichtungsprozesse gerecht und transparent zu bestimmen. Einer impliziten oder expliziten Vorenthaltung von gesundheitlichen Leistungen aufgrund des Kriteriums „Lebensalter“ gilt es mit Aufmerksamkeit und Widerspruch zu begegnen.

Das Wort „Heim-Weh“ kann so einen doppelten Sinn erhalten: In seiner ersten Bedeutung ist es eine Zielbestimmung und drückt die Sehnsucht nach dem Daheim, nach einer Heimat aus. In einem zweiten Sinn ist das Heim aber nicht Ziel, sondern Ursache des Wehs, ein Grund des Leidens, an dem es zu arbeiten gilt. Ethik hat es mit beiderlei Heimweh zu tun: kritisch mit den Bedingungen, die den Aufenthalt und die Arbeit im Heim leidvoll sein lassen, und visionär mit den Bedingungen, die das Heim zur Heimat werden lassen.

3. Ethische Konfliktfelder in der stationären Altenhilfe

Das Spektrum ethischer Konfliktfelder scheint in den Einrichtungen der stationären Altenhilfe breit gestreut: Neben den medizinethischen Problemen, die auch in der klinischen Ethikberatung bekannt sind, gibt es eine ganze Reihe von sozialethischen Fragestellungen, die durch das dauerhafte und oft unfreiwillige Zusammenwohnen zunehmend pflegebedürftiger Personen und dadurch verursachte Interessenkonflikte entstehen.

Eine wichtige Aufgabe besteht darin, eine gute Balance *zwischen Übertherapie und Untertherapie* zu finden. Die Erkenntnis ist nicht neu, dass nicht alles, was medizinisch machbar ist, gut sein muss und damit ethisch verantwortbar: Diagnosen, die keine therapeutische Konsequenz haben, maximale Therapien im Finalstadium, Behandlungen, bei denen die mutmaßliche Einwilligung des Patienten unklar ist, stellen einige Beispiele dar. Viele ethische Fallbesprechungen sind in der Vergangenheit im Krankenhaus durch die Frage ausgelöst worden, ob eine geplante oder laufende Therapie nicht eine bedenkliche Übertherapie darstellt, die nicht mehr dem Leben dient, sondern einen unaufhaltsamen Sterbeprozess qualvoll verlängert. In der stationären Altenhilfe gibt es ähnliche Probleme: die Verlegung ins Krankenhaus bei sterbenskranken Bewohnerinnen, der Beginn einer dauerhaften künstlichen Ernährung bei Bewohnern mit fortgeschrittener Demenz und deutlichen Abwehrsignalen, die Verabreichung von Mitteln zur Verzögerung einer dementiellen Entwicklung (Antidementiva), obwohl der Nutzen umstritten und ein Schaden für den Patienten möglich ist.

Allerdings weisen erste Erfahrungen mit ethischen Fallbesprechungen in der Altenhilfe darauf hin, dass auch Formen von Untertherapie Gegenstand der Besprechung sein können: mangelhafte Schmerztherapie, Vernachlässigung antidepressiver Behandlung oder der Verzicht auf lebensverlängernde Maßnahmen, weil ein Bewohner (von außen betrachtet) keine Lebensqualität mehr zu besitzen scheint. Hier kann die ethische Reflexion ein voreiliges Urteil, dass eine Bewohnersituation nicht mehr „lebenswürdig“ sei, kritisch hinterfragen.

Die Bestimmung des rechten Maßes und dessen, was zuviel und was zu wenig ist, ist in der Praxis oft schwer. Nicht immer ist klar zu unterscheiden, wo es sich um erlaubte passive Sterbehilfe (als Zulassen und palliative Behandlung eines fortschreitenden irreversiblen Sterbeprozesses) oder um indirekte Sterbehilfe (z. B. durch medikamentöse Linderung von Schmerzen unter billigender Inkaufnahme einer nichtintendierten Lebensverkürzung) handelt und wo der Bereich der aktiven Sterbehilfe beginnt, wenn z. B. durch das Unterlassen von lebenserhaltenden Maßnahmen der Eindruck entsteht, dass der Tod kausal herbeiführt wird.

Ein weiteres ethisches Problemfeld stellt in der stationären Altenhilfe die *Wahrung der Selbstbestimmung* dar, vor allem angesichts einer Vielzahl dementiell veränderter Menschen. Wenn man voraussetzt, dass Selbstbestimmung nur möglich ist, wenn ein Mensch wesentliche Informationen verstehen und im Licht eigener Werte beurteilen kann, wenn er das Ergebnis einer Entscheidung antizipieren, kommunizieren und nachträglich erinnern kann, so wird man bei einem großen Teil der Bewohner auf den ersten Blick kein Potential entdecken, über sich selbst zu bestimmen.

Eine erhöhte Achtsamkeit und Sensibilität, Wohlwollen und Geduld sowie der Verzicht auf emotionalen und zeitlichen Druck können jedoch zu der Erkenntnis führen, dass auf jeder Stufe einer dementiellen Entwicklung – wenn auch zunehmend eingeschränkt – Kompetenzen des Verstehens, des Bewertens und des Selbstäußerns vorhanden sind (Wunder 2008). Zwischen einem Grad uneingeschränkter Entscheidungsfähigkeit und dem vollständigen Verlust der Fähigkeit zur Selbstäußerung gibt es viele Stufen eingeschränkter Einwilligungsfähigkeit – mit diversen Formen von Mitwirkungsmöglichkeiten.

Auch Menschen mit schwerer Demenz können auf unterschiedliche Weise ihre Präferenzen signalisieren. So können z. B. mimische und gestische Äußerungen der Zufriedenheit, Freude, Angst und Abwehr Ausdruck eines spontanen „natürlichen Willens“ sein. Um eine solche „Autonomie des Augenblicks“ (Schwerdt 2005) entfalten zu können, brauchen demenzerkrankte Menschen jedoch ein angemessen anregendes Milieu und eine adäquate pflegerische Betreuung. Die Verantwortung zur *Wahrnehmung* von Selbstbestimmung liegt dann mit fortschreitender Demenz zunehmend weniger bei der Person, die ihren Willen bekundet, als im sozialen Umfeld, das auch rudimentäre Spuren von Selbstbestimmung sucht und wertschätzt.

Eine andere Möglichkeit, mit eingeschränkter Einwilligungsfähigkeit umzugehen, besteht in einer Differenzierung, welche Gewichtigkeit das Ergebnis einer Entscheidung für den Betroffenen hat. Dabei wird es leichter fallen, die Entscheidung eines eingeschränkt orientierten Menschen zu akzeptieren, wenn er einer medizinischen Maßnahme zustimmt, die risikoarm ist und Vorteile für ihn verspricht beziehungsweise wenn er eine medizinische Maßnahme ablehnt, die risikoreich ist oder nur einen zweifelhaften Nutzen für ihn bringt.

Schwerer wird es fallen, eine Entscheidung zu akzeptieren, wenn der Betroffene einer Maßnahme zustimmt, die ein hohes Risiko für seine Gesundheit bedeutet oder wenn der Bewohner eine Maßnahme ablehnt, obwohl sie ihm deutliche Vorteile bei einem überschaubaren Risiko bringen würde.

In den beiden letzten Fälle ist gut abzuwägen, inwieweit ein Bewohner tatsächlich in der Lage ist, die Tragweite seiner Entscheidung abzusehen – und ob es unter Umständen besser sein kann, dem Wohl des Bewohners einen höheren Rang zu geben als einer Willensäußerung, die auf einer sehr eingeschränkten Wahrnehmungs- und Urteilsfähigkeit beruht.

Ein weiteres Konfliktfeld kann *zwischen Patientenverfügung und natürlicher Willensäußerung* entstehen. Die meisten Patientenverfügungen benötigen im Anwendungsfall eine sorgfältige Interpretation, ob die Situation, die der Patient beschrieben hat, eingetreten ist, welche Maßnahmen er für diese Situation wünscht oder ablehnt und ob es Hinweise auf eine eventuelle Widerrufung dieser Patientenverfügung gibt. Denn die Erstellung einer Patientenverfügung ist notwendigerweise mit dem Problem der Antizipation verbunden: Kann ich zum Zeitpunkt der Abfassung tatsächlich einschätzen, welche Werte mir in der vorgestellten Krankheits- oder Pflegesituation tatsächlich wichtig sind? Oder handelt es sich nicht mehr um eine Projektion aktueller Werte in eine fiktive Zukunft, von der ich nicht weiß, was mir dann wichtig ist?

Zum Konflikt kann es kommen, wenn ein dementiell erkrankter Mensch in früheren Tagen für eine fortgeschrittene Demenzerkrankung z. B. eine künstliche Ernährung abgelehnt hat, jetzt aber durch Gesten oder Mimik äußert, dass er aktuell an seinem Zustand nicht leidet, vielleicht sogar ganz zufrieden ist. Hier entsteht die Frage, ob ein dementiell veränderter Mensch durch seinen spontanen „natürlichen Willen" eine Verfügung wirksam widerrufen kann, die er in Zeiten einer uneingeschränkten Selbstbestimmung festgelegt hat; oder ob der früher geäußerte Wille Vorrang vor einer intuitiv zustande gekommenen Präferenzentscheidung im Stadium einer fortgeschrittenen Demenz besitzt.

Diese Frage wird in der politischen und ethischen Diskussion derzeit kontrovers beantwortet.

Neben diesen Fragen bedarf auch *das Problem der Lebensqualität* einer kritischen Auseinandersetzung. Im Einzelfall ist es nicht leicht, bei Bewohnern, die anscheinend „nur noch vegetieren“ und keinen Kontakt mehr zu Angehörigen, Bezugspersonen, zu ihrer Lebensgeschichte und zu sich selbst zu haben scheinen, aus einer Außenperspektive heraus Lebensqualität zu erkennen.

Werden als Kriterien für Qualität z. B. Aktivität, soziale Teilhabe, Kreativität gesetzt, besteht eine große Gefahr, Menschen, die sich weder verbal noch motorisch äußern können, Lebenswert oder Lebensqualität abzusprechen. Es werden häufig nicht nur die Ressourcen demenzerkrankter Bewohner unterschätzt, sondern auch die Möglichkeiten eines subjektiven Wohlbefindens. Wo kognitive Fähigkeiten als Voraussetzung für Personalität betrachtet werden, kann es nahe liegen, demenzerkrankten Menschen die Personalität abzusprechen und sie zu depersonalisieren.

Auch wenn es schwerfällt, ist es notwendig, gegen den äußeren Anschein die Würde des Menschen als einer Person auch in einer Situation fortgeschrittener Demenz zu wahren. „Die im Verlauf einer Demenz auftretenden Einbußen sind als Grenzen unseres Lebens zu deuten, nicht als Verlust des Menschseins“ (Kruse 2005).

Und selbst wenn offenbar kein aktiver Bezug mehr zu erkennen ist, die ein Bewohner zu seiner Umwelt oder zu sich selbst wahrnimmt, gibt es eine „passive Relationalität“, die Beziehung, die die Umwelt zu dem Betroffenen aufrechterhält: „Selbst in der extremen Hilflosigkeit der Demenz kann die Würde des Menschen von anderen wahrgenommen werden“ (Wetzstein 2005). Eine solche Ethik der Relationalität wird im Altenhilfebereich vielleicht stärker gefragt sein als eine Ethik der Autonomie. Lebensqualität wird subjektiv empfunden und intersubjektiv, durch Beziehung gefördert – oder durch Beziehungslosigkeit vernichtet. So formulierte bereits 1982 Norbert Elias: „Das ist das Schwierigste: die stillschweigende Aussonderung der Alternden und der Sterbenden aus der Gemeinschaft der Lebenden, das allmähliche Erkalten der Beziehung zu Menschen, denen ihre Zuneigung gehörte, der Abschied von Menschen überhaupt, die ihnen Sinn und Geborgenheit bedeuteten."[1]

Im Alltag einer Altenhilfeeinrichtung findet sich eine Fülle von Konfliktsituationen, die die obengenannten Spannungsfelder konkretisieren:

- der Umgang mit problematischem Bewohnerverhalten (z. B. Halluzinationen, psychomotorische Unruhe, depressive Verstimmung, Umtriebigkeit, Unruhe, Umkehr Schlaf-, Wachrhythmus, Schreiattacken / Hypersexualität),
- die Anwendung von freiheitsentziehenden Maßnahmen (Fixierungen, Einsperren, Sedierung, Wegnahme von Hilfsmitteln, psychischer Druck, z. B. Zwang und Drohungen),
- die Verweigerung der Einnahme von notwendigen (psychopharmazeutischen) Medikamenten,
- der Einsatz von Psychopharmaka ohne medizinische Indikation oder regelmäßige Kontrolle (Studien weisen auf signifikante Zusammenhänge hin zwischen der Anwendung von Psychopharmaka und Alter, Geschlecht, Bewohnerverhalten, aber auch institutionellen Merkmalen wie Personalschlüssel und Mehrbettzimmer, vgl. Bockenheimer-Lucius 2007),
- der Umgang mit Macht und Gewalt: zwischen Bewohnern, von Bewohnern gegenüber Pflegenden, von Pflegenden gegenüber Bewohnern,
- der Umgang mit Depression und Suizidalität,
- der Umgang mit Suchtverhalten,
- der Umgang mit Nahrungsverweigerung,
- Konflikte mit Angehörigen (überhöhte Ansprüche, enttäuschte Erwartungen, Schuldgefühle, Vorwürfe, Übergriffigkeit, Rückzug),

---

[1] Elias, Norbert: Über die Einsamkeit des Sterbenden in unseren Tagen. Frankfurt/M. 1982, 8.

- unbefriedigendes Engagement von gesetzlichen Betreuern,
- der Umgang mit sterbenden Bewohnern,
- der Umgang mit verstorbenen Bewohnern.

Im Umgang mit diesen Problemen stellt sich in der stationären Altenhilfe im Vergleich zum Krankenhaus ein institutionsspezifisches Problem: die Komplexität von Entscheidungen und die Verschiedenheit der Entscheidungsträger.

Bei *medizinethischen Fragen* sind Arzt und Patient Entscheidungsträger: Der Arzt entscheidet über die Indikation einer medizinischen Maßnahme, der Patient, ob er der angebotenen Maßnahme zustimmt oder sie ablehnt. Ist – wie in vielen Fällen in der Altenhilfe – die Einwilligungsfähigkeit eingeschränkt oder nicht gegeben, entscheidet ein Vertreter (z. B. ein Vorsorgebevollmächtigter oder rechtlicher Betreuer) gemäß dem mutmaßlichen Patientenwillen.

Dieser Wille ist aber nicht immer leicht zu ermitteln: Undeutliche, mehrdeutige, widersprüchliche Äußerungen des Bewohners und unterschiedliche Wahrnehmungen, Interpretationen (und Interessen) der Umgebung lassen ein vielschichtiges Bild entstehen. Ist zusätzlich die medizinische Nutzen-Risiko-Abwägung einer Maßnahme nicht eindeutig, fällt es schwer, zu einer Entscheidung zu kommen.

Bei „*sozialethischen*" *Problemen* spielt die medizinische Perspektive eine weniger gewichtige Rolle – obwohl sie wichtige Aspekte und Lösungsideen beitragen kann. Entscheidungsträger sind hier jedoch häufig die Leitungskräfte der Einrichtung und der Bewohner bzw. sein Vertreter.

Für ein Gespräch aller Beteiligten und eine systematische Analyse einer ethisch komplexen Problemsituation mangelt es in der Regel vordergründig an Zeit, oftmals aber auch an vorhandenen fairen Kommunikations- und transparenten Entscheidungsstrukturen.

4. Auf dem Weg zur Ethikberatung in der Altenhilfe

Die Ausgangslage stellt sich im stationären Altenhilfebereich auch bezüglich der Entwicklung einer organisierten Ethik deutlich anders dar als im Krankenhausbereich. Hier haben sich im vergangenen Jahrzehnt in Deutschland vor allem nach der Empfehlung der evangelischen und katholischen Krankenhausverbände von 1997 unterschiedliche Formen einer strukturierten Ethikberatung entwickelt und in ca. 10 % der Krankenhauseinrichtungen etabliert. 2006 hatte die Zentrale Ethikkommission der Bundesärztekammer den Ärzten empfohlen, in komplexen Entscheidungssituationen interdisziplinäre und berufsübergreifende Beratung wahrzunehmen. Sie rät den Hausärzten, sich an institutionalisierten Ethikberatungen zu beteiligen.

Im Bereich der stationären Altenhilfe steht die Entwicklung organisierter Formen von Ethikberatung dagegen noch am Beginn. Erste Ethikkomitees in Pflegeeinrichtungen finden sich in den 80er Jahren in den USA, zunächst selten und auf freiwilliger Basis. Sie folgen meist den Empfehlungen des *President's Commission Reports* von 1983, der die Einrichtung von interdisziplinären Ethikkomitees in Krankenhäusern und in Einrichtungen der Langzeitpflege anregt.

In Deutschland gibt es seit 2006 Initiativen zur Bildung von Ethikkomitees in der Altenhilfe in den Einrichtungen der Armen Dienstmägde Jesu Christi (ADJC Dernbach) und der Chervier-Schwestern in Frankfurt sowie der Bremer Heimstiftung. Das erste Ethikkomitee Altenhilfe (EKA) in den Einrichtungen der Malteser Trägergesellschaft konstituierte sich im Januar 2007 in Sachsen; ihm folgten das EKA Eifel im September 2007 und die EKA Duisburg und Hamm im Jahr 2010.

Diese relativ späte Entwicklung bedeutet jedoch nicht, dass es bislang in der stationären Altenhilfe an Sensibilität für ethische Konfliktsituationen gemangelt hätte. Auch gibt es seit längerem verschiedene einzelne Ansätze, ethische Fragestellungen mit zu berücksichtigen (z. B. bei Pflegevisiten, moderierten

Angehörigen-Treffen, Biografiearbeit mit Bewohnern, Überleitungsbogen bei Verlegung in ein Krankenhaus, Arbeitskreis mit Hausärzten). In den meisten Einrichtungen fehlen aber bislang strukturierte Instrumente zur systematischen Erfassung und Bearbeitung, sowohl auf der Einzelfallebene als auch bei der Entwicklung von einrichtungsbezogenen ethischen Leitlinien für konkrete Problemsituationen.

Analog zu den Anforderungen an eine Ethikberatung im Krankenhauswesen wird es auch im Bereich der stationären Altenhilfe darum gehen, einmalige oder wiederkehrende ethische Konfliktsituationen in einer Einrichtung zu identifizieren, zu analysieren, die unterschiedlichen Aspekte der Beteiligten zusammenzutragen, mögliche Maßnahmen zu finden und diese unter ethischen Kriterien zu bewerten. Ziel ist es, dem Einzelnen, einem Team oder der Einrichtung Instrumente zu verschaffen, mit denen sie zu einer argumentativ begründeten Entscheidung gelangen und handlungsfähig bleiben können.

Dazu ist ein fairer hierarchieflacher Diskurs der Beteiligten notwendig, in dem Wahrnehmungen und Intuitionen der einzelnen gesammelt und Verständnis für Entscheidungsgründe und Werthintergründe gesucht werden. Diese partizipative Struktur fordert die Berücksichtigung der unterschiedlichen beteiligten Personen, Professionen und Institutionen.

Im Bereich der stationären Altenhilfe stellt sich im Vergleich zum Krankenhaus ein verstärktes Konfliktfeld zwischen der ärztlichen Entscheidungsverantwortung und pflegerischen Durchführungsverantwortung dar. Da der Hausarzt in der Regel kein Heimarzt ist und deutlich weniger präsent ist als etwa ein Arzt im Krankenhaus, ist er angewiesen auf die Beobachtung und Einschätzung der Pflegenden, etwa über „problematisches Verhalten“ der Bewohner. Mängel in der Kommunikation und Transparenz können zu Spannungen bis hin zur Verweigerung der Ausführung einer ärztlichen Anordnung führen.

Damit Ethikberatung Bestand und Wirkung in einer Einrichtung gewinnt und nicht abhängig vom Belieben einzelner wird, bedarf es transparenter Regelungen, z. B. in Form von Satzungen, Geschäftsordnungen und Verfahrensanweisungen.

5. Ethische Fallbesprechung als Einscheidungshilfe im Einzelfall

Das Basisinstrument der Ethikberatung stellt die ethische Fallbesprechung dar. Nach einem vorgegebenen Verfahren werden konkrete Probleme mit intern und extern Beteiligten in einem moderierten und strukturierten Gespräch diskutiert, um eine ethisch verantwortete Lösung zu finden.

Das *Ziel* der Ethischen Fallbesprechung ist es, ein Gesprächsforum zu organisieren, damit

- die moralische Intuition Einzelner oder eines Teams bezüglich eines ethischen Konflikts einen Rahmen findet,
- die einzelnen Personen und Professionen ihre Wahrnehmungen und Bewertungen der Situation systematisch artikulieren können,
- der mutmaßliche Wille des Bewohners ermittelt werden kann,
- Lösungsmöglichkeiten gesammelt und unter ethischen Kriterien bewertet werden,
- dem Entscheidungsträger eine ethisch begründete Empfehlung gegeben werden kann,
- ein koordiniertes und kooperatives zielgerichtetes Vorgehen zur Lösung des ethischen Problems geplant wird.

Aber auch wenn kein Konsens über den zugrundeliegenden Sachverhalt oder die ethische Bewertung der einzelnen Maßnahmen erreicht werden kann, ist eine Ethische Fallbesprechung nicht direkt gescheitert. Der zu Tage getretene ungelöste Dissens kann ein Zeichen der Komplexität des zugrundeliegenden ethischen Problems sein. In vielen Fällen wird es ohnehin nicht eine perfekte Lösung geben, die von allen gleichermaßen für gut befunden wird, sondern allenfalls eine „relativ gute“ Handlungsoption. Aber auch wenn ein Konsens ganz ausbleibt, kann es ein wertvoller Gewinn sein, wenn verschiedene Sichtweisen sachlich und begründet diskutiert werden und dadurch ein Verständnis für andere Positionen entsteht.

Anlass für eine Ethische Fallbesprechung ist häufig eine moralische Intuition: ein Gefühl von Ratlosigkeit oder Unstimmigkeit, was in einer medizinischen oder pflegerischen Situation getan werden sollte.

Dabei lassen sich drei Konfliktebenen unterscheiden, die auch ineinander greifen können:

Bei intrapersonellen Konflikten können verschiedene Wertvorstellungen, die eine Person für sich anerkennt, nicht widerspruchsfrei realisiert werden (z. B. wenn der Respekt vor dem Selbstbestimmungsrecht eines Bewohners mit der Fürsorgepflicht ihm gegenüber kollidiert).

Darüber hinaus können interpersonelle Konflikte auftreten, bei denen die Wertvorstellung verschiedener Personen miteinander in Konflikt geraten (z. B. wenn ein Arzt zum Schutz vor Selbstgefährdung eines Bewohners eine freiheitsentziehende Maßnahme verordnet, die nach Ansicht einer Pflegekraft zu stark in das Selbstbestimmungsrecht des Bewohners eingreift).

Ethische Konflikte zwischen einem Einzelnen und der Institution können auftreten, wenn z. B. das individuell nachvollziehbare Bedürfnis einzelner Bewohner oder Mitarbeiter in Widerspruch zur Hausordnung oder zu Leitlinien oder geltenden Standards gerät.

Inhaltlich können alle o. g. Konfliktfelder aus dem medizin-ethischen und sozial-ethischen Bereich zu einer Fallbesprechung führen.

Initiatoren können alle Personen sein, die diesen Konflikt empfinden: Bewohner und ihre Angehörigen, Mitarbeitende in der Pflegeeinrichtung (Pflegekräfte, Sozialdienst, therapeutische Dienste, Seelsorge, Verwaltung, Ehrenamtliche) und extern in die Versorgung eingebundene Personen (Hausarzt, Betreuer).

Bei der *Vorbereitung* einer Fallbesprechung kommt es sehr auf die Strukturen an, die eine Einrichtung für die Ethikberatung entwickelt hat. Nach dem Malteser Ethik-Modell ist in jeder Altenhilfeeinrichtung ein Ethik-Team benannt, das aus zwei bis vier (leitenden) Mitarbeitern besteht. Diese Personen sind Ansprechpartner für die Ratsuchenden, die ein moralisches Problem empfinden. Sie kennen das Verfahren der Ethischen Fallbesprechung und sind durch spezielle Schulungen auf die Durchführung und Moderation dieser Gespräche vorbereitet.

Eine erste Aufgabe dieser Personen besteht darin zu prüfen, ob das Anliegen durch eine ethische Fallbesprechung bearbeitbar scheint. Steht ein anderes, nicht-ethisches Problem im Vordergrund (z. B. ein Teamkonflikt, fachliche Informationsdefizite), sollte ein anderes Instrument (z. B. eine Konfliktmoderation, eine Supervision, ein fachliches Informationsgespräch) empfohlen werden. Erscheint die Ethische Fallbesprechung als geeignetes Mittel, ist es die Aufgabe des Ethik-Teams oder des Ethik-Moderators, für die Organisation, Einberufung und Durchführung Sorge zu tragen.

Der nächste Schritt besteht in der Identifikation des Teilnehmerkreises. Der Initiator oder Fallbringer sollte anwesend sein, ebenso Mitarbeitende aus der Pflege, aus dem Sozialdienst, dem therapeutischen Dienst und der Seelsorge, die die Situation kennen. In konfessionellen Einrichtungen kann es die Regelung geben, dass die Seelsorge qua Amt regelmäßig an einer Ethischen Fallbesprechung teilnimmt. Je nach Fragestellung ist die Anwesenheit des Hausarztes von hoher Relevanz – aber nicht immer leicht zu organisieren. Auch die Anwesenheit des Betreuers kann von Vorteil sein.

Es lohnt sich darüber nachzudenken, wie der Bewohner und eventuell Angehörige an der Ethischen Fallbesprechung beteiligt werden können. Eine Form der Beteiligung besteht darin, diese Personen vorher zu informieren, dass eine Besprechung geplant ist und relevante Informationen zu ermitteln.

Nach der Durchführung kann der Moderator oder der Entscheidungsträger diesen Personenkreis dann über Verlauf und Ergebnis in geeigneter Form informieren.

Die Alternative zu diesem sequentiellen Modell ist die unmittelbare Teilnahme des Bewohners und / oder seiner Angehörigen an der Fallkonferenz. Für dieses zweite Modell scheint zu sprechen, dass für ein höheres Maß an Partizipation und Transparenz gesorgt ist und Informationen z. B. aus der Biografie direkt ermittelt werden können.

Allerdings gibt es auch Bedenken gegen dieses Modell: Die Anwesenheit von Bewohnern und Angehörigen kann dazu führen, dass bestehende Kontroversen im Team nicht diskutiert werden, um nicht das Vertrauensverhältnis zur Einrichtung zu beschädigen. Auch kann es sein, dass ein erhöhtes Maß an Emotionalität, die je nach Fragestellung zu erwarten und sicher gut verständlich ist, einem sachlich-argumentativen Diskurs entgegenlaufen kann. Es ist grundsätzlich bei einem Votum von Angehörigen auch außerhalb der Ethischen Fallbesprechung darauf zu achten, dass sie die Präferenzen des Bewohners und nicht ihre eigenen vertreten. Schwierig kann es auch werden, wenn bestehende familiäre Spannungen durch die Anwesenheit verschiedener Angehöriger in die Fallbesprechung hineingetragen werden. In einer Fallbesprechung können außerdem eine Fülle von sensiblen medizinischen, biografischen, sozialen, psychischen, spirituellen Daten ausgesprochen werden, die ausdrücklich eines besonderen Schutzes bedürfen. Grundsätzlich ist daher auch gegenüber Angehörigen, Ehrenamtlichen und Externen immer gut zu bedenken, inwieweit ein Datenschutz gewährt und eine Schweigepflicht noch einmal ausdrücklich zu vereinbaren ist.

Ist der Teilnehmerkreis geklärt, sind Ort und Zeitpunkt der Besprechung zu vereinbaren. Die Durchführung sollte binnen Wochenfrist geschehen, je nach Dringlichkeit der Fragestellung auch früher.

Zur Vorbereitung sollte der Moderator die „Stammdaten“

schon einmal zusammentragen, um die Fallbesprechung zu entlasten. Zu diesen Daten können gehören (siehe Anlage):
- Name des / der Bewohners
- Geburtsdatum
- Familienstand
- Religion / Konfession
- Pflegestufe
- Vollmacht / Rechtliche Betreuung für welche Bereiche
- Vorlage einer Patientenverfügung: ja / nein
- Datum des Einzugs in die Einrichtung

Alle Teilnehmer werden zur Vorbereitung gebeten, sich mit vorliegenden Informationen und Dokumentationen zu dem entsprechenden Bewohner vertraut zu machen.

Bei der *Durchführung* der Fallbesprechung kann es für den Moderator sehr hilfreich sein, einen Fragebogen als Moderationsleitfaden zu benutzen (siehe z. B. Anlage).

Die Struktur des Fragebogens lehnt sich im Groben an das Nijmwegener Modell an, ist aber in den einzelnen Kategorien und Fragestellungen stark modifiziert und auf die Bedürfnisse der stationären Altenhilfe angepasst. Nach Benennung von Anlass und Problemstellung (Teil 1) werden Fakten zu biografischen, pflegerischen und medizinischen Aspekten, zur Kommunikationsfähigkeit, zu sozialen, psychischen und spirituellen Fragen zusammengetragen (Teil 2). Dieser Part der Fallbesprechung bedarf einer eher straffen Moderation, um zeitlich nicht zu umfangreich zu werden. Vor allem ist wichtig, dass sich in die Faktensammlung, die der Klärung des Sachverhaltes dient, nicht schon Maßnahmenplanungen und Bewertungen einschleichen.

Ist die Faktensammlung abgeschlossen, beginnt mit dem dritten Teil das Kernstück der Fallbesprechung: die Planung und ethische Bewertung von Maßnahmen. Hier sind die Teilnehmer eingeladen, vor dem Hintergrund der Ausgangsfragestellung und der gesammelten Fakten Ideen für Maßnahmen zusammenzutragen, auch solche, die zunächst abwegig erscheinen. Dadurch kann das Handlungsspektrum deutlich ausgeweitet werden.

Bei der anschließenden Beurteilung der Maßnahmen wird zunächst die Vereinbarkeit mit juristischen Vorgaben oder dem Leitbild geprüft. Anschließend werden die Maßnahmen anhand von sieben Kriterien diskutiert.

In der Praxis hat es sich bewährt, die genannten Maßnahmen zunächst unbewertet und möglichst konkret für alle Beteiligten sichtbar auf einer Tafel oder einem Flip-Chart aufzuschreiben. Danach prüft die Gruppe, inwieweit die jeweiligen Maßnahmen die einzelnen ethischen Kriterien erfüllen:

1. Kriterium Autonomie: Entspricht die Maßnahme dem (mutmaßlichen) Willen oder den aktuell erkennbaren Präferenzen des Bewohners?
2. Kriterium Biografische Integrität: Entspricht die Maßnahme der Lebensgeschichte und dem bisherigen Lebensentwurf des Bewohners?
3. Kriterium Fürsorglichkeit: Kommt die Einrichtung mit der Maßnahme ihrer Fürsorgepflicht für den Bewohner nach?
4. Kriterium Nutzen: Profitiert der Bewohner von der Maßnahme?
5. Kriterium Schadensvermeidung: Welche Risiken birgt die Maßnahme? Ist das Risiko vertretbar? Wird Schaden für den Bewohner vermieden?
6. Kriterium Nachhaltigkeit: Stellt die Maßnahme eine langfristige oder dauerhafte Lösung dar?
7. Kriterium Gerechtigkeit: Wird die Balance zwischen individuellem und allgemeinem Wohl gewahrt?

Die Ergebnisse der Gruppe werden vom Moderator schriftlich festgehalten: Wo die Gruppe sich einig ist, dass eine Maßnahme das jeweilige Kriterium erfüllt, wird in die Matrix ein

Plus-Zeichen eingetragen; wo Einigkeit besteht, dass das Kriterium nicht erfüllt ist, ein Minus-Zeichen; wo Uneinigkeit oder Unklarheit besteht, ein Fragezeichen.

Am Ende der Prüfung kann der Moderator auf der Tafel oder dem Flip-Chart die Anzahl der jeweiligen Plus-, Minus- oder Fragezeichen hinter der jeweiligen Maßnahme notieren. Die Erfahrung zeigt, dass anhand dieser Matrix relativ deutlich wird, welche Maßnahme die Gruppe unter ethischen Kriterien priorisiert (vgl. Abbildung 1).

Die *Kriterien*, an denen die möglichen Maßnahmen unter ethischem Aspekt geprüft werden, enthalten die vier bioethischen Prinzipien von Beauchamp und Childress.

Das Prinzip der *Autonomie* steht am Anfang der Prüfkriterien: Der Respekt vor der Selbstbestimmung und dem Willen des Bewohners oder seinen individuellen Präferenzen ist ein bleibender Prüfstein jeglichen medizin- und sozialethischen Handelns.

Allerdings führt die Frage nach der Selbstbestimmung wie oben beschrieben bei dementiell veränderten Menschen schnell an Grenzen, weil in vielen Fällen nicht ermittelbar ist, was der ausdrückliche oder mutmaßliche Wille eines Bewohners ist. Daher ist hier das Prinzip der *Biografischen Integrität* ergänzt: Wie passt eine vorgeschlagene Maßnahme zur lebensgeschichtlichen Identität eines Bewohners – steht sie in einer Kontinuität zu seinem Lebensentwurf?

Die *Fürsorglichkeit* wird als nächstes Kriterium geprüft – fokussiert auf die Frage des institutionellen Auftrags: Wird die Einrichtung bei der jeweiligen Maßnahme ihrer Fürsorgepflicht und Garantenfunktion gegenüber dem Bewohner gerecht? Möglicherweise bedarf es im Umgang mit Pflegebedürftigen und mit Menschen an der Grenze ihres Lebens einer stärkeren Gewichtung des Fürsorgeprinzips – bei gleichzeitiger Vorsicht vor einem entmündigenden Paternalismus. Die einseitige Betonung des Prinzips der Autonomie birgt ansonsten die Gefahr, dass die Relationalität eines Menschen,

Beurteilung der Maßnahme							
Gibt es Maßnahmen, die nicht mit juristischen Vorgaben vereinbar sind?							
Gibt es Maßnahmen, die nicht mit den Zielen des Trägers / der Einrichtung vereinbar sind?							
Prüfen Sie die verbleibenden einzelnen Maßnahmen nach den folgenden Kriterien und notieren Sie die dazugehörenden Bewertungssymbole: + Maßnahme erfüllt das Kriterium. – Maßnahme verstößt gegen das Kriterium. ? Es ist unbekannt / unklar / umstritten, ob die Maßnahme das Kriterium erfüllt.							
Maßnahme-Nr.	*Autonomie* Entspricht die Maßnahme dem (mutmaßlichen) Willen des Bewohners?	*Biografische Integrität* Entspricht die Maßnahme dem bisherigen Lebensentwurf des Bewohners?	*Fürsorglichkeit* Kommt die Einrichtung mit der Maßnahme ihrer Fürsorgepflicht für den Bewohner nach?	*Nutzen* Profitiert der Bewohner von der Maßnahme?	*Schadensvermeidung* Welche Risiken birgt die Maßnahme? Ist das Risiko vertretbar? Wird Schaden vermieden?	*Nachhaltigkeit* Stellt die Maßnahme eine langfristige oder dauerhafte Lösung dar?	*Gerechtigkeit* Wird die Balance zwischen individuellem und allgemeinem Wohl gewahrt?
1							
2							
3							
4							
5							
6							

Abbildung 1: Matrix zur ethischen Bewertung vorgeschlagener Maßnahmen

seine konstitutive Verwiesenheit auf die Beziehung zu anderen Menschen, aus den Augen verloren wird.

Auch dieses Prinzip erfährt in der Matrix eine Ergänzung durch die Frage nach dem *Nutzen* für den Bewohner: Profitiert dieser medizinisch, psychisch, sozial von der Maßnahme? Wird diese dazu dienen, seine subjektive Lebensqualität zu verbessern?

Jede wirksame Maßnahme wird jedoch auch mit Nebenwirkungen und Risiken verbunden. Daher ist das Prinzip der *Schadensvermeidung* und die Einschätzung des möglichen Risikos die logische und notwendige Folge der Frage nach dem Nutzen.

Der Aspekt der *Nachhaltigkeit* stellt ebenfalls eine Ergänzung zu den vier bekannten bioethischen Prinzipien dar. Da alle Maßnahmen Kräfte binden, ist es angesichts knapper Ressourcen ein Teilaspekt von Verteilungsgerechtigkeit, ob der Einsatz von Zeit, Energie und Kosten gerechtfertigt ist durch das Erreichen einer dauerhaften Lösung. Ethisch verantwortliches Handeln erweist sich auch in der effizienten Nutzung der begrenzt vorhandenen zeitlichen, personellen, institutionellen, organisatorischen und finanziellen Ressourcen, unter dem Gebot der Gerechtigkeit (Schwerdt, 2005, 63).

Das Prinzip der *Gerechtigkeit* ist noch einmal unter einem anderen Blickwinkel aufgegriffen: Wird eine Maßnahme dem Wohl des Einzelnen und dem Gemeinwohl einer Einrichtung gerecht – oder stellt sie eine fragwürdige Bevorzugung (oder Benachteiligung) im Hinblick auf die anderen Bewohner der Einrichtung dar? Wie stellt sich eine Maßnahme unter dem Aspekt der Zumutbarkeit für Mitbewohner, Angehörige, Mitarbeitende dar? Insofern beinhaltet die ethische Reflexion auch den Anspruch, „alle im Interaktionsfeld des Pflegeprozesses beteiligten Personengruppen in den Blick zu nehmen“ (Trost, 281).

Die emotionale Spannung, die manche Ethische Fallbesprechung prägt, die Erleichterung über das Finden eines Weges, vielleicht auch die Erschöpfung über die Komplexität einer Besprechung bergen die Gefahr, dass die Gruppe rasch auseinandergeht, ohne zu klären, wie die Wirksamkeit des Besprochenen überprüft wird. „Bis wann und wie überprüft das Ethik-Team den Erfolg der Maßnahme?" – diese letzte einfache Frage kann, obwohl sie so wichtig ist, leicht übersehen werden.

Auch wenn das Ergebnis im Protokoll festgehalten und in der Bewohnerakte dokumentiert wird, die nächsten Schritte und die Verantwortlichen benannt sind, ist noch nicht gesichert, dass die Umsetzung wirklich erfolgt. Daher ist es sehr sinnvoll, sich vor Abschluss noch einmal in Erinnerung zu rufen, dass in der Ethik ein faires Gespräch viel bedeutet, aber nicht alles. Es ist ebenso wichtig, Fristen zu vereinbaren, in denen die Umsetzung überprüft wird. Sind die Betroffenen bei dieser späteren Evaluation mit dem Ergebnis zufrieden, kann die Besprechung als abgeschlossen gelten. Gibt es jedoch weitere oder neue Unzufriedenheit, sollte eine Nachbesprechung folgen. Diese wird in der Regel kürzer ausfallen, da der aufwändige Teil der Faktensammlung entfällt (außer wenn neue Sachverhalte aufgetreten sind). Der Schwerpunkt wird eher darauf liegen, warum Maßnahmen nicht ergriffen wurden oder nicht gegriffen haben und welche Konsequenz diese Erkenntnisse für die weitere Planung besitzen.

6. Ethikkomitee Altenhilfe (EKA)

Das EKA ist ein Gremium aus einrichtungsinternen und -externen Mitgliedern, das sich regelmäßig trifft. Seine *Aufgabe* besteht über die kasuistischen ethischen Reflexionen hinaus ähnlich wie im Krankenhausbereich darin, sich ethischen Fragestellungen zu widmen, die den Einzelfall übergreifen, und ggf. eine entsprechende ethische Leitlinie zu entwickeln. Eine weitere Aufgabe liegt darin, die Anwendung des Instruments Ethische Fallbesprechung in den Einrichtungen zu beobachten, die Themen, auf die sich diese Besprechungen beziehen, zu sammeln, etwaige Schwierigkeiten bei der Durchführung zu erkennen und geeignete unterstützende Gegenmaßnahmen zu entwickeln. Außerdem kann sich das EKA zum Ziel setzen, regelmäßig ethische Fortbildungen zu organisieren, die aktuelle ethische Themenstellungen aufgreifen.

Da viele Altenheime eine eher überschaubare Anzahl von Mitarbeitenden beschäftigen, kann es eine Überforderung darstellen, wenn jede Einrichtung ein eigenes Ethikkomitee organisiert. In der Malteser Trägergesellschaft haben zwei bis sechs Einrichtungen, die sich in regionaler Nähe befinden, zu einem Ethikkomitee zusammengefunden. Mindestens eine Person aus dem einrichtungsinternen Ethik-Team ist Mitglied im Ethikkomitee Altenhilfe, das sich mindestens viermal jährlich trifft. Dem EKA können außerdem mehrere externe Personen angehören: z. B. ein Hausarzt, ein Vertreter des Amtsgerichts, ein Koordinator eines ambulanten Hospizdienstes, ein Vertreter der Kirchengemeinde und ein Mitglied eines Klinischen Ethikkomitees (KEK) aus einem benachbarten Krankenhaus.

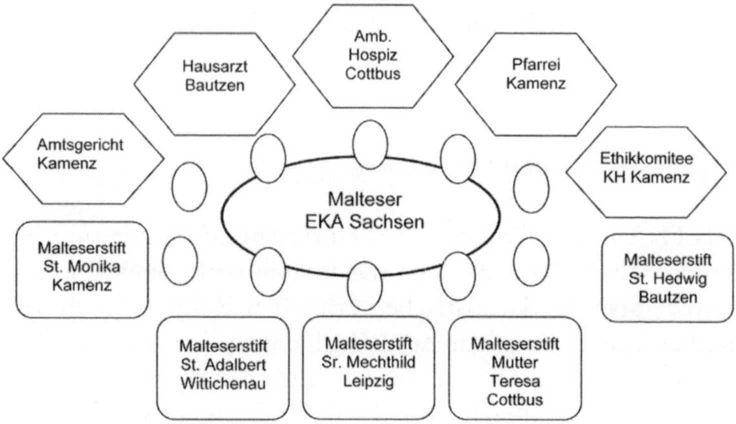

Abbildung 2: Beispiel Zusammensetzung des Malteser Ethikkomitees Altenhilfe Sachsen

Die einrichtungsübergreifende Zusammensetzung des Ethikkomitees Altenhilfe bietet verschiedene Vorteile: Kleinere Einrichtungen können *Synergieeffekte* nutzen und mit überschaubarem Personalaufwand an Erfahrungen anderer Einrichtungen und der Entwicklung von ethischen Leitlinien partizipieren. Einrichtungen bilden untereinander und mit anderen Leistungserbringern im Bereich der Altenhilfe ein übergeordnetes Netzwerk und haben damit die Möglichkeit, regionalpolitischen Einfluss zu nehmen. Im Hinblick auf die *Öffentlichkeitsarbeit und Markenbildung* können sich Einrichtungen desselben Trägerverbandes einheitlich in ideellen Fragen entwickeln und nach außen und innen darstellen.

Die Arbeitsweise eines EKA kann ihren Ausgangspunkt bei der Betrachtung der zurückliegenden *ethischen Fallbesprechungen* nehmen. Dabei besteht die Aufgabe nicht in einer Kontrolle der inhaltlichen Qualität des Gesprächs, sondern in der Wahrnehmung der Fragestellung und des Prozesses. Möglicherweise entsteht durch eine solche Sichtung auch der Eindruck, dass weitere Informationen oder Schulungen für die Mitarbeitenden in der Einrichtung zum Thema Ethische Fallbesprechung notwendig sind.

Bei der Betrachtung Ethischer Fallbesprechungen kann auffallen, dass bestimmte Fragen wiederholt thematisiert werden. Dies kann ein Impuls sein, eine *ethische Leitlinie* zu entwickeln, die wiederkehrende ethisch problematische Situationen im Umgang mit Bewohnern und Angehörigen aufgreift, die im Problemfeld enthaltenen Werte und Wertekonflikte analysiert und exemplarisch gestufte Maßnahmen zum Umgang mit dem Problem beschreibt.

Aber nicht nur sich wiederholende Fragen in der Ethischen Fallbesprechung, sondern auch Eingaben von Bewohnern, Angehörigen oder Mitarbeitenden, Geschäftsführung, Beirat und einzelnen Mitgliedern des EKA können Impulse für die Entwicklung ethischer Leitlinien geben.

Das EKA sollte, bevor es mit der Arbeit an einer Leitlinie beginnt, die Eingaben unter den Kriterien prüfen, ob das Thema ethisch relevant, aktuell dringlich, den Einzelfall übergreifend und durch eine Leitlinie regelbar ist. Das EKA ist frei zu entscheiden, ob und wie es eine Eingabe bearbeitet. Die Zurückweisung einer Eingabe sollte sachlich gut begründet sein.

Die Erarbeitung eines ersten Entwurfes geschieht im EKA oder in einem Arbeitsausschuss, der auch durch externe Experten ergänzt werden kann. Quellen – neben der eigenen Reflexion – können sein: Fachliteratur und Fachzeitschriften (z. B. Ethik in der Medizin, Zeitschrift für medizinische Ethik, Zeitschrift für Gerontologie und Geriatrie), kirchenamtliche Quellen (z. B. Verlautbarungen der Deutschen Bischofskonferenz, des Apostolischen Stuhls, Gemeinsame Texte der Deutschen Bischofskonferenz und der Evangelischen Kirche in Deutschland), trägerspezifische Quellen (Leitbild, Leitlinien), Gesetzestexte und Rechtsprechungen, Verlautbarungen der Fachgesellschaften und Berufsverbände (z. B. Bundes- / Landesärztekammer, Pflegeverbände) oder Monografien zum Thema.

Als Gliederung bietet sich an, (1) die Ausgangslage zu beschreiben: Was ist der Anlass für die Behandlung, welche Regelungen bestehen, welche Fragen sind offen. Danach sollte (2) der Geltungsbereich benannt sein: Für welche Situationen, für welche Personen, für welche Einrichtungen / Abteilungen gilt die Leitlinie. Darauf kann eine Reflexion (3) der von der Fragestellung betroffenen Werte folgen. Als nächster Schritt sollten (4) gestuft Maßnahmen genannt werden, die eine Art Leitpfad zum Umgang mit dem Problem darstellen und dem Leser eine Hilfestellung zur Bewältigung geben. Sollten Minderheitsvoten vorhanden sein, können diese (5) abweichende Meinungen festgehalten werden. Schließlich können (6) auch verwendete Quellen aufgeführt werden.

Der erste Textentwurf sollte im EKA und ggf. mit Experten aus der Einrichtung noch einmal beraten und falls notwendig modifiziert werden. Kann das EKA zu einem Beschluss gelangen, wird der Text der Geschäftsführung zur Prüfung und Freigabe vorgelegt. Nach der Genehmigung ist es ein eigener Schritt, die Mitarbeiter in der Einrichtung mit der neuen Leitlinie durch Informations- oder Fortbildungsveranstaltungen vertraut zu machen.

Neben der aufmerksamen Beobachtung von Fallbesprechung und der Entwicklung von Leitlinien kommt dem EKA die Aufgabe zu, *ethische Fortbildungen* zu organisieren. Diese fördern die moralische Kompetenz von Menschen in Sozialberufen und die Fähigkeit, die eigene Moral, die der anderen Beteiligten und die der Einrichtung ethisch zu reflektieren. Werthaltungen können jedoch nicht wie anderes Wissen über kognitive Aneignung vermittelt werden. Daher müssen ethische Fortbildungsveranstaltungen Praxiserfahrungen und theoretisches Wissen in kritischer und selbstkritischer Reflexion und Kommunikation miteinander verknüpfen (Schwerdt 2005, 64). Wichtige *Ziele ethischer Fortbildung* sind

- die Entdeckung der eigenen moralischen Position,
- die Einübung des Perspektivwechsels,
- das Erlernen von Argumentieren,
- das Erkennen (und Überwinden) von Stereotypen und Routinen,
- das Erfahren der Vorteile kooperativer Entscheidungsfindungen,
- die Einsicht in die Grenzen des Machbaren und der Verantwortung,
- die Bereitschaft zum Kompromiss,
- die Erkenntnis, dass es in ethischen Konflikten keine perfekte Lösung gibt.

Jedes Jahr sollte daher das EKA für die Mitarbeiter einer jeden Einrichtung mindestens ein Fortbildungsangebot zu einem ethisch relevanten Thema organisieren. Hier ergibt sich u. a. die Möglichkeit, abgeschlossene ethische Leitlinien vorzustellen und zu diskutieren und damit die Arbeit des EKA in die Einrichtung zurückzukoppeln, so dass sich der Zirkel schließt: Ethische Fallbesprechungen führen – wenn sich Fragestellungen wiederholen – zur Erstellung Ethischer Leitlinien im Ethikkomitee, die wiederum in Fortbildungen kommuniziert werden und entsprechend das Qualitätsmanagement unterstützen.

Die ethischen Fortbildungen sind daher durch große Praxisnähe gekennzeichnet. Sie haben nicht nur das Ziel, ethische Standards zu implementieren. Sie fördern auch die Sensibilität für künftige ethisch bedenkliche Situationen und die Bereitschaft, Bedenken argumentativ in Ethische Fallbesprechungen einzubringen. Sie geben damit einen Impuls zur weiteren Entwicklung der Organisation in ethischen Fragen.

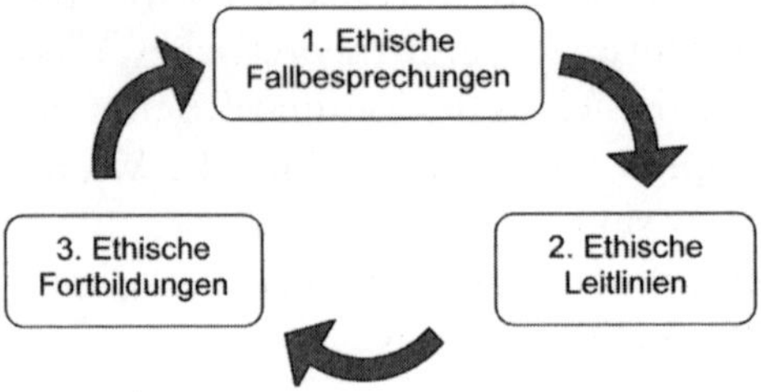

Abbildung 3: Die Verzahnung der einzelnen Instrumente

7. Widerstände, Grenzen und Bedenken

Ethikberatung bietet nicht nur Vorteile: Sie fordert auch ihren Preis und wird nicht immer als bequem empfunden. Einige Widerstände und Grenzen sind:

Ressourcenknappheit

Angesichts der knappen Zeit stehen neue Projekte immer unter Legitimationsdruck. Umso mehr, wenn sie, einmal in die Regelorganisation übernommen, weitere Energie fordern: Ethische Fallbesprechungen binden alleine in der Durchführung vier bis sechs Mitarbeitende für ca. eine Stunde; regelmäßige Ethikkomitee-Sitzungen und Fortbildungen fordern ebenfalls zeitliche und personelle Investitionen. Ein materieller Mehrwert, den Ethikberatung bringt, ist, wenn es ihn gibt, schwer messbar, so dass bei einer betriebswirtschaftlichen Betrachtung gute Argumente den Mitteleinsatz rechtfertigen müssen: z. B., dass eine vermiedene Ethische Fallbesprechung viel mehr Zeit und Energie bindet, weil Konflikte ungelöst bleiben und dem Bewohner, den Mitarbeitenden, dem Ansehen der Einrichtung schaden können; dass Ethische Leitlinien die Findung von verantwortlichen Entscheidungen erleichtern und dadurch Mitarbeiter- und Kundenzufriedenheit steigern können. Garantien gibt es für diesen Ausgleich jedoch nicht.

Entschleunigung und Unterbrechung

Ethik als ein Innehalten und Reflektieren unterbricht Alltagsroutine. Die Frage, was wirklich gut ist, kann pragmatisches Denken entschleunigen. Diese Unterbrechung ist nicht immer willkommen, sondern kann als Störung erlebt werden. Eine Kultivierung der moralischen Intuition und die Sensibilisierung für ethische Konflikte fördern eine Nachdenklichkeit, die zunächst den Handlungsfluss unterbricht.

Auch hier stellt sich die Frage, was diese Unterbrechung berechtigt und ob es sich nicht leichter arbeiten lässt, wenn man standardmäßig arbeitet und sich vermeintlichen Sachzwängen fügt.

Überforderung der Ethikberatung

Ethik ist kein allgemeines Konfliktlösungsmodell für zwischenmenschliche Konflikte, bietet kein Patentrezept gegen Kommunikationsstörung oder überzogene hierarchische Strukturen. Mit der Lösung eines ethischen Konflikts lassen sich nicht gleichzeitig Teamkonflikte und grundlegende Kommunikationsstörungen lösen. Auch darf die prinzipielle Gleichheit der Teilnehmer einer ethischen Fallbesprechung nicht darüber täuschen, dass es außerhalb der Besprechungen unterschiedliche Kompetenzen und Entscheidungsbefugnisse gibt.

Konsens-Orientiertheit und Perfektionismus

Ethische Diskussionen entstehen an Kontroversen, leben von ihnen – und enden manchmal auch in ihnen. Wer eine Fallbesprechung nur dann für gelungen hält, wenn am Ende Einigkeit aller Beteiligten steht, könnte mitunter enttäuscht sein. Aber auch wenn kein Konsens erreicht werden kann, kann ein ethischer Diskurs sehr sinnvoll sein, weil z. B. verschiedene Standpunkte deutlich und transparent geworden sind. Die Komplexität ethischer Probleme bringt es mit sich, dass es selten eine perfekte Lösung gibt, sondern immer mehr oder weniger gute Ansätze und relative Einigkeiten.

Delegation von ethischer Verantwortung

Die Bildung von Ethik-Teams oder eines EKA darf kein Ersatz für die eigene ethische Verantwortlichkeit werden – weder für den einzelnen Mitarbeitenden noch für die Organisation. Die formale Berufung auf eine Leitlinie oder das Votum einer Fallbesprechung entbindet nicht davon, eine Entscheidung auch inhaltlich verantworten zu müssen. Eine Unternehmensleitung, die z. B. meint, eine Organisation dadurch „ethisch“ zu gestalten, dass sie viele Mitarbeiter zu Fortbildungen schickt und Ethik auf der Ebene der Personalentwicklung betreibt, greift zu kurz: Ohne eine entsprechende ethische Organisationsentwicklung ist die Ethik im Unternehmen nicht stabil organisiert.

Missbrauch als Marketing-Instrument

Die Betonung ethischer Werte kann ökonomische Wettbewerbsvorteile bieten, aber die Werte müssen dann auch spürbar von Mitarbeitenden und Kunden gelebt und erfahren werden können. Wo sie nur als Marketinginstrument benutzt werden, sind sie missbraucht, unglaubwürdig und am Ende wirkungslos oder sogar kontraproduktiv.

8. Chancen und Potentiale

Trotz der genannten Widerstände und Grenzen ist eine organisierte und qualifizierte Ethikberatung in der Altenhilfe nutzbringend und auf längere Sicht gesehen auch notwendig. Im Einzelnen sind verschiedene Vorteile und Chancen erkennbar:

Vorteile für Bewohner und Angehörige

Ethikberatung kann einen Beitrag zur Verbesserung der Versorgung und Begleitung von Bewohnern und Angehörigen leisten. Sie fördert einen multiperspektivischen Blick auf die Biografie und die aktuelle physische, soziale und spirituelle Situation des Bewohners. Sie sucht nach verschiedenen Lösungsmöglichkeiten, die individualethisch und sozialethisch ausbalanciert sind. Sie ignoriert ethische Konflikte nicht und erklärt sie auch nicht von vorneherein als unlösbar, sondern nimmt sie als eine Herausforderung an. Sie bezieht den Bewohner und seine Angehörigen und deren Präferenzen in Entscheidungen mit ein und sorgt für argumentativ begründete und transparente Entscheidungsprozesse.

Vorteile für die Mitarbeitenden

Auch für die Mitarbeitenden gibt es eine Reihe von Vorteilen durch Ethikberatung:

- Es gibt einen Ort, ethische Konflikte anzusprechen und systematisch nach Lösungen zu suchen, anstatt sie lediglich auszuhalten oder zu verdrängen.
- Entscheidungsträger stehen trotz bleibender juristischer Verantwortung nicht allein da und können sich bei der Entscheidungsfindung beraten lassen. Sie können ihre Entscheidungen u.U. sicherer und authentisch vertreten.
- Lösungsstrategien, die gemeinsam diskutiert und erarbeitet werden, erfahren eine stärkere Identifikation der am Prozess Beteiligten, als wenn sie vorgegeben oder verordnet sind.
- Durch diskursive Prozesse werden Sensibilität, Argumentationsvermögen, Konsens- und Kompromissbereitschaft gefördert und die interne und externe Kooperation sowie die Kommunikationskultur insgesamt in Richtung Transparenz, Sachlichkeit, Respekt vor der eigenen moralischen Intuition und den Ansichten anderer verbessert.
- Leitlinien geben Orientierung und Handlungssicherheit im Umgang mit wiederkehrenden ethischen Problemen.
- Ethische Reflexion kann z. B. in retrospektiven Fallbesprechungen einen konstruktiven Umgang mit Pannen und Fehlern fördern.
- Die Evaluation von Ergebnissen Ethischer Fallbesprechung sichert eine Überprüfung der erreichten Ziele und die Reflexion über notwendige Alternativen oder Modifikationen.

Vorteile für die Einrichtung

Für die Einrichtung bietet sich ebenfalls ein vielfältiger Nutzen:

- Ethik stellt, wenn sie sich nicht nur auf die ethische Fortbildung der Mitarbeitenden beschränkt, sondern auch in Entscheidungsprozessen auf unterschiedlichen Ebenen verankert ist, einen wichtigen Teil der Organisationsentwicklung dar. Sie unterstützt den Prozess der Umsetzung der Mission oder des Leitbildes eines Unternehmens im Alltag und fördert die Identität eines Unternehmens auch im Hinblick auf die Unternehmenstradition.
- Partizipation an Entscheidungen bedeutet eine Wertschätzung der Fachlichkeit und Menschlichkeit der einzelnen Mitarbeiter. Mitarbeitende fühlen sich mit ihrer je eigenen Moralität ernst genommen und zur verantwortlichen Beteiligung an Entscheidungsprozessen eingeladen.
- Eine attraktive und authentische Wertekultur stärkt die Mitarbeiterbindung und die Identifikation mit dem Unternehmen. Möglichkeiten der gemeinsamen Findung und Entwicklung von Werten fördern die Verbundenheit mit der Organisation.
- Arbeitsprozesse können sicherer und effektiver gestaltet werden: „Wenn ein bestimmter Geist in einem Unternehmen herrscht, dann bedeutet dies auch, dass für bestimmte Alltagssituationen keine Grundsatzentscheidung mehr nötig ist, sondern dass im gegebenen Wertekorridor schnell und kompetent gehandelt werden kann“ (Hemel, 12). Das bedeutet einen Zugewinn an Schnelligkeit, Produktivität und Qualität.
- Die interinstitutionelle Zusammenarbeit mit Krankenhäusern, Arztpraxen, ambulanten Diensten, Betreuungsvereinen und -behörden kann gestärkt werden, sensible Nahtstellen zwischen den Einrichtungen (z. B. bei Übernahme eines Patienten aus dem Krankenhaus, Verlegung

eines Bewohners ins Krankenhaus) können personen- und institutionengerecht gestaltet werden.
- Ethikberatung kann schließlich das Profil einer Einrichtung deutlich machen und einen positiven Marketingeffekt für Bewohner, Angehörige, Hausärzte, Krankenhäuser und das gesamte Umfeld bieten. Transparenz in den Werthaltungen und den entsprechenden Leistungen und Strukturen kann in einem schärfer werdenden Wettbewerb zwischen Pflegeeinrichtungen Marktvorteile erschließen.

Anlage: Frage- und Protokollbogen für Ethische Fallbesprechungen

Ethische Fallbesprechung – Frage- und Protokollbogen

Datum:	Name der Bewohnerin / des Bewohners:
Fallbringer:	Geburtsdatum:
Protokoll:	Familienstand:
Moderation:	Religion / Konfession:
Teilnehmer/innen:	Pflegestufe:

Vollmacht / Rechtliche Betreuung für welche Bereiche:

Vorlage einer Patientenverfügung: ja / nein

Datum des Einzugs in die Einrichtung:

1. Ausgangssituation

Was ist der Anlass des Gespräches? Was sind die Probleme? Wie lauten die Fragestellungen?	

2. Bestandsaufnahme

Biografische Gesichtspunkte	
Was ist über die familiäre Herkunft des Bewohners bekannt?	
Sind besondere einschneidende Lebensereignisse des Bewohners bekannt?	
Bildungsstand / ehemaliger Beruf des Bewohners	
Wie hat der Bewohner den Einzug in die Einrichtung verarbeitet?	
Gibt es aktuelle (positive oder negative) Erlebnisse, die den Bewohner stark bewegt haben?	

Pflegerische Gesichtspunkte	
Über welche körperlichen Ressourcen verfügt der Bewohner?	
Was ist der tägliche Pflegebedarf?	
Gibt es besondere / aktuelle Pflegeprobleme?	
Wie wird sich der Pflegebedarf voraussichtlich entwickeln?	
Medizinische Gesichtspunkte	
Welche Diagnosen sind bekannt?	
Welche Diagnose steht zurzeit im Vordergrund?	
Wie sieht die aktuelle Therapie aus?	
Wie sieht die medizinische Prognose aus?	
Kommunikationsfähigkeit	
Wie teilt sich der Bewohner mit?	
Ist die Kommunikationsfähigkeit beeinträchtigt – und wenn ja, wodurch?	
Kann der Bewohner adäquat reagieren?	
Gibt es verbale oder non-verbale, aktuelle oder frühere Äußerungen des Bewohners, die seinen Willen erkennen lassen?	
Liegt eine Patientenverfügung vor und welche Relevanz besitzt sie für die zu planenden Maßnahmen?	
Stimmt die Patientenverfügung mit dem aktuellen mutmaßlichen Patientenwillen überein?	
Psychische Gesichtspunkte	
Wie ist die psychische Befindlichkeit des Bewohners?	
Wie geht der Bewohner mit Alter, Krankheit und Pflegebedürftigkeit um?	
Soziale Gesichtspunkte	
Gibt es Vertrauenspersonen des Bewohners innerhalb / außerhalb der Einrichtung?	
Gibt es Personen innerhalb / außerhalb der Einrichtung, die der Bewohner ablehnt?	

Wie ist die Beziehung des Bewohners zur Einrichtung und zum Personal?	
In welchem Verhältnis steht der Bewohner zu seinen Mitbewohnern?	
Wie ist der Kontakt des Bewohners zu seiner Familie?	
Wie ist der Kontakt des Bewohners zum Hausarzt?	
Welchen Kontakt hat der Bewohner zu seinem Betreuer?	
Spirituelle Gesichtspunkte	
Welche Bedeutung hat Religion für den Bewohner?	
Wie lebt der Bewohner seinen Glauben?	
Wie geht der Bewohner mit Sterben und Tod um?	
Abschluss der Bestandsaufnahme:	
Sind alle zur Planung notwendigen Fakten bekannt? Welche Fakten fehlen?	

3. Maßnahmensammlung und -beurteilung

Sammlung möglicher Maßnahmen Notieren Sie spontan alle Maßnahmen, die zur Lösung des Problems beitragen könnten, auch solche, die Ihnen zunächst abwegig und kaum umsetzbar erscheinen. Denken Sie auch an die Möglichkeit, externe Dienste oder Personen hinzu zu ziehen.	
1	
2	
3	
4	
5	
6	
Beurteilung der Maßnahme	
Gibt es Maßnahmen, die nicht mit juristischen Vorgaben vereinbar sind?	
Gibt es Maßnahmen, die nicht mit den Zielen des Trägers / der Einrichtung vereinbar sind?	

Prüfen Sie die verbleibenden einzelnen Maßnahmen nach den folgenden Kriterien und notieren Sie die dazugehörenden Bewertungssymbole: + Maßnahme erfüllt das Kriterium. – Maßnahme verstößt gegen das Kriterium. ? Es ist unbekannt / unklar / umstritten ist, ob die Maßnahme das Kriterium erfüllt							
Maßnahme-Nr.	*Autonomie* Entspricht die Maßnahme dem (mutmaßlichen) Willen des Bewohners?	*Biografische Integrität* Entspricht die Maßnahme dem bisherigen Lebensentwurf des Bewohners?	*Fürsorglichkeit* Kommt die Einrichtung mit der Maßnahme ihrer Fürsorgepflicht für den Bewohner nach?	*Nutzen* Profitiert der Bewohner von der Maßnahme?	*Schadensvermeidung* Welche Risiken birgt die Maßnahme? Ist das Risiko vertretbar? Wird Schaden vermieden?	*Nachhaltigkeit* Stellt die Maßnahme eine langfristige oder dauerhafte Lösung dar?	*Gerechtigkeit* Wird die Balance zwischen individuellem und allgemeinem Wohl gewahrt?
1							
2							
3							
4							
5							
6							

4. Ergebnis und Empfehlung

Welche Maßnahme hat nach der Beurteilung die meisten Vorzüge?	
Macht es Sinn, Maßnahmen miteinander zu kombinieren?	
Was sind die nächsten Schritte?	
Wie lautet die Empfehlung?	
Bis wann und wie überprüft das Ethik-Team den Erfolg der Maßnahme?	

Literatur

Arend, Aric Vander; Gastmans, Chris: Ethik für Pflegende, Bern 1996.

Arndt, Marianne: Ethik denken – Maßstäbe zum Handeln in der Pflege, Stuttgart/New York 1996.

Beckers, Donata: Dasein, wenn es still wird. Die Nachhaltigkeit der implementierten Palliativbetreuung in der stationären Altenhilfe, München 2006.

Berghmans, Ron L. P.: Ethische Aspekte der medikamentösen Behandlung dementer Patienten, in: Ethik in der Medizin 15 (2003), 7–14.

Bockenheimer-Lucius, Gisela; May, Arnd T.: Ethikberatung – Ethikkomitee in Einrichtungen der stationären Altenhilfe (EKA) – Eckpunkte für ein Curriculum, in: Ethik in der Medizin 19 (2007), 331–339.

Bockenheimer-Lucius, Gisela: Ethikberatung und Ethikkomitee im Altenpflegeheim (EKA) – Herausforderung und Chance für eine ethische Entscheidungskultur, in: Ethik in der Medizin 19 (2007), 320–330.

Blonski, Harald: Ethik in Gerontologie und Altenpflege, Hagen 1998.

Bundesärztekammer: Grundsätze der Bundesärztekammer zur ärztlichen Sterbebegleitung vom 07.04.2004.

Deutsche Gesellschaft für Gerontopsychiatrie und -psychotherapie e.V. (DGGPP): Grundposition „Ethische Aspekte der Alterspsychiatrie“, o.O., o.J.

Eicken, B. von; Ernst, E.; Zenz, G.: Fürsorglicher Zwang , Freiheitsbeschränkung und Heilbehandlung in Einrichtung für psychisch kranke, für geistig behinderte und für alte Menschen. Bundesanzeiger Köln 1990.

Elias, Norbert: Über die Einsamkeit der Sterbenden in unseren Tagen, Frankfurt/Main 1982.

Ethik-Kommission der von Bodelschwinghschen Anstalten Bethel: Zum Umgang mit lebenserhaltenden Maßnahmen bei schwer kranken und sterbenden Menschen, Bethel 2007.

Fukerider, Reinhard: Ethische Fallberatung in der ambulanten Altenhilfe. Ideen für die Implementierung von ethischer Fallberatung im Verein NADel (Netzwerk ambulanter Dienst) e.V. in Minden Lübbecke, o.O. und o.J.

Heller, Andreas: Wie kommen wir zu guten Entscheidungen? Ethikberatung, eine Intervention in Organisationen In: Bartosch, Hans u. a.: Leben ist

kostbar. Der Palliative-Care- und Ethik-Prozess in der Kaiserswerther Diakonie, Freiburg/Br., 12–25.
Helmchen, Hanfried; Kanowski, Siegfried; Lauter, Hans: Ethik in der Altersmedizin. Stuttgart 2006.
Hemel, Ulrich: Ohne Werte geht es nicht, in: Neue Caritas 3/2008, 9–12.
Hoffmann-Gabel, Barbara: Ethik in der Altenhilfe, Hannover 1997.
Korff, Wilhelm; Beck, Lutwin; Mikat, Paul: Lexikon der Bioethik, Gütersloh 1998.
Krancke, Klaus: Aktuelle Entwicklungen der Altenhilfe – Auswirkungen auf Wohnen und Pflege. Vortrag zum Fachtag „Ethische Entscheidungen in der Pflege und Versorgung alter und kranker Menschen“, Bremen 2007.
Kruse, Andreas: Lebensqualität demenzkranker Menschen, in: Zeitschrift für medizinische Ethik 51 (2005), 41–57.
Marckmann, Georg: Geriatrie im Spannungsfeld zwischen Ethik und Ökonomie, in: Geriatrie Journal (2007), 11–17.
Oehmichen, Frank: Klinische Ethikberatung, in: Ärzteblatt Sachsen 4/2008, 155–157.
Schottky, Hans: Ethik und Moral in Medizin und Pflege – Entwicklungen, Forderungen und Perspektiven. Vortrag zum Fachtag „Ethische Entscheidungen in der Pflege und Versorgung alter und kranker Menschen“, Bremen 2007.
Schottky, Hans; Nola, Erika; Scholz, Petra: So geht es nicht weiter. Die Ethische Fallbesprechung – eine Methode zum Umgang mit Konflikten im Gesundheitsbereich und in der Altenhilfe, Bremen 2007.
Schwerdt, Ruth: Lernen der Pflege von Menschen mit Demenz bei Alzheimer-Krankheit, in: Zeitschrift für medizinische Ethik 51 (2005), 59–76.
Schwerdt, Ruth: Eine Ethik für die Altenpflege, Bern 1998.
Synofzik, Matthis; Maetzler, Walter: Wie sollen wir Patienten mit Demenz behandeln? Die ethisch problematische Funktion der Antidementiva, in: Ethik in der Medizin 19 (2008), 270–280.
Tebruck, Barbara: Ethik im Alltag der stationären Altenpflege. Vortrag zum Fachtag „Ethische Entscheidungen in der Pflege und Versorgung alter und kranker Menschen“, Bremen 2007.
Trost, Bernd: Ethische Probleme der Pflegenden im Altenpflegeheim. Nachdenkliches zur Psychopharmakaverordnung aus der Sicht eines Heimleiters, in: Ethik in der Medizin 19 (2007), 281–288.
Walter, Guy: Freiheitsentziehende Maßnahmen in Altenpflegeheimen – rechtliche Grundlagen und Alternativen der Pflege, in: Ethik in der Medizin 19 (2007) 289–300.
Wetzstein, Verena: Alzheimer-Demenz. Perspektiven einer integrativen Demenz-Ethik, in: Zeitschrift für medizinische Ethik 51 (2005), 27–40.
Wunder, Michael: Demenz und Selbstbestimmung, in: Ethik in der Medizin 20 (2008), 17–25.
Zentrale Ethikkommission bei der Bundesärztekammer: Stellungnahme „Ethikberatung in der klinischen Medizin“, 24.01.2006.

3. Implementierung, Qualifikation und Evaluation von Ethikberatung

Die Bedeutung der Ethik für ärztliche Entscheidungen und medizinische Behandlungsprozesse. Studienergebnisse und Hilfestellungen der Klinischen Ethik

Stella Reiter-Theil

1. Einführung

Im folgenden Beitrag geht es um die Bedeutung der Ethik für die klinische Praxis. Gerne kommen wir hier der Einladung nach, diese durch einige aktuelle Studien aus eigenen Arbeitsgruppen der Autorin zu veranschaulichen und wissenschaftlich zu fundieren. Dabei werden vor allem zentrale Problemstellungen herausgearbeitet. Anschließend wird gezeigt, mit welchen Angeboten der Klinischen Ethik diesen Herausforderungen begegnet werden kann.

2. Ethische Probleme in der Wahrnehmung von Ärzten

Wenn wir die aufmerksame Wahrnehmung von ethischen Problemen in medizinischen Entscheidungen und Behandlungen fördern möchten, brauchen wir die Sensibilität und Kompetenz von Ärzten – ebenso wie die von Kranken und ihren Angehörigen und natürlich allen an Pflege und Therapie fachlich beteiligten Berufsgruppen.

Aktuelle Daten belegen, dass praktisch alle befragten Ärzte (aus der Inneren Medizin, der Allgemein- und der Familienmedizin) feststellen, dass sie ethische Schwierigkeiten am Krankenbett erleben. Aus dieser Befragung von repräsentativen Ärztestichproben, die wir mit unseren Arbeitsgruppen in der Schweiz, in Italien, Norwegen und Großbritannien durchgeführt haben, erfahren wir auch, welche ethischen Probleme besonders häufig genannt werden (vgl. Hurst et al 2007a).

Die Brennpunkte sind:
1. wenn man Therapieentscheidungen bei einem Patienten zu treffen hat, dessen Entscheidungsfähigkeit vorübergehend oder auf Dauer beeinträchtigt ist, also kein klarer Patientenwille ermittelt werden kann,
2. wenn es darum geht zu entscheiden, ob eine lebenserhaltende Maßnahme wie die Herz-Kreislauf-Wiederbelebung angebracht ist oder unterlassen werden soll,
3. und wenn über Therapieentscheidungen Uneinigkeit zwischen verschiedenen Beteiligten auftreten. Fasst man verschiedene Quellen der Uneinigkeit zusammen (kulturelle, religiöse oder andere), die sich zwischen Behandelnden und Betreuenden und dem Patienten ergeben, so ist die Uneinigkeit sogar der häufigste Auslöser für ethische Schwierigkeiten.

Betrachten wir diesen Problemkomplex aus 1. unklarem Patientenwillen, 2. Lebensende und 3. Uneinigkeit genauer und in verschiedenen Bereichen. In einer Studie mit internistischen Intensivmedizinern (Baden-Württemberg) fanden wir erhebliche Unterschiede in den Auffassungen, ob man die mechanische Beatmung eines Patienten abbrechen dürfe, wenn die Prognose infaust ist und der Patient dies zum Beispiel gemäß klarer Hinweise seiner Ehefrau (auf seinen mutmaßlichen Willen) wünschen würde (vgl. Beck et al., 2008). Beunruhigend fanden wir, dass immerhin ein Drittel der befragten Intensivmediziner (mit unterschiedlich viel klinischer Erfahrung) meinten, eine Beendigung von mechanischer Beatmung sei in jedem Fall illegal und bedeute „aktive Sterbehilfe“ – was für Deutschland so nicht zutrifft. Hier handelt es sich vielmehr um sogenannte passive Sterbehilfe, die, sofern sie im Sinne einer palliativen Therapiezieländerung zum Sterben in Würde und mit dem (mutmaßlichen) Patientenwillen begründet werden kann, als ein Abbrechen von Maßnahmen legal sein kann. Es gab auch Gesprächspartner, die dies zwar für verboten hielten, aber angaben, Beatmungen dennoch manches Mal aus Überzeugung zu beenden. Dieser Personenkreis geht somit von einem irrtümlichen Verständnis (dass Abbruch nicht erlaubt sei) aus und nimmt eine erhebliche subjektive Belastung in Kauf, nämlich die (irrtümliche) Annahme, mit einem Abbruch gegen das Gesetz zu handeln. Geeignete Fortbildung oder Beratung wäre hier also sinnvoll und könnte zudem (moralische) Belastungen vermeiden helfen.

Die Entscheidung, einen Patienten zu reanimieren – oder nicht, wird besonders häufig als ethisches Problem genannt. Wir haben Notärzte und Rettungssanitäter ausführlich befragt, wie sie mit dieser Frage umgehen. Aus dieser Studie sei nur ein Ergebnis exemplarisch herausgegriffen: Sehr deutlich nehmen die Befragten das Problem wahr, dass sie mitunter Reanimationen durchführen, obwohl sie selbst überzeugt sind, diese sei sinnlos (vgl. Lindner et al., 2005). Das Problem verschärft sich dann, wenn Angehörige des Patienten dabei sind, die Druck auf den Notarzt ausüben, aktiv zu werden. Aber auch im stationären Bereich stellt die Reanimationsentscheidung eine ethische Herausforderung dar.

In der Behandlung onkologischer und hämatologischer Patienten haben wir eingehend untersucht, wie die Gesprächskultur, speziell die Information und Einbeziehung der Patienten in Therapieentscheidungen am Lebensende aussieht, sobald die Heilungschancen reduziert sind (vgl. Winkler et al., 2009). Über Diagnose und Therapiemöglichkeiten werden die Patienten zuverlässig in nahezu 100 % aufgeklärt. Diese offene Verständigung ist aber seltener nachzuweisen, sobald es um die Besprechung von palliativen Zielen, einschließlich der Reduzierung von therapeutischen Möglichkeiten geht; nur noch etwa die Hälfte der Patienten werden dann in die Entscheidungen einbezogen. Die Einbeziehung hängt u. a. damit zusammen, ob die ärztliche Einschätzung der Therapieziele und die Wünsche des Patienten harmonieren oder auseinandergehen. Diskrepanzen in der Einschätzung werden von nicht wenigen Ärzten offenbar damit beantwortet, dass sie dem Gespräch ausweichen. Auch dieser Befund ist ein Anlass, die Problematik transparent zu artikulieren und vermehrt geeignete Hilfestellungen für die Beteiligten anzubieten.

Diese Beispiele und Daten zeigen, dass der Problemkomplex 1. unklarer Patientenwille, 2. Lebensende und 3. Uneinigkeit tatsächlich relevant und sogar in ganz verschiedenen klinischen Bereichen nachweisbar ist; wir sollten ihn also sehr ernst nehmen und auch in den Hilfsangeboten der Klinischen Ethik gezielt angehen.

Wie wird eigentlich entschieden? Diese Frage haben wir in einer Studie mit der operativen Intensivmedizin untersucht; dabei haben wir den Forschungsansatz des „Embedded Researcher" eingesetzt (vgl. Reiter-Theil, 2004), der sich bereits bei der ethischen Analyse von Fallserien zu Therapiebegrenzungen in der Neonatologie bewährt hat (vgl. Reiter-Theil et al., 2005; vgl. Hentschel et al., 2006).

In einer unserer systematischen Fallserien analysierten und identifizierten wir ein „Muster" der Entscheidungen zur Therapiebegrenzung in der Intensivmedizin (vgl. Meyer-Zehnder et al., 2007a). Es gibt Anzeichen dafür, dass je nachdem, wie ungünstig die Prognose und wie sicher deren Beurteilung erscheint, bestimmte Behandlungen als erste unterlassen werden (z. B. Reanimation) bzw. auch begrenzt oder abgebrochen werden (z. B. Kreislaufunterstützung), während andere erst „am Ende" in Betracht gezogen werden. So fällt es meist sehr schwer, auf eine vollständige künstliche Ernährung oder Flüssigkeitszufuhr zu verzichten, auch wenn diese dem Patienten nicht mehr helfen kann. Im Anschluss an diese Pionierarbeit untersuchen wir Fragen wie: Sind solche Muster stabil und reproduzierbar? Wir fragen auch, ob solche Muster – neben der Ausbildung von Routine – einen sinnvollen Beitrag zur Würdigung des Einzelfalls leisten, ob sie die Sicherheit und Qualität der Entscheidungsfindung fördern, oder ob sie eher einen unerwünschten Schematismus nach sich ziehen. Auf Fragen wie diese gehen wir in den ethischen Angeboten ein, die wir mit den kooperierenden Abteilungen durchführen.

Ein weiterer Aspekt der ethischen Problemwahrnehmung betrifft die Art und Weise, wie man Angehörige von Patienten einbeziehen kann und soll (vgl. Reiter-Theil et al., 2007). Noch zu oft finden sich empirisch Anhaltspunkte für Unsicherheit beim ärztlichen (oder pflegerischen) Personal: Angehörige werden mitunter gefragt, welche Wunsche sie hätten bezüglich der anstehenden (schwierigen) Therapieentscheide eines nicht kommunikationsfähigen Kranken. Dabei sollten sie, sofern sie nicht als Stellvertreter autorisiert sind (durch eine Vorsorgevollmacht oder als gesetzliche Betreuer) dabei helfen herauszufinden, was der mutmaßliche Patientenwille sein könnte. Eine Vermischung zwischen eigenen Wünschen und der Suche nach dem mutmaßlichen Patientenwillen sollte dabei vermieden werden. Das Bewusstsein dafür zu schärfen und praktische Leitfäden für die Gesprächsführung zu erarbeiten, ist ebenfalls eine wichtige Aufgabe in der ethischen Hilfestellung für die Patientenversorgung, und diese hat bei uns einen hohen Stellenwert.[1]

Zwar haben wir damit schon reichlich Anhaltspunkte gesammelt, welche ethischen Probleme für ärztliche Entscheidungen und Behandlungen besonders wichtig sind, ich möchte aber noch ein etwas anders gelagertes Problemfeld ansprechen: die sogenannte Rationierung am Krankenbett – oder „ärztliche Rationierung“. Da dies ein Thema ist, das in der Klinischen Ethik und Beratung noch eher selten systematisch einbezogen wird, soll es einen eigenen Abschnitt erhalten.

---

[1] Wir führen ein interdisziplinäres Projekt zur Entwicklung von klinisch-ethischen Leitlinien durch: vgl. nächste Fußnote.

3. Rationierung im Einzelfall – Kriterien und vulnerable Patientengruppen

Gemäß einer eigenen europäischen Befragung scheint der Umgang mit den (begrenzten) Ressourcen in der Patientenversorgung gar nicht zu den Spitzenreitern der ethischen Problemwahrnehmung der Ärzte zu gehören. Die Ressourcen-bezogenen Fragen rangieren etwa im unteren Drittel (Hurst et al, 2007a), z. B.

- Wahrgenommene Knappheit: rund 50 %
- Regeln der Kostenübernahme stehen in Konflikt mit dem gewählten Behandlungsplan: 30 %
- Der Versicherungsstatus steht mit dem gewählten Behandlungsplan in Konflikt: bis zu 30 % (nur in der Schweiz, die anderen Länder liegen deutlich niedriger)

Es mag sein, dass die befragten Ärzte diese Inhalte zunächst gar nicht primär als „ethische“, sondern vor allem als ökonomische, praktische oder organisatorische Fragen ansehen; unterschätzen darf man das Problem aber nicht, wie eine andere Auswertung aus derselben Studie zeigt.

Wir haben gefragt:

- „Wie oft haben Sie persönlich während der letzten sechs Monate auf Grund von *Kosten* für das Gesundheitssystem folgende Interventionen unterlassen, *obwohl diese für Ihren Patienten das Beste gewesen wären*?“

Darauf haben wir breite Evidenz dafür erhalten, dass Ärzte in der Behandlung von Patienten die jeweils beste Therapie durchaus nicht immer realisieren können, und dass dafür Kostengründe für das Gesundheitswesen eine wichtige Rolle spielen. Rationierung am Krankenbett, also ein Vorenthalten diagnostischer oder therapeutischer Maßnahmen, obwohl sie für den Patienten nützlich wären, wurde von einem großen

Teil der antwortenden Ärzte zugegeben; dabei ist es bemerkenswert, dass diese Entscheidungen individuell und situativ getroffen werden – also „am Krankenbett“ (Hurst et al, 2007b; Reiter-Theil, Albisser, 2007).

Des Weiteren wurden die Ärzte gefragt, welche Kriterien sie für die Entscheidung heranziehen, ob sie einem Patienten eine nützliche Maßnahme gewähren oder vorenthalten. Die Antworten belegen eine große Heterogenität der angegebenen Kriterien. Am häufigsten wurde folgenden Kriterien für Rationierungsentscheidungen zugestimmt:

- ein geringer erwarteter Vorteil für den Patienten (82,3 %)
- niedrige Erfolgschancen (79,8 %)
- Lebensverlängerung bei niedriger Lebensqualität (70,6 %)
- Patient ist über 85 Jahre alt (70 %)

Das Kriterium „Patient über 85 Jahre“ nannten Ärzte in allen Ländern, sie taten dies jedoch unterschiedlich häufig. Das Kriterium „Das Ziel der Intervention besteht in der Verbesserung der Lebensqualität bei einem Patienten mit kurzer Lebenserwartung“, wurde von einigen Ärzten als Grund dafür angegeben, eine Intervention eher nicht einzusetzen (35 %), während andere Ärzte dies im Gegensatz dazu gerade als Grund für die Durchführung der Intervention ansahen (35 %). Für alle vier Länder ergab sich zudem, dass – neben dem hohen Alter – auch eine „kognitive Einschränkung“ des Patienten als Grund für eine Rationierung angegeben wurde; damit können u. a. demente Patienten gemeint sein, die sicher eine besonders vulnerable Gruppe darstellen.

Differenziert man nach Bevölkerungsgruppen, so zeigt sich folgendes Bild: Norwegische, schweizerische und britische Ärzte berichteten zu mehr als 50 % (italienische zu 40 %), dass alten Patienten mit größerer Wahrscheinlichkeit Therapien vorenthalten würden. Eine ähnliche hohe Ausprägung haben nur drei Gruppen: 2. die Gruppe der illegalen Einwanderer (in der Schweiz), 3. die Gruppe der kognitiv beeinträchtigten Patienten (in Norwegen) und 4. die Gruppe jener Patienten, die „teure Behandlung“ brauchen (in Großbritannien).

Die antwortenden Ärzte aus den vier untersuchten Ländern stimmten der Auffassung zu, sie hätten eine aktive Rolle in der Ressourcenzuweisung am Krankenbett. Sie berichteten über verschiedene Strategien im Umgang mit Ressourcenknappheit, einschließlich des Vorenthaltens potenziell nützlicher Maßnahmen im Einzelfall. Ärzte, die eine Rationierung als grundsätzlich akzeptabel bezeichneten, und solche, die größeren Rationierungsdruck bzw. mehr Knappheit wahrnahmen, berichteten auch mit höherer Wahrscheinlichkeit, dass sie selbst am Krankenbett Rationierungsentscheidungen fällten. Die Kategorien, in denen Rationierung am häufigsten berichtet wurde, sind:

- Zeit, die man für den Patienten aufbringt
- MRT
- Screening-Tests
- Laboruntersuchungen
- (Teure) Medikamente

Welche Maßnahmen der Kostenkontrolle finden Zustimmung unter den Ärzten?

- Über 75 % akzeptieren evidenz-basierte Medizin als Grundlage für die Zuteilung von Maßnahmen.
- Über 80 % stimmen einer Zuweisung nach Dringlichkeit zu.
- Über 65 % stimmen Wartelisten bei elektiven Operationen als Instrument der Kostenkontrolle zu.

Weniger akzeptabel finden die antwortenden Ärzte die folgenden Optionen: Schließung von Betten, Beschränkung des Angebots bei teuren Therapien oder Untersuchungen, allgemeine Priorisierung von Patientengruppen durch die Gesundheitsbehörden oder das Erheben von direkten Behandlungsgebühren.

Nach den Daten dieser Studie lässt sich festhalten, dass

das Merkmal eines Patienten „über 85 Jahre“ oder „hohes Alter“ diesen einer erhöhten Wahrscheinlichkeit aussetzt, weniger medizinische Maßnahmen zu erhalten als jüngere Patienten. Für sich allein genommen belegt dieses Ergebnis nicht, dass hohes Alter per se – unabhängig von der Prognose – als soziale Kategorie auch im Sinne eines Kriteriums der Zuteilung von Gesundheitsressourcen akzeptiert wird. Diese ethisch relevante Differenzierung zwischen empirisch-faktischen Wirkungen und begründeten Kriterien, die wir in einer qualitativen Interviewstudie herausarbeiten konnten (vgl. Albisser, Reiter-Theil, 2007), lässt sich mit solchen quantitativen Studien nicht nachweisen. Jedoch erhärten die quantitativen Daten das Risiko der Benachteiligung für die Gruppe der alten Patienten, die auch in qualitativen Studien aufgezeigt wurde.

Die Unterscheidung zwischen „Alter“ als Faktor, der bei Therapieentscheiden wirksam wird, und „Alter“ als Kriterium für die Zuteilung oder das Vorenthalten nützlicher medizinischer Maßnahmen ist ethisch von großer Bedeutung. In der Ethik ist die Intention einer Entscheidung oder Handlung – neben den Konsequenzen – eine zentrale Kategorie der Bewertung. So gesehen, kann das Alter eines Patienten unbemerkt einfließen, und (erst) bei gründlicherer Betrachtung kritisch reflektiert werden. Fragen wie diese zu stellen und zu besprechen, damit sich nicht unbemerkt Ungerechtigkeiten in Behandlungsentscheide einschleichen können, zählen somit zu den wichtigen Aufgaben der Klinischen Ethik; so haben wir gerade diesem Aspekt auch ein eigenes klinisch-ethisches Kooperationsprojekt gewidmet und eine wissenschaftlich gestützte medizinethische Leitlinie für schwierige Entscheidungen erarbeitet, welche die angemessene Behandlung – nicht zu viel, nicht zu wenig – für einen Patienten sei.[2]

---

2 Die Projekte werden mit Förderung des Schweizer Nationalfonds durchgeführt: (a) „Zwischen Über-, Unter- und Ungleichversorgung: Ethische Pro-

4. Welche Hilfsangebote kann die Klinische Ethik bieten? – Grundbegriffe und Selbstverständnis

Die hier diskutierten Studienergebnisse zeigen, wie wertvoll eine Objektivierung des Bedarfs an ethischer Hilfestellung in der Klinik ist und dass eine interdisziplinäre Forschung, die auch empirische Methoden einschließt, für die Entwicklung der Klinischen Ethik wichtig ist (vgl. Reiter-Theil, Agich, 2008).

In der folgenden Darstellung und in den Referenztexten zum Thema kommen mehrere Begriffe vor, die sich für die hier zur Diskussion stehende Tätigkeit eingebürgert haben; diese werden von manchen Autoren synonym behandelt:

1. Ethikberatung in der Klinik
2. klinische Ethikkonsultation
3. Ethikkonsil
4. klinisch-ethische Beratung

Die erste Bezeichnung liefert eine sprachliche Annäherung vom Amerikanischen ans Deutsche (Ethics consultation in the clinic), die zweite eine direkte Übertragung von „clinical ethics consultation"; die Bezeichnung „Ethikkonsil" lehnt sich v.a. an die klinische Praxis an, indem sie eine Analogie zwischen verschiedenen Konsildiensten herstellt (z. B. das neurologische Konsil), während die vierte Bezeichnung m.E. am ehesten deskriptiv und auch bescheiden bezeichnet, was versucht wird: nämlich eine Beratung durchzuführen, in der auf ethische Fragen von klinischer Relevanz eingegangen wird. Mit diesem Begriff wird somit noch kein Urteil darüber gefällt, wo und wie diese Tätigkeit *am besten* organisiert werden sollte, nach welchem Modell und mit welcher theoreti-

---

bleme der Mikro-Allokation"; (b) „Fairness und Transparenz. Klinisch-ethische Leitlinie METAP – Evaluation, methodische Fundierung und Optimierung". Projektleitung: Prof. Dr. Stella Reiter-Theil, Prof. Dr. Hans Pargger. Interessierte sind eingeladen, sich bei uns zu melden, z. B. unter E-Mail: barbara.meyer@unibas.ch

schen Grundlage. Dass eine „Beratung“ mit der Reflexion einer zuvor artikulierten Fragestellung zu tun hat, und dass diese eine Verständigung über ethische Fragen zu Hilfe nimmt, scheint schon vom alltäglichen Sprachgebrauch her eingängig. Ob diese Praxis *tatsächlich* expliziten Regeln folgt, ist eine offene Frage, die auf der Basis der praktischen Etablierung untersucht werden kann. Ob sie Regeln folgen *sollte*, und welche sich dafür am besten empfehlen würden, wird unter dem Oberbegriff „Methode“ diskutiert (vgl. die Thesen von George Agich im American Journal of Bioethics und die daran anschließende Diskussion, 2001). Dazu gehört auch die Frage, wie man in solchen Beratungen mit Werten und Normen umgehen soll (vgl. Reiter-Theil, 2009; 2008).

Mit klinisch-ethischer Beratung bezeichnen wir eine methodisch strukturierte Unterstützung der Entscheidungsfindung bei ethisch komplexen Fragen bzw. Problemen in der Patientenversorgung. Eine solche Beratung über die ethische Dimension von Entscheidungen und Handlungen kann dann zum Einsatz kommen, wenn in der Patientenbetreuung Probleme, Dilemmata oder Meinungsverschiedenheiten in Bezug auf moralische Wertfragen auftauchen, deren Klärung besondere Kompetenz, Reflexion oder Unterstützung erfordert. Die Entscheidung darüber, ob dies der Fall ist, treffen nach unserem Verständnis

a) die mit der Patientenbetreuung Beauftragten
b) die Patienten bzw. ihre Fürsprecher (z. B. Angehörige).

Es sind nicht primär diejenigen, die zur Verstärkung der ethischen Kompetenz herbeigerufen werden (Ethikberater), welche den „Bedarf“ oder „Anlass“ definieren oder auslösen. Eine Abweichung von diesem Prinzip der „Beratung auf Anfrage“ wäre z. B. dann gegeben, wenn eine Beratung „in bestimmten Situationen“ vorgeschrieben würde, wie dies teilweise in den USA schon zu beobachten ist. Ob dies als eine Entlastung der Beteiligten oder als Fremdbestimmung gewertet wird, hängt von der Perspektive ab. Unter dem Aspekt der Profilierung einer Institution kann dies u.U. als Maßnahme der Qualitätssicherung angesehen werden. Unsere eigenen Erfahrungen mit der Beratung in Deutschland und der Schweiz (sowie die Vorgehensweisen unserer engeren Kooperationspartner in Europa und den USA) sind vor allem folgende Modelle:

a) freiwillige akute Beratungen, die stets von der Seite der Anfragenden her initiiert werden;
b) freiwillig vereinbarte (regelmäßige) Treffen zur ethischen Beratung wie z. B. projekt-bezogene ethische Fallbesprechungen oder sog. Standortgespräche zu ethischen Fragen (Meyer-Zehnder et al 2007b);
c) als eine Variation kann sowohl die Arbeit von Ethik-Zirkeln angesehen werden, die in manchen Häusern auch auf Anregung „von oben" ins Leben gerufen wurden, um eine „niederschwellige" ethische Diskussion über alltägliche klinische Fragen und Fälle zu stimulieren, oder Ethik-Liaisondienste, die nicht auf die Anfrage von Kliniken warten, sondern routinemäßig auf Stationen gehen und dort ethische Fragen aufgreifen.

Die Beratung, von der im Folgenden gesprochen werden soll, ist immer auf den konkreten Einzelfall bezogen und insofern patientenorientiert, auch wenn es häufig Unsicherheiten oder Konflikte bei den Behandelnden sind, die den Ausgangspunkt der Gespräche bilden. Dennoch sind diese Problemwahrnehmungen auf die Herausforderungen einer angemessenen Patientenbetreuung und den Auftrag der Personen und der Institution bezogen. Beratung kann auch retrospektiv und für Grundsatzfragen eingesetzt werden, etwa, um anhand eines Falles häufig auftauchende ethische Fragen der Patientenversorgung zu erörtern; dann kann die Erarbeitung von Regeln oder Policies hilfreich sein. Charakteristisch ist jedoch, dass Beratung in noch laufenden Entscheidungsprozessen prospektiv zum Einsatz kommt, weil aktuell Schwierigkeiten aufgetreten sind, bei deren Bewältigung man sich eine Unterstützung erhofft.

Der Begriff der Beratung hat im Deutschen eine doppelte Bedeutung: einerseits eine aktive Tätigkeit, die sich im transitiven Verb „beraten“ ausdrückt:

1. A berät B in einer Angelegenheit, die B beschäftigt und in der er von A etwas wissen möchte oder eine Unterstützung erwartet.

Andererseits gibt es auch eine reflexive Bedeutung von Beratung:

2. A und B haben eine – gemeinsame – Frage zu klären und zu entscheiden; sie beraten „sich“ oder beratschlagen „miteinander“.

Beide Konstellationen können den Ausgangspunkt für eine klinisch-ethische Beratung bilden. Klinisch-ethische Beratung ist häufig eine Mischung aus beiden Formen und kann sich auch hin und her bewegen. Charakteristischerweise werden in der Patientenbetreuung solche Fragen zu Auslösern, die weitere Personen C, D und E existenziell als Patient bzw. Familie betreffen, aber auch die Teammitglieder F, G und H, die beruflich mit der Entscheidung zu tun haben. Diese Personen(kreise) können in geeigneter Weise in den Prozess einbezogen werden, soweit dies möglich ist; Form und Zeitpunkt können variieren. In jedem Fall sind aber die Perspektiven der Betroffenen in der Beratung oder „Beratschlagung“ mit zu berücksichtigen, da sie die Entscheidung umzusetzen haben bzw. diese samt Folgen an sich selbst erleben werden.

Schon diese sprachliche Unterscheidung bahnt den Weg zur Vermeidung oder Korrektur von Missverständnissen: Die klinisch-ethische Beratung ist keine Einweg-Kommunikation von Experten zu Empfängern guter Ratschläge, die sich ihrer eigenen Verantwortung entledigen; ganz im Gegenteil: Gute und kompetente Beratung, wie wir sie hier vorstellen wollen und die wir in der Praxis anstreben, ist ein diskursiver Prozess, der die Fähigkeiten und Möglichkeiten derjenigen, die eine schwierige Entscheidung zu treffen haben, unterstützen soll. Dies geschieht durch das Einbringen von Wissen sowie durch das Aufdecken von Lücken oder Widersprüchen, aber auch durch Fragen und gemeinsames lautes Nachdenken. Welche Aspekte noch dazu gehören, wird Gegenstand der weiteren Ausführungen sein (vgl. Reiter-Theil, 2009; 2008).

Obwohl die klinisch-ethische Beratung in der Klinik langfristig dann am effizientesten arbeiten kann, wenn sie in gesamtinstitutionelle Strukturen eingebettet ist (vgl. Agich, 2003; Steinkamp, Gordijn, 2003), ist ihr spezifischer Aufgabenbereich auf die Kooperation im Einzelfall ausgerichtet. Eine patientenorientierte ethische Beratung ist daher von anderen Funktionen zu unterscheiden, die Ethik in der Medizin oder im Gesundheitswesen sonst erfüllen kann, etwa Aufgaben wie die Bildung von institutionellen Ethik-Strukturen in Institutionen des Gesundheitswesens, die Gestaltung von Programmen zur ethischen Qualifikation oder die ethische Beurteilung klinischer Forschungsvorhaben in (Forschungs-) Ethikkommissionen. Das Potenzial der klinisch-ethischen Beratung soll jedoch gerade auch für nachhaltige Verbesserungen in der Patientenversorgung genutzt werden. In vielen Krankenhäusern, die eine solche Beratung etabliert haben, ist diese – zusätzlich zu ihrem Beitrag zur Patientenversorgung – auch an der Entwicklung von krankenhausinternen Leitlinien sowie an der Ethikfortbildung beteiligt.

In den USA und seit einigen Jahren auch in Europa haben sich verschiedene Ansätze und Modelle der ethischen Beratung entwickelt. Im deutschsprachigen Raum ist die Zahl der Beratungsangebote in Kliniken zwar bislang bei weitem nicht so groß wie in den USA. Dies dürfte sich in den nächsten Jahren jedoch ändern, zumal viele Kliniken den Aufbau von klinikinternen Ethik-Strukturen im Rahmen von Zertifizierungsanforderungen anstreben (müssen).

5. Bedarf und erste Schritte – Anlässe und Brennpunkte der Ethikberatung

Ethische Zielsetzungen sind ein wesentlicher Bestandteil des Auftrags, den das Gesundheitswesen und die Patientenbetreuung in der Gesellschaft innehaben; diese ethische Dimension der Medizin wird durch die historisch dokumentierte Kodifizierung der Medizinethik belegt (vgl. Tröhler, Reiter-Theil 1997). Eine systematische Gestaltung und Fortentwicklung der Klinischen Ethik als „Gebiet“ ist demgegenüber relativ neu: Dieses hat sich in den letzten beiden Jahrzehnten in Nordamerika stark profiliert und gewinnt in den letzten Jahren auch in Europa zunehmend an Bedeutung (wie verschiedene Themenhefte belegen: z. B. Ethik in der Medizin 1999; HECForum 2001; 2007; Journal of Medical Ethics 2001; Medicine, Health Care and Philosophy, 2003; 2008).

Die Klinische Ethik stellt eine patientenorientierte Weiterentwicklung der allgemeinen Medizinethik („Bioethics“) dar, die sich vor allem praktisch-ethischen Fragen des Alltags zuwendet, dies sowohl durch interdisziplinäre Forschung, in der Aus- und Fortbildung, als auch in verschiedenen Formen von Beratung. Klinische Ethikkonsultation ist ein zentraler Tätigkeitsbereich, der viel diskutiert und in verschiedenen Varianten erprobt wird. Der innovative und interdisziplinäre Charakter der ethischen Konsultation am Krankenbett trägt dazu bei, dass sich das Gebiet insgesamt sehr dynamisch entwickelt; zugleich werden konzeptionelle und methodische Fragen aufgeworfen, die die Ethik auch akademisch fordern.

Der Bedarf an ethischer Beratung im Gesundheitswesen ergibt sich in Europa zudem durch das Zusammenwirken verschiedener Faktoren: durch die zunehmende Pluralität der gesellschaftlichen Werte (religiöse, politische, weltanschauliche etc.), die ständig wachsenden technischen Möglichkeiten der Medizin, zunehmend komplexer werdende Versorgungsstrukturen, aber auch durch den ansteigenden Einfluss rechtlicher

Aspekte und den erhöhten Kostendruck im Gesundheitswesen.

Die ersten klinisch-ethischen Beratungen in Form von Ethikkonsultationen entstanden Ende der 60er Jahre in den USA, als sich Patienten, Familienangehörige und klinisches Personal vor dem Hintergrund neuer technischer Möglichkeiten und der wachsenden Pluralität gesellschaftlicher Wertvorstellungen zunehmend mit ethischen Konflikten konfrontiert sahen (vgl. LaPuma, Schiedermayer, 1991). Mehrere US-amerikanische Gerichtsurteile der 80er Jahre über schwierige und langwierige Prozesse der Patientenbetreuung (z. B. Re C. A. Quinlan und Re ‚Baby Doe') hoben die Bedeutung von klinisch-ethischer Beratung bei schwierigen Entscheidungen am Lebensende hervor und regten die Institutionalisierung von Ethik-Strukturen in Institutionen des Gesundheitswesens an. 1983 erschien der Bericht der US-amerikanischen „President's Commission for the Study of Ethical Problems in Medicine and Biomedical and Behavioral Research", der von politischer Seite die Gründung von Ethikkomitees als klinisch-ethische Beratungsstruktur empfahl (vgl. Kanoti, Youngner, 1995). Die rasche Zunahme an Beratungsdiensten, die dadurch angestoßen wurde, und die deutliche Forderung nach professionellen Ausbildungsstandards und Qualitätssicherung der klinisch-ethischen Beratung veranlassten die wichtigste medizinethische Fachgesellschaft der USA, die American Society for Bioethics and Humanities (ASBH), im Jahr 1998 Empfehlungen zu den Anforderungen an die Kompetenzen für die klinische Ethikkonsultation herauszugeben (vgl. American Society for Bioethics and Humanities / ASBH, 1998; wieder abgedruckt in Aulisio et al., 2003).

In Europa ist die Entwicklung der klinisch-ethischen Beratung bislang noch nicht so weit fortgeschritten wie in den USA, obwohl es bereits in den 80er Jahren einige frühe Beispiele der klinisch-ethischen Beratung, z. B. in den Niederlanden gab. In Deutschland kam es mit zeitlichem Rückstand gegenüber den

USA zu einer Gleichzeitigkeit: Neben einzelnen Universitätskliniken, die hier eine Pionierrolle einnahmen, waren es v.a. die konfessionellen Krankenhäuser, die gemäß einer Weisung ihrer gemeinsamen Leitung Strukturen der Ethik in der Klinik einrichten sollten und auch eingerichtet haben. Dabei zeigten sich nur wenige Häuser in der Lage, von Beginn an kompetente Strukturen und zugleich auch funktionierende Beratungsdienste zu entwickeln; hier sind z. B. die Bemühungen und Ergebnisse der Krankenanstalten Gilead in Bielefeld als positives Beispiel zu erwähnen, die bereits in der Lage sind, ihre Beratungsangebote systematisch zu evaluieren (vgl. Kobert et al., 2008; Pfäfflin et al, 2009).

Die meisten universitären Klinken im deutschsprachigen Raum haben zunächst jedoch – bis auf wenige Ausnahmen wie zuerst Freiburg i. Br. und Marburg, dann z. B. auch Hannover oder Heidelberg – lange Zeit eher wenig Initiative in diese Richtung gezeigt. Dabei hat es schon viel früher, z. B. in der Kinderheilkunde, Beratungsformen in der Klinik gegeben, die einem spontanen und informellen Ethikkonsil relativ ähnlich gewesen sein dürften, aber nicht zu einer breiteren Diskussion der Methodik oder Organisation führten. Durch den Prozess der Akkreditierung der Krankenhäuser wurde in den letzten Jahren gerade im deutschsprachigen Raum eine zunehmende Institutionalisierung von Ethik in der Klinik ausgelöst, die aber nicht immer mit dem Aufbau von konkreten und funktionierenden Beratungsdiensten verbunden gewesen ist. Eine besonders erfolgreiche Ausnahme stellt das Klinikum Nürnberg dar, welches aus eigener Kraft mit Hilfe von gezielten Projekten – sowohl der Organisationsethik, als auch der Klinischen Ethik – arbeitsfähige Strukturen geschaffen hat, in denen Mitarbeiter auf Grundlage spezifischer Fortbildungsmaßnahmen einen Ethikkonsildienst etablieren konnten. Klinisch-ethische Beratungsdienste im deutschsprachigen Raum stehen miteinander in Kontakt; ein erstes und zweites Kolloquium zur Vernetzung konnte bereits 1998 und 2000 von der Autorin (damals noch in Freiburg i. Br. tätig) initiiert und veranstaltet werden (vgl. das Themenheft zur klinisch-ethischen Beratung der Zeitschrift „Ethik in der Medizin", 1999).

Anfang des 21. Jahrtausends startete eine weitere Initiative: Der erste internationale Kongress zur klinisch-ethischen Beratung wurde gemeinsam von George J. Agich und Stella Reiter-Theil als Serie etabliert; die ersten beiden Kongresse fanden in Cleveland / USA (2003) und in Basel (2005) statt und zeigten, dass sich international, vor allem aber auch im deutschsprachigen Raum und in der Schweiz, ein breites Forum für klinische Ethik und eine damit verbundene Beratungstätigkeit entwickelt hat.[3] Mit den Folgekongressen in Toronto/Kanada (2007), Rijeka/Kroatien (2008), Taipei/Taiwan (2009), Portland/Oregon (2010) und Amsterdam/Niederlande (2011) wird das anhaltende und grenzüberschreitende Interesse an diesem Gebiet deutlich dokumentiert.

Die Aufgaben der Ethikberatung ergeben sich aus dem Beratungsbedarf, wie er von Behandelnden und Pflegenden in der Patientenversorgung erlebt und artikuliert wird einerseits, andererseits durch die Patienten, ihre Familien oder Stellvertreter (Betreuer), die auch eigene Anliegen an die Beratung herantragen können; wenigstens sollten deren Bedürfnisse in der Beratung reflektiert und berücksichtigt werden. Ethische Fragen stellen sich dabei nicht nur in der Klinik, sondern auch in den Einrichtungen der Alten- und Langzeitpflege, bei der Betreuung behinderter Menschen oder in der Begleitung von sterbenden Personen außerhalb des klinischen Kontextes. Auch eine ethische Beratung im Bereich der niedergelassenen Praxen wird diskutiert. Die Beratung in Form von Ethikkon-

---

[3] Tagungsberichte „2nd International Conference: Clinical Ethics Consultation", 17.-20.3.2005, Basel: 1. Anne Slowther, Newsletter, European Association of Centres of Medical Ethics / EACME, Mai 2005; 2. Gerd Richter, Zeitschrift für Ethik in der Medizin, Heft 3, 2005

sultationen oder Fallbesprechungen (auch in Ethikkomitees) hat sich bislang weitgehend auf den klinischen Kontext und auf Fragen der Behandlung von individuellen Patienten beschränkt, andere Schwerpunkte sind denkbar. Da ethische Probleme wie z. B. Fragen der Ernährung bei Demenz oder Sedierung am Lebensende in Institutionen der Langzeitversorgung immer häufiger auftreten und auch wahrgenommen werden, ist zu erwarten, dass ethische Beratung zukünftig auch in Pflegeheimen oder Hospizen sinnvoll zum Einsatz kommen wird. Solche Entwicklungen könnten durch die interessierte Öffentlichkeit unterstützt oder beschleunigt werden. Auch bei der Institutionalisierung von forschungsethischer Reflexion und Aufsicht in den 70er Jahren hatten die Medien, die Öffentlichkeit sowie schließlich die Politik eine tragende Rolle gespielt, indem sie auf Probleme und Skandale bezüglich der Beachtung von Patientenrechten in der medizinischen Forschung reagierten (vgl. Krause, Winslade, 1997). In der Folge wurden (Forschungs-) Ethikkommissionen auch international etabliert. In der klinischen Ethik wäre allerdings zu wünschen, dass es nicht der Ruf nach „Kontrolle“ oder die Vermeidung von „Skandalen“ wären, welche einer Verbreitung kompetenter ethischer Beratung am Krankenbett zum Durchbruch verhelfen. Es könnten z. B. Angehörige von Patienten einen Einfluss geltend machen und die kompetente Bearbeitung von Anliegen (wie Patientenverfügungen oder Stellvertretung bei Patienten am Lebensende) in sämtlichen Einrichtungen der Patientenbetreuung fordern; dies könnte durch ethische Beratungsdienste sinnvoll unterstützt werden.

Die zentrale Aufgabe der klinisch-ethischen Beratung ist es also, professionelle Unterstützung bei der ethischen Orientierung, z. B. in der Entscheidungsfindung in konkreten Fällen der Patientenversorgung, zu leisten.

Den Bedarf nach ethischer Beratung in der Klinik bestimmen nach unserem Verständnis die klinisch Tätigen und auch die Patienten selbst, wobei publizierte Fallstudien, Problemanalysen und Studien zu Fragen der Klinischen Ethik zur Sensibilisierung ebenso wie zur Präzisierung der Problemwahrnehmung beitragen. Besonders deutlich ist dies im Problemfeld der Entscheidungen am Lebensende und der Thematik der Sterbebegleitung (Sterbehilfe); diese Fragen haben in zahlreichen Ländern dazu beigetragen, der Klinischen Ethik den Weg zu bereiten. Wir haben hier durch eine teilweise schon differenzierte Datenlage und einschlägige Literatur Orientierung gewonnen, die in der Aus- und Fortbildung sowie der Beratung weitergegeben werden und so zu einer nachhaltigen Verbesserung der ethischen Qualität der Betreuung am Lebensende beitragen kann. Gleichwohl bleiben die ethischen und praktischen Fragen gerade hier weiterhin als Herausforderungen bestehen und lösen auch künftig Beratungsbedarf aus (Deutsche Gesellschaft für Medizinrecht, 2001).

Die häufigsten Anlässe für die Anfragen von Klinischen Ethikkonsultationen haben wir auf der Grundlage unserer Erfahrungen in vier grundlegende Kategorien zusammengefasst, die sich bis heute bewährt:

Klinische Ethikkonsultation: Kategorien von Anlässen (nach Reiter-Theil 2000)

1. Unsicherheit in der ethischen Beurteilung einer klinischen Frage;
2. Wahrnehmung eines Konfliktes zwischen ethischen Verpflichtungen
   – z. B. einerseits die Selbstbestimmung (bzw. die Versuche) eines Patienten zu respektieren, andererseits die bestmögliche Behandlung zu realisieren (welche der Kranke ablehnt);
3. Schwierigkeiten mit einem Dissens auf Station über eine klinisch relevante ethische Frage im Kreis der Behandelnden und Betreuenden;
4. Probleme, die sich aus der Haltung bzw. Kooperation des Kranken oder der Angehörigen für das klinische Team ergeben

Eine kanadische Befragung über Anlässe für das Auslösen von Ethikkonsultationen zeigt die häufigsten Dilemmata auf, wie befragte Internisten sie erleben: Fragen am Lebensende („end-of-life issues"), gefolgt von Fragen der Patientenautonomie („patient autonomy") und Konflikt („conflict"). Die Autoren untersuchten auch, ob der Bedarf eher durch einen Konflikt bzw. Problemdruck („distress") ausgelöst wurde oder durch Gründe, die mit der Reflexion des Betreffenden zusammenhängen („more introspective reasons", e.g. „wants help thinking through ethical issues") (DuVal et al., 2001; S. 125).

Wissen und Fertigkeiten der Ärzte, festgemacht an einer gewissen Ethik-Fortbildung („6 or more bioethics rounds attended") korrelieren laut DuVal et al. siginifikant mit der Fähigkeit, solche Situationen zu identifizieren, die einer ethischen Konsultation bedurften (S. 128). Dieser Zusammenhang zeigt auf, dass es bereits einer gewissen Sensibilisierung und begrifflichen Vorbereitung beim klinischen Personal bedarf, damit beratungsbedürftige ethische Fragen erkannt und beantwortet werden können. Zu unterscheiden sind demnach einerseits Basiskompetenzen der klinischen Ethik, die in allen Berufsgruppen der Patientenversorgung möglichst breit entwickelt werden sollten, gegenüber Spezialkompetenzen derjenigen, die als Berater Ethikkonsultationen durchführen. LaPuma und Schiedermayer hatten bereits vor mehr als einem Jahrzehnt gefordert (1991), dass klinische Ethikberater die Identifikation und Analyse ethischer Probleme beherrschen sollen und dazu ein Kompetenzprofil aufgestellt. Eine ausführliche Beschreibung der erforderlichen Kompetenzen findet sich in den Empfehlungen der American Society of Bioethics and Humanities (1998).

Die Feststellung des Bedarfs und der Anlässe für die Auslösung von Klinischer Ethikkonsultation hängt demnach eng mit der Formulierung der Zielsetzung zusammen. Die ethische Beratung in der Klinik ist als Bestandteil des Auftrags zu sehen, die Betreuung der Kranken professionell und ethisch möglichst optimal zu gestalten; des weiteren ist es eine instrumentelle Zielsetzung, die dafür erforderlichen Voraussetzungen am Arbeitsplatz und die Kompetenz des Personals zu unterstützen. Die Zielsetzungen sind jedoch, auch wenn im Einzelfall das akute Geschehen im Vordergrund steht, nicht nur kurzfristig zu verstehen, sie enthalten auch das Bemühen um einen nachhaltigen und präventiven Beitrag, z. B. zur Bewältigung künftiger ähnlicher Probleme. Zu den Zielsetzungen gehört es nach dem von uns vertretenen Ansatz nicht, eine „einzig richtige" Lösung zu definieren; oft kann es mehr als einen vertretbaren Weg geben, den die Entscheidungsverantwortlichen nach Abwägen von Pro und Contra wählen. Auszuschließen sind jedoch Irrtümer, d. h. Optionen, welche nicht mit guten Gründen vertretbar sind, sollen erkannt und verworfen werden; auch der Vergleich von argumentativ schwächer oder stärker gestützten Handlungsmöglichkeiten ist Gegenstand der Beratung. Neben der eigentlichen ethischen Analyse des Falls und der Handlungsoptionen geht es auch darum, ethisch relevante Wissenslücken oder Fehlinterpretationen, z. B. von Richtlinien, zu erkennen, zu artikulieren und zu überwinden. Dafür ist neben Fachkompetenz auch Unabhängigkeit und Courage erforderlich. Die Klinische Ethikberatung ist somit eine respektvolle und eher zurückhaltende Form der Begleitung und Moderation innerhalb von Eckpunkten der Orientierung (z. B. an Patientenrechten), mit einem eifernden Moralisieren hat sie m.E. nichts gemeinsam (vgl. Reiter-Theil, 2005).

Die *Klinische Ethik* und ihre Beratungsformen reagieren auf Brennpunkte, die von den klinisch Tätigen selbst und von den Patienten oder Angehörigen artikuliert werden. Thematisch stehen dabei Entscheidungen am Lebensende im Vordergrund, insbesondere zur Frage einer Therapieänderung von kurativ nach palliativ. Diese können bei Patienten jeden Lebensalters auftreten; häufig sind sie in der Intensivmedizin und der Neonatologie. Weitere Problemfelder betreffen invasive und operative Verfahren mit fraglichem Erfolg oder hoher Risikobelastung. Auch die Auswahl und Akzeptanz von Spendern in der Organ- oder Knochenmarktransplantation löst Beratungsbedarf aus, vor allem, wenn Zweifel über die Freiwilligkeit oder Urteilsfähigkeit bestehen. Klinische Felder und ethische Fragestellungen sind gleichermaßen vielfältig.

Demgegenüber noch wenig fortgeschritten ist die Klinische Ethikkonsultation bisher in anderen Problemfeldern wie dem Umgang mit limitierten Ressourcen im Gesundheitswesen oder der Frage der „Rationierung am Krankenbett". Expandierende technische Möglichkeiten und tendenziell unbegrenzte Bedürfnisse kennzeichnen das Problem, das auch individuelle Behandlungsentscheidungen erreicht. Die Unumgänglichkeit, dem Patienten mitunter potenziell nützliche Maßnahmen vorzuenthalten, weil die Ressourcen nicht ausreichen oder andere Prioritäten bestehen, wird zwar vielfach als drängendes Problem beschrieben und empfunden, aber die Klinische Ethikkonsultation ist noch wenig in Versuche eingebunden, hier angemessene Lösungsmöglichkeiten zu finden. Eine transparente und an Regeln und Kriterien orientierte allgemeine Vorgehensweise wird von manchen angemahnt, von anderen abgelehnt. Faktisch fühlen Ärzte und Ärztinnen sich durch diese Fragen in der Klinik bedrängt und verunsichert; dies gilt analog auch für andere Heilberufe, z. B. die Krankenpflege, die ebenfalls mit limitierten Ressourcen umzugehen hat. Verunsicherung und Konflikte in der Klinik bezüglich der Frage, was zu viel und was zu wenig Behandlung sei, lassen den Wunsch nach einer Hilfestellung und allgemeinen Orientierung, ggf. auch Beratung, aufkommen (vgl. Albisser, Reiter-Theil, 2007; Albisser et al., 2008).

Auch die vielfach noch zaghafte Auseinandersetzung mit unerwünschten bzw. nachteiligen Ergebnissen therapeutischer Maßnahmen („adverse effects"), mit Irrtümern, Beinahe-Fehlern oder wirklichen Fehlern, die Folgen haben, ist eine Herausforderung im klinischen Alltag, die ethische Fragen und Beratungsbedarf auslöst. Wie soll man mit diesen Ergebnissen umgehen? Ist Offenheit und Transparenz gegenüber dem Patienten *immer* richtig oder *immer* falsch? Welche Regeln sind angemessen und helfen, Professionalität, Ethos und Vertrauen zu bewahren? Bestehen genügend Möglichkeiten der Prävention und De-Eskalation von Konflikten, damit gar nicht erst der Weg einer Klage gegangen werden muss? Oder ist das Gerichtsverfahren doch der *Königsweg* der Problemlösung? Fragen wie diese finden im Einzelfall durchaus Eingang in ethische Beratungen, aber sie werden noch selten systematisch und methodisch angegangen. Aktuelle Projekte zur Entwicklung einer Kultur im Umgang mit Irrtum und Fehler, mit nachteiligen Behandlungsergebnissen sind vielversprechend und bedürfen der Unterstützung im klinischen Alltag, ggf. auch in Form ethischer Konsultationen (vgl. Smith, Forster, 2000; Ummenhofer et al., 2001).

Die weitere Entwicklung der Klinischen Ethik und ihrer Beratungsformen wird zeigen, ob es gelingt, auch für diese Brennpunkte praxistaugliche Ansätze zu entwickeln, die sowohl die Qualität der Entscheidungen verbessern, als auch den Druck der Beteiligten reduzieren helfen.

6. Modell und Vorgehen

Wir haben ein eigenes Vorgehen für die Ethikkonsultation entwickelt. Dieses geben wir auch in der Fortbildung weiter, und es wird von kooperierenden Gruppen anderer Kliniken übernommen oder adaptiert. Als theoretische und methodische Grundlage dienen vor allem die Kombination des Vier-Prinzipien-Ansatzes und des Systematischen Perspektivenwechsels. Das Vorgehen wurde z. B. 2005 (in deutscher Sprache) beschrieben (vgl. Reiter-Theil, 2005). Ein zentrales Anliegen gilt dabei auch der Reflexion, wie man als Berater oder als aktiv teilnehmende Person mit der normativen Dimension umgeht, also ob und wie man selbst Bewertungen vornimmt oder Empfehlungen formuliert (vgl. Reiter-Theil, 2009; siehe auch Reiter-Theil 2008).

Wichtig ist nicht nur die Kooperation mit anderen Beratungsdiensten in der Institution, gerade für ein noch wenig etabliertes und mit knappen Ressourcen ausgestattetes Gebiet. Chancen dafür sind z. B. bei der Krankenhausseelsorge zu sehen, beim Psychosozialen Dienst und der Rechtsberatung. Es sei darauf hingewiesen, dass sich an jedem Ort unterschiedliche Konstellationen für Kooperationen ergeben können, die auch von den beteiligten Personen abhängen. Uns liegt vor allem daran, die klinisch Tätigen selbst in der Entwicklung von ethischer Kompetenz zu unterstützen und beispielsweise auf (niederschwellige) Formen der internen ethischen Fallbesprechung (Stichwort Empowerment oder „Selbsthilfe") vorzubereiten.

Aktivitäten der Qualifizierung und der Qualitätsentwicklung gewinnen insgesamt an Bedeutung, nicht nur in den USA und in Kanada, sondern zunehmend auch in Europa. Spezifische Fortbildungen, die auf die Tätigkeit der Klinischen Ethikkonsultation vorbereiten, werden auf lokaler und regionaler sowie internationaler Ebene angeboten (siehe Webadressen in der Literaturliste). Auch in die grundständige akademische Ausbildung der Studierenden in der Medizin wird die Klinische Ethik bei uns systematisch einbezogen, indem einschlägige Fallbeispiele problemorientiert bearbeitet und die Grundlagen der Analyse vermittelt werden. Ethische Grundkenntnisse und Fertigkeiten sollten in die allgemeine klinische Kompetenz zunehmend integriert werden und nicht als Fremdkörper gesehen werden. Nach unserer Erfahrung ist es sehr empfehlenswert, wenn Häuser und ihre Aktivitäten in der Klinischen Ethik dadurch unterstützt werden, dass manche Mitglieder auch eine etwas aufwändigere Fortbildung durchlaufen (wie z. B. den Fernlehrgang[4]). Diese werden ergänzt. Für indi-

[4] Fernlehrgang Berater für Ethik im Gesundheitswesen (in Kooperation zwischen Nürnberg/Erlangen, der Akademie für Ethik in der Medizin/Göttingen

viduelle Bedürfnisse von Institutionen, die eher eine breit angelegte Kompetenzförderung vieler Mitarbeitenden wünschen als eine Spezialisierung von wenigen Einzelpersonen, sind „maßgeschneiderte" Begleitungen von Gruppen ideal, die wir im Rahmen von institutionellen Kooperationen anbieten.

Als Fazit zur aktuellen Situation der Klinischen Ethik und der Konsultation lässt sich festhalten, dass die Dynamik dieses Gebietes und seiner verschiedenen Praxisformen in Europa heute *angekommen* ist. Es geht nun darum, diese zu nutzen und in fruchtbarer Weise in die Institutionen einzubetten. Die Klinische Ethik verdrängt die akademische Medizinethik nicht, sondern sie ergänzt diese. Durch ihre unmittelbare Nähe zur Klinik kann sie sowohl der Theorie als auch der Praxis positive Impulse geben; den klinisch Tätigen will und kann sie eine Hilfe dabei sein, den Auftrag einer möglichst guten Patientenversorgung zu erfüllen und dabei auch ethische Herausforderungen zu bestehen.

Literatur

Themenhefte zur klinischen Ethik in Europa:
- Ethik in der Medizin, 1999, 11, 4.
- Journal of Medical Ethics 2001, 27, suppl I.
- Health Ethics Committee Forum 2001, 13 (3); und: 2007, 19 (4).
- Medicine, Health Care and Philosophy. A European Journal 2003, 6; und: 2008, 1.
- Cambridge Quarterly of Healthcare Ethics, 2009 / in press.

Agich, G. J.: The question of method in ethics consultation. The American Journal of Bioethics, 1 (2001) 4, 31–41.

Agich, G. J.: Joining the team: ethics consultation at the Cleveland Clinic. HEC Forum 15 (2003), 4: 310–322.

Albisser Schleger, H.; Reiter-Theil S.: „Alter" und „Kosten" – Faktoren bei Therapieentscheiden am Lebensende? Eine Analyse informeller Wissensstrukturen bei Ärzten und Pflegenden. Ethik Med 19 (2007) 2, 103–119.

Albisser Schleger H.; Pargger H.; Reiter-Theil S.: „Futility" – Übertherapie am Lebensende? Gründe für ausbleibende Therapiebegrenzung in Geriatrie und Intensivmedizin. Z Palliativmed 9 (2008), 67–75.

---

und dem Fachbereich Medizin- und Gesundheitsethik, Universitätsspital Basel): www.cekib.de

American Society for Bioethics and Humanities (ASBH): Core Competences for Health Care Ethics Consultation. Glenview, IL, USA 1998; wieder abgedruckt In: Aulisio, M. P.; Arnold, R. M.; Youngner, S. J. (eds): Ethics Consultation. From Theory to Practice. The John Hopkins Press, Baltimore and London 2003, 165–209.

Beck S., van de Loo A., Reiter-Theil S.: A „little bit illegal": Withholding and Withdrawing of Mechanical Ventilation in the Eyes of German Intensive Care Physicians. Medicine, Health Care and Philosophy 11 (2008) 1, 7–16.

Deutsche Gesellschaft für Medizinrecht (DGMR). Empfehlungen zum Arzt-Patient-Verhältnis am Ende des Lebens In: Wienke, A.; Lippert, H.-D. (eds): Der Wille des Menschen zwischen Leben und Sterben – Patientenverfügung und Vorsorgevollmacht. Ausgewählte medizinrechtliche Aspekte. Springer, Heidelberg 2001, 151.

Du Val G.; Sartorius L.; Clarridge B.; Gensler G.; Danis M.: What Triggers Request for Ethics Consultations? Journal of Medical Ethics 27 (2001) I, 124–129.

Hentschel, R.; Lindner, K.; Krüger, M.; Reiter-Theil, S.: Restrictions of Ongoing Intensive Care (RIC) in Neonates – A Prospective Study. Pediatrics 118 (2006), 563–569.

Hurst, S.; Perrier, A.; Pegoraro, R.; Reiter-Theil, S. et al.: Ethical Difficulties in Clinical Practice: Experiences of European Doctors. Journal of Medical Ethics 33 (2007a), 51–57.

Hurst, S.; Forde, R.; Reiter-Theil, S. et al.: Physicians' Views on Resource Availability and Equity in Four European Health Care Systems. BMC Health Services Research, 7 (2007b), 137.

Kanoti, G. A.; Youngner, S.: Clinical ethics consultation. In: Encyclopedia of bioethics, Reich WT (Ed.) New York 1995, 404–408.

Kobert, K.; Pfäfflin, M.; Reiter-Theil, S.: Evaluation des klinischen Ethikberatungsdienstes. Hintergrund, Konzepte und Strategie im Ev. Krankenhaus Bielefeld. Ethik Med 20 (2008), 122–133.

Krause, T. L.; Winslade, W.: Fünfzig Jahre Nürnberger Kodex. In: Tröhler U., Reiter-Theil S. (Hrsg.) Ethik und Medizin 1947–1997. Was leistet die Kodifizierung von Ethik? Wallstein Verlag, Göttingen 1997.

La Puma, J.; Schiedermayer, D. L.: (1991) Ethics consultation: Skills, roles, and training. Annals of Internal Medicine 114 (1991) 2, 155–160.

Lindner, K.; Ummenhofer, W.: Reiter-Theil, S.: Ethische Kompetenz im Rettungsdienst. Notfall Rettungsmed 10 (2007), 211–215.

Meyer-Zehnder, B.; Pargger, H.; Reiter-Theil, S.: Folgt der Ablauf von Therapiebegrenzungen auf einer Intensivstation einem Muster? Erkenntnisse aus einer systematischen Fallserie. Intensivmed 44 (2007a) 7, 429–437.

Meyer-Zehnder, B.; Pargger, H.; Reiter-Theil, S.: Ein Jahr Standortgespräch auf einer Intensivstation: Entwicklung und Erfahrungen. Poster. Jahresversammlung der SGAR und SGI, Interlaken, 1./2.11.2007, 2007b.

Pfäfflin, M.; Kobert, K.; Reiter-Theil, S.: Evaluating Clinical Ethics Consultation. Cambridge Quarterly Healthcare Ethics 18 (2009) 4, 406–419.

Reiter-Theil, S.: Ethics Consultation on Demand. Concepts, Practical Experiences and a Case Study. Journal of Medical Ethics 26 (2000), 198–203.

Reiter-Theil, S.: Does Empirical Research make Bioethics more Relevant? „The Embedded Researcher" as a Methodological Approach. Medicine, Health Care and Philosophy. A European Journal 7 (2004), 7–29.

Reiter-Theil, S.: Klinische Ethikkonsultation – eine methodische Orientierung zur ethischen Beratung am Krankenbett. Schweizerische Ärztezeitung 86 (2005) 6, 436–351.

Reiter-Theil, S.; Albisser Schleger, H.: Alter Patient – (k)ein Grund zur Sorge? Ethische Fragen im Lichte empirischer Daten. Notfall Rettungsmed 10 (2007), 189–196.

Reiter-Theil, S.; Mertz, M.; Meyer-Zehnder, B.: The complex roles of relatives in end-of-life decision-making. An ethical analysis. HEC Forum 19 (2007) 4, 338–361.

Reiter-Theil, S.: Ethikberatung in der Klinik: ein integratives Modell für die Praxis und ihre Reflexion. Therapeutische Umschau 65 (2008), 359–365.

Reiter-Theil, S.: Dealing with the Normative Dimension in Clinical Ethics Consultation. Cambridge Quarterly of Healthcare Ethics 18 (2009) 4, 347–359.

Reiter-Theil, S.; Agich, G. J.: Research on Clinical Ethics and Consultation. Introduction to the Thematic Section. Medicine, Health Care and Philosophy. 11 (2008) 1, 3–5.

Smith, M. L.; Forster, H. P.: (2000): Morally Managing Medical Mistakes. Camb Q Healthc Ethics, Winter, 9 (2000) 1, 38–53.

Steinkamp, N.; Gordijn, B. (Hrsg): Ethik in der Klinik – ein Arbeitsbuch. Luchterhand. Neuwied / Köln / München 2003.

Tröhler, U.; Reiter-Theil, S. (Hrsg) (unter Mitarbeit von E. Herych): Ethik und Medizin 1947–1997. Auftrag für die Zukunft. Wallstein, Göttingen 1997.

Ummenhofer, W.; Amsler, F.; Sutter, P.; Martina, B.; Martin, J.; Scheidegger, D.: Team Performance in the Emergency Room: Assessment of Interdisciplinary Attitudes. Rescuscitation, 49 (2001) 1, 39–46.

Winkler, E.; Reiter-Theil, S.; Lange-Rieß, D.; Schmahl-Menges, N.; Hiddemann, W.: Patient involvement in decisions to limit treatment: the crucial role of agreement between physician and patient. J Clinical Oncology 27 (2009) 13, 2225–2230.

Vom Ethik-Projekt zur ethischen Organisation.

Erfahrungen aus zehn Jahren ethischer Organisationsentwicklung in der Malteser Trägergesellschaft

Wolfgang Heinemann

1. Hinführung

Es scheint unumstritten, dass viele Entwicklungen im Gesundheitswesen ethische Reflexion notwendig machen. Die Notwendigkeit wird in vielen Träger- und Einrichtungsleitbildern von Organisationen im Gesundheitswesen gesehen und formuliert. Diese wichtige ideelle Verankerung garantiert jedoch keineswegs eine Implementierung von ethischen Strukturen und Prozessen in die komplexen Organisationsabläufe; dazu bedarf es einer „organisierten Ethik", die systematisch die Personal- und Organisationsentwicklung prägt. Eine solche Ethik wird sich auf Dauer nicht auf die Reflexion medizinischer Fragen beschränken können, sondern auch Themen der Unternehmenskommunikation, der Personalführung, der Leistungsentwicklung und der Ökonomie in den Blick nehmen; auch wird sich die augenblickliche Schwerpunktsetzung im Bereich Krankenhaus auf andere stationäre und ambulante Versorgungseinrichtungen im Gesundheitswesen ausweiten.

2. Die Notwendigkeit ethischer Reflexion im Gesundheitswesen

Bei allen Unwägbarkeiten, die demographische Zukunftsaussagen enthalten, zeichnet sich ab, dass der anstehende demografische Wandel für das Gesundheitswesen gravierende Folgen haben wird: Der wachsende Anteil der über 65-Jährigen an der Gesamtbevölkerung und die Zunahme der durchschnittlichen Lebenserwartung der Einzelnen stellen für die Renten-, Kranken- und Pflegeversicherungen eine große Herausforderung dar. Die Ausgaben werden enorm steigen, während gleichzeitig die Zahl der Erwerbstätigen, die in diese Versicherungen aktuell einzahlen, sinkt. Erschwerend kommt hinzu, dass sich traditionelle familiäre oder nachbarschaftliche Versorgungsstrukturen verändert haben und nicht mehr in der Lage scheinen, den derzeitigen Betreuungsbedarf zu decken – geschweige denn einen zukünftig wachsenden.

Auf der Makro- und der Mesoebene werden daher Fragen der Verteilungsgerechtigkeit an Bedeutung gewinnen: Welchen Anteil sollen die Ausgaben im Gesundheitswesen im Gesamthaushalt besitzen? In welcher Größenordnung sind Solidarabgaben zumutbar? Welche Gesundheits- und Pflegeleistungen sind von der Solidargemeinschaft und welche sind individuell zu tragen?

Die Ressourcenknappheit im Gesundheitswesen ist schon heute deutlich zu spüren: Wir können immer mehr tun – aber können immer weniger bezahlen. Die seit Jahren durchgeführten Rationalisierungen, die Verschlankung von Arbeitsprozessen, die Steigerung der Effektivität, veränderte Arbeitszeitmodelle, Kürzungen im Stellenplan usw. haben sicher viele Ersparnisse erbracht, können aber den erhöhten Bedarf nicht ausgleichen. Insofern hat verdeckt oder offen eine Rationierung eingesetzt, deren Verteilungskriterien wenig transparent oder ethisch reflektiert sind. Die allgemeinen Leistungskataloge der Krankenkassen sind kürzer geworden, die Liste der sogenannten IGEL-Angebote in den Praxen der Niedergelassenen und den Krankenhäusern wächst. Das wird für die Zukunft bedeuten, dass zwar eine solidarisch getragene Grundversorgung gewährleistet ist, viele medizinische, pflegerische und soziale Leistungen aber, die nützlich, vielleicht sogar notwendig sind, über Zusatzversicherungen oder privat finanziert werden müssen.

Auf der anderen Seite verändert sich die Medizin: Sie wird nicht nur kostenintensiver, sie gewinnt auch zunehmend an Möglichkeiten, in das Leben einzugreifen: Wir können immer mehr tun – aber sollen wir auch alles tun, was wir können? Gerade in den Grenzbereichen des menschlichen Lebens, in den pränatalen und präfinalen Themenfeldern, ergeben sich vielfältige Fragen, was ethisch verantwortbar ist und was nicht. Auch ist zu befürchten, dass eine stärkere Technisierung und Ökonomisierung in der Medizin das Arzt-Patienten-Verhältnis sachlicher und geschäftsmäßiger werden und zu wenig Raum lässt für andere notwendige heilsame Kategorien: für Einfühlung, Zuwendung, Solidarität und Vertrauen.

Ein weiterer Grund für die Notwendigkeit der Ethik im Gesundheitswesen entsteht durch die gewachsene Bedeutung der Patientenautonomie: Spätestens seit den 70er Jahren des letzten Jahrhunderts vollzieht sich dieser Paradigmenwechsel von einem paternalistisch geprägten Arzt-Patienten-Verhältnis zu einem Verhältnis zwischen zwei gleichberechtigten Vertragspartnern. Dies zeigt sich an der hohen Bedeutung des Informed Consent ebenso wie an dem großen Interesse an Patientenverfügungen, an der Diskussion über einen selbstbestimmten Tod bzw. einen assistierten Suizid und der wachsenden Konjunktur einer wunscherfüllenden Medizin. Bei aller Wertschätzung, die das Recht auf Selbstbestimmung und Selbstverantwortung ohne Zweifel verdient, stellt sich jedoch auch die Frage, ob eine einseitig postulierte Patientenautonomie in der Situation schwerer Erkrankung, hoher Gebrechlichkeit, fortschreitender Demenz oder eines einsetzenden Sterbeprozesses nicht eine Überforderung darstellt und das Prinzip der fürsorglichen Solidarität als Ausgleich benötigt.

Schließlich wird die Notwendigkeit einer ethischen Reflexion im Gesundheitswesen daran erkennbar, dass in einer pluralistischen Gesellschaft vielfältige, konkurrierende, teilweise widersprüchliche Moralsysteme und Wertvorstellungen vorhanden sind, und das selbstverständlich nicht nur auf Patienten- oder Bewohnerseite, sondern auch unter den Mitarbeitenden. Es besteht – darüber mag man klagen oder froh sein – keine einheitliche Wir-Moral, kein geschlossenes Wertesystem, auf das sich alle beziehen könnten. Spätestens da, wo aber eine gemeinsame Moral fehlt, wird der ethische Diskurs, die faire argumentative Auseinandersetzung notwendig, um zu erarbeiten, was es im Einzelnen und im Allgemeinen heißt, gut zu denken, gut zu entscheiden und gut zu handeln.

3. Die Notwendigkeit einer ethischen Reflexion aufgrund des konfessionellen Auftrags

Wie alle anderen konfessionellen Träger im Gesundheitswesen sehen sich auch die Malteser dem christlichen Menschenbild und einer christlichen Sozialethik verpflichtet. Bei den Maltesern gründet dieses Leitbild in dem über 900 Jahre alten Ordensauftrag „Tuitio fidei et obsequium pauperum" – der Bezeugung des Glaubens und dem Dienst an den Bedürftigen.

Aus diesem zweigliedrigen Auftrag lässt sich ein zweipoliges Menschenbild ableiten: Biblisch gut begründet ist der *Glaube,* dass der Mensch ein Ebenbild Gottes ist, beschenkt (und belastet) mit einem freien Willen, geadelt vor aller Schöpfung und „nur wenig geringer als Gott" (Psalm 8). Dieser Glaube an die besondere Stellung des Menschen in der Schöpfung und die damit verbundene Verantwortung für sich, seine Mitwelt und seine Umwelt drückt sich – in ethischen Kategorien – im hohen Respekt vor der Autonomie des Menschen aus, die auch dann noch zu achten ist, wenn dieser sich möglicherweise irrt.

Mit dieser Erhabenheit ist aber von Anfang an die Gefahr der Vermessenheit und der Hybris verbunden, die die konstitutive Gebrechlichkeit und Gebrochenheit der menschlichen Existenz nicht mehr erkennt. Daher ist der andere Pol des Menschenbildes, der im zweiten Teil des Ordensauftrags, dem *Dienst an den Bedürftigen,* zum Ausdruck kommt, ein notwendiges Korrektiv: Es betont die Hinfälligkeit des Einzelnen, seine Angewiesenheit auf andere, die „das geknickte Rohr nicht brechen und den glimmenden Docht nicht löschen“ (Jes 42,3). Bei vielen Patienten und Bewohnern der Altenhilfeeinrichtungen steht aber diese Erfahrung der Vulnerabilität, der körperlichen und seelischen Kränkung im Vordergrund, und bedarf der fürsorglichen Solidarität anderer, die den vorübergehenden oder dauerhaften Verlust der Selbständigkeit nicht als Ende menschlicher Würde betrachten, sondern als ein menschliches Bewährungsfeld. Sie bezeugen, bewusst oder unbewusst: Menschsein heißt von Anfang an und konstitutiv „In-Beziehung-Sein“ und Angewiesensein auf den anderen. Und Behinderung, chronische Krankheit, Alter, Sterblichkeit sind keine defizitären Formen menschlichen Lebens, sondern modifizierte. Insofern ist die Hinfälligkeit und Endlichkeit der notwendige andere Pol des christlichen Menschenbildes und fürsorgliche Solidarität eine unaufgebbare Verpflichtung der katholischen Soziallehre. Diese Zweipoligkeit des christlichen Menschenbildes bringt Paulus in der wunderbaren Formel „Gottes Schatz in zerbrechlichen Gefäßen“ (2 Kor 4, 7) zum Ausdruck.

Die Strategie 2010 der Malteser Trägergesellschaft beginnt daher ganz in diesem Sinn mit einem Glaubensbekenntnis: „Wir glauben, dass alles Leben von Gott getragen ist.“ Ausdrücklich alles Leben: das geborene und das ungeborene, das junge und das alte, das gesunde und das beeinträchtigte, das gelungene und das gescheiterte, das sich entfaltende und das sterbende.

Insofern ist eine Ethik, die eine Balance zwischen einer verantwortlichen Fürsorglichkeit und einem Respekt vor der Autonomie sucht, eine Explikation des Ordensauftrages. Sie ist kein Vermeidungsbegriff für den christlichen Auftrag, sondern seine Entfaltung und eine Konkretion des Proprium.

4. Die Notwendigkeit einer organisierten Ethik

Eine gute Fundamentierung einer Ethik in der Mission und in der Vision eines Unternehmens ist eine wichtige Voraussetzung, um sie in der Organisation zu implementieren. Aber es braucht mehr, damit Ethik nicht nur Etikette ist, sondern die Organisation auch durchdringt: Die Implementierung erfordert sowohl eine Personalentwicklung als auch eine Organisationsentwicklung – und die Entschlossenheit des Trägers, einen solchen Prozess zu initiieren, dauerhaft zu fördern und an den Widerständen und Hindernissen zu arbeiten. Eine Ethik, die nur auf Leitbildpapieren beschrieben ist und nicht in Managementprozessen überprüfbar und messbar umgesetzt wird, besitzt keine Veränderungskraft.

Stationen auf dem Weg zu einer organisierten Ethik

Es ist zehn Jahre her, dass sich die Malteser Trägergesellschaft in den Qualitätszielen für ihre Krankenhäuser unter dem Punkt „Selbstverständnis als christliche Einrichtung“ die Einführung von ethischen Grundpositionen, von Ethikkomitees und von ethischen Fallbesprechungen auferlegte. Damals konnte das Unternehmen an bereits praktizierten Formen von Ethikberatung in einzelnen ihrer Einrichtungen anknüpfen: Es wurden seit vielen Jahren „ethische Konsile“ zur Änderung des Therapieziels bei infauster Prognose erstellt. Es fanden interdisziplinäre Fallbesprechungen in der Intensivmedizin, in der Geriatrie, in der Palliativmedizin statt. Es wurden Ethik-Fortbildungen für Mitarbeiter, Schüler und Medizinstudenten im Praktischen Jahr angeboten. Und es gab viele Mitarbeiter mit einer hohen Arbeitsmoral und einem gewissen Glauben daran, dass es wichtig ist, sich für das Wohl der Patienten und Bewohner engagiert einzusetzen.

Insofern fingen wir hinsichtlich unserer internen Strukturen nicht bei Null an. Motivierend waren auch äußere Impulse, die die Einführung eines Ethik-Projektes auf Trägerebene unterstützten: die Erklärung des Evangelischen und des Katholischen Krankenhausverbandes von 1997 zur Bildung von Klinischen Ethikkomitees in konfessionellen Krankenhäusern; eine umfangreiche Beratung durch Experten von der katholischen Universitätsklinik Nijmwegen; ermutigend war schließlich auch die bis heute existierende Anerkennung von anderen Krankenhäusern und Trägern im Gesundheitswesen.

Ziel des Ethik-Projektes, das im Herbst 1998 startete, war die Einführung der an die Qualitätsziele gekoppelten Instrumente *Ethikkomitee, Ethische Fallbesprechung* und *Ethische Grundpositionen.* In acht Krankenhäusern wurden interdisziplinär zusammengesetzte Gruppen gebildet, um im Rahmen eines QM-Projekts im Laufe von zwei Jahren eine Verfahrensanweisung für Ethische Fallbesprechungen und eine Geschäftsordnung für ein Klinisches Ethikkomitee zu erarbeiten. 2001 kam es zur Berufung und Konstitution der ersten Klinischen Ethikkomitees in Malteser Krankenhäusern und flächendeckend zur Einführung Ethischer Fallbesprechungen. Von Beginn an trafen sich die Projektgruppenleiter, später die Vorsitzenden der Ethikkomitees regelmäßig zwei- bis dreimal im Jahr im Netzwerk Ethik, um ihre Erfahrungen auszutauschen, neue Impulse zu erhalten und sich in der Entwicklung zu unterstützen. Im Jahr 2003 wurde die ursprünglichen Ethik-Projektstelle auf Trägerebene in einen „Geschäftsbereich Ethik und Seelsorge“ und damit in die Regelorganisation überführt.

Eine erste Frucht der Komitee-Arbeit im Krankenhaus war die Publikation einer Broschüre zur Erstellung einer Patientenverfügung, die inzwischen in vierter veränderter Auflage eine außergewöhnlich gute Resonanz erlebt hat. 2005 und 2006 folgten zwei Broschüren zur Ethischen Fallbesprechung und zum Klinischen Ethikkomitee, in denen die vielfältigen Erfahrungen mit diesen beiden Beratungsinstrumenten aus der Praxis und dem Fortbildungsbereich gebündelt werden konnten.

Seit 2006 ist dieser Entwicklungsprozess auch im Bereich der stationären Altenhilfe aufgenommen worden; in sieben Altenhilfeeinrichtungen sind Ethische Fallbesprechungen eingeführt; Vertreter dieser Einrichtungen bilden auf regionaler Ebene zwei Ethikkomitees zur Förderung der Fallbesprechungen vor Ort und zur Behandlung von übergreifenden und sich wiederholenden Fragen.

Der gesamte Prozess wurde über alle diese Jahre unterstützt durch eine breite Fortbildungsarbeit mit internen und externen Referenten, um Mitarbeitende in den Einrichtungen und Mitglieder in den Ethikkomitees für den ethischen Diskurs zu befähigen und eine flächendeckende Personalentwicklung im Bereich der Ethik zu ermöglichen.

Personalentwicklung im Bereich der Ethik

Um Mitarbeitende zur ethischen Reflexion zu führen, ist es notwendig, bei ihren Erfahrungen und Empfindungen zu beginnen. Viele Mitarbeiter besitzen eine sehr feinfühlige moralische Intuition für Situationen und Prozesse, in denen sie spüren, „dass etwas nicht stimmt". Diese Intuition gilt es wertzuschätzen – sie ist eine kostbare Voraussetzung, um ethische Problemsituationen sensibel wahrzunehmen. Diese grundsätzliche Wertschätzung erspart aber nicht den oft mühsamen Weg von der moralischen Intuition zum ethischen Argument. Hierzu bedarf es einer guten Analyse der jeweiligen Situation und der in ihr enthaltenen Werte, der Fähigkeit zum kontroversen Diskurs und der Bereitschaft zur Korrektur; gefordert ist eine Kultur der Nachdenklichkeit anstelle einer poltrigen Selbstsicherheit.

In den vergangenen neun Jahren hat die Malteser Trägergesellschaft vor allem im Geschäftsbereich Ethik und Seelsorge eine Fülle von ethischen Fortbildungen angeboten: Allein in diesem Geschäftsbereich fanden in den zehn Jahren insgesamt 195 in- und externe Ethik-Seminare von durchschnittlich 1,4 Tagen Länge statt, an denen ca. 3.200 Mitarbeiter teilnahmen. Intern wurden 54 Seminare wurden zum „ethischen Basisinstrument", der Ethischen Fallbesprechung, angeboten; elf Seminare zur Schulung von Moderatoren für ethische Fallbesprechungen, elf zur Einführung in die Arbeit der Ethikkomitees, 16 Treffen für die Leiter der Projektgruppen bzw. Vorsitzenden der Ethikkomitees, die übrigen zu ethisch relevanten Einzelthemen wie z. B. Patientenverfügung, künstliche Ernährung, Organspende, Umgang mit Demenz, Visite und Aufklärungsgespräch, Sterbe- und Trauerbegleitung etc.

Angesichts der zunehmend knapper werden Zeit- und Personalressourcen ist dies ein beachtliches Engagement der Teilnehmenden und derer, die diese in ihrer Abwesenheit vertreten haben. Trotzdem ist es wichtig zu beachten, dass Ethik nicht alleine durch Personalentwicklung in eine Organisation implementiert werden kann. Eine Organisation wird nicht dadurch ethisch, dass sie ihre Mitarbeiter zu ethischen Fortbildungen schickt. Eine Ethik, die nur auf den persönlichen Grundhaltungen einzelner Mitarbeiter beruht, besitzt auf Dauer keine Stabilität und Konstanz. Personalentwicklung im Bereich der Ethik kann nur dann eine nachhaltige Wirkung zeigen, wenn auch die Organisation bereit ist, sich in ihren Kommunikations- und Entscheidungsprozessen zu verändern.

Organisationsentwicklung

Organisationen entwickeln und verändern sich anders als einzelne Personen: Sie lernen langsamer, renitenter, nicht über Gefühle oder Erfahrungen, sondern durch Entscheidungen und Veränderungen von Prozess- und Kommunikationsstrukturen. Organisationen sind im Allgemeinen sehr erfindungsreich, sich gegen Veränderungsprozesse zu wehren; davon ist die Einführung von Instrumenten ethischer Reflexion nicht ausgeschlossen. Daher ist es wichtig, diese Instrumente und ihre Handhabung präzise zu beschreiben und verbindlich einzuführen, damit sie nicht abhängig werden von einzelnen Personen oder Zufälligkeiten. Der gute Wille einzelner oder eines Leitungsgremiums ist wichtig und notwendig, aber nicht ausreichend, um dauerhafte Veränderungen herbeizuführen.

Das fängt mit dem Basisinstrument, der *Ethischen Fallbesprechung*, an. Wo immer im Behandlungsverlauf ethisch komplexe Problemsituationen eintreten, z. B. wenn der Patientenwille unklar ist oder keine Einigkeit über das Therapieziel besteht, kann die ethische Fallbesprechung helfen, in einem moderierten und strukturierten Gespräch das Problem zu analysieren, Fakten zusammenzutragen, mögliche Maßnahmen zu entwickeln und diese nach ethischen Kriterien zu bewerten. Solche Besprechungen erfordern aber Zeit, bekanntlich eine äußerst knappe Ressource im Gesundheitswesen; insofern werden sie nicht selten als störend erlebt. Hinzu kommt, dass die Anregung einer Fallbesprechung als ungewünschte Kritik am bestehenden Behandlungsregime verstanden werden kann. Manche Mitarbeiter, vor allem in der Pflege, sind sich zusätzlich unsicher, bei welchem Anlass eine solche Besprechung sinnvoll ist und an wen sie sich wenden können, wenn sie eine Situation als besprechungswürdig empfinden. Daher ist es wichtig, eindeutig und transparent zu regeln, wer wie und aus welchem Grund eine Ethische Fallbesprechung anregen, verbindlich einfordern und durchführen kann. Zurzeit wird noch diskutiert, ob es neben diesen intuitiven und „subjektiven" Auslösemomenten hilfreich ist, Standardsituationen zu definieren, die im Behandlungsprozess „objektive" Auslöser für eine Ethische Fallbesprechungen sein können. In jedem Fall sind eine schriftliche, allen Mitarbeitern zugängliche Verfahrensanweisung für Ethische Fallbesprechungen und laufende Fortbildungen notwendig, um klare Prozesse und Verbindlichkeit zu regeln. Aktuell wurden 2007 in den zehn Malteser Krankenhäusern jährlich ca. 70 Ethische Fallbesprechungen durchgeführt – mit wachsender Tendenz.

Ebenso wichtig ist es, die Zusammensetzung, die Aufgabenbereiche und die kommunikative Einbindung von *Ethikkomitees* zu regeln. Eine detaillierte Geschäftsordnung kann hier weiter helfen, z. B. das Berufungsverfahren der Mitglieder, die Wahl des Vorsitzenden, die Aufgaben des Komitees, das Eingabeverfahren, das Arbeitsverfahren, die Dokumentation des Erarbeiteten und das Berichtswesen zu klären. Eine gute Geschäftsordnung fördert die effektive Arbeit eines Ethikkomitees, aber sie garantiert sie nicht. Das Ethikkomitee muss durch Unterstützung bei der Durchführung ethischer Fallbesprechungen, durch sensible Wahrnehmung wiederkehrender ethisch relevanter Problemfelder, durch Planung und Organisation von ethischen Fortbildungen, durch regelhafte Kommunikation mit dem Direktorium und dem Kuratorium aktiv präsent sein. Es muss andererseits aber auch in Kommunikationsprozesse eingebunden sein: z. B. in Morbiditäts- und Mortalitätskonferenzen, in das Beschwerdemanagement, in Patienten- und Mitarbeiterbefragungen, in die Erstellung des Qualitätsberichts sowie in die Kommunikation mit den einzelnen Stationen, mit dem Qualitätsmanagement und mit Leitungsgremien. Es bedarf wahrscheinlich nicht nur eines dauerhaften Engagements aller Seiten, sondern auch einer systematischen Regelkommunikation, damit die gewünschte Einbindung nicht dem Zufall überlassen bleibt. In den zwölf Ethikkomitees in den Einrichtungen der Malteser Trägergesellschaft arbeiten derzeit über 120 Mitglieder. Die beschriebene kommunikative Einbindung in die Einrichtung stellt sich als eine bleibende Entwicklungsaufgabe dar.

Ein wesentlicher Teil der Arbeit eines Ethikkomitees besteht in der Diskussion und Erstellung von *Ethischen Leitlinien* oder – auf Trägerebene – von *Ethischen Grundpositio-*

nen. In solchen Positionspapieren sucht eine Einrichtung oder ein Träger bezüglich bestimmter wiederkehrender ethisch relevanter Fragestellungen Antworten, die in Einzelentscheidungen eine Orientierung bieten und in der Außendarstellung sein Profil erkennen lassen. Wichtig für die Erarbeitung solcher Grundpositionen ist, dass sie einerseits den Stand moraltheologischer und ethischer Argumentation abbilden, andererseits aber in der Einrichtung mit möglichst vielen betroffenen Personen und Abteilungen diskutiert sind. Auch derartige Grundpositionen unterliegen einem im Qualitätsmanagement üblichen regelmäßigen Revisionsverfahren.

Ein wichtiges Thema für eine organisierte Ethik besteht darin, wie in der Einrichtung mit *Vorausverfügungen (Patientenverfügung, Vorsorgevollmacht, Betreuungsverfügung, Organspendeausweis)* umgegangen wird. Das beginnt mit einer Regelung, wer zu welchem Zeitpunkt Patienten oder Bewohner befragt, ob sie Vorausverfügungen verfasst haben, und wie die Ergebnisse dieser Abfrage dokumentiert werden. Es setzt sich fort in dem Angebot an Information, Beratung und Unterstützung, das eine Einrichtung interessierten Patienten, Bewohnern und Angehörigen bei der Erstellung einer Vorausverfügung bietet. Und es betrifft schließlich den Umgang mit vorgelegten Verfügungen, z. B. die Bedeutung und die Sorgfalt, die in kritischen Situationen einer vorliegenden Patientenverfügung gegeben werden, aber auch die Sensibilität, mit der eine potentielle Organspendesituation wahrgenommen und kommuniziert werden. Bei diesem Thema besitzen die Malteser mit ihrer Broschüre zur Patientenverfügung, mit der Benennung von Beauftragten zur Beratung von Patientenverfügungen und einer (teilweise erst geplanten) routinemäßigen Abfrage bei der Aufnahme von Patienten und Bewohner gute strukturelle und prozessuale Voraussetzungen.

Ein wichtiges Instrument, um die Entwicklung der Ethik in der Organisation zu beobachten und zu messen, stellt ein jährlicher *Ethik-Bericht* dar, der in jeder Einrichtung zu verschiedenen Themenfeldern möglichst viele Beteiligte um Auskunft bittet: gemessen werden dabei Quantitäten (z. B. Zahl der beantragten und durchgeführten Fallbesprechungen, der Teilnehmer an Ethischen Fortbildungen, der durchgeführten Beratungen zur Patientenverfügung) und erlebte Qualitäten (z. B. Zufriedenheit der Ethikkomiteemitglieder mit der Akzeptanz im Krankenhaus, Zufriedenheit einzelner Mitarbeiter im Krankenhaus mit dem Ethikkomitee). Durch ein solches Instrument wird es – zumindest bedingt – möglich, die Entwicklung der Ethik zwischen den Einrichtungen und im Vergleich zu den Vorjahren zu messen und darzustellen. In der Malteser Trägergesellschaft wurden im letzten Jahresbericht neun Themenfelder befragt und die Antworten von 280 Personen gesammelt.

5. Hindernisse und Widerstände

Die Implementierung einer „organisierten Ethik" muss mit verschiedenen Widerständen rechnen. Ethische Reflexion wird nicht immer als Unterstützung erlebt, sondern in manchen Fällen auch als Belastung.

Ethik bedeutet in der Routine der Organisation häufig *Unterbrechung*, Entschleunigung, Innehalten und Nachdenken – und wird vom Standpunkt der Pragmatik aus eher als Störung erlebt. Der ethische Diskurs reagiert damit nicht nur auf Störungen im Getriebe, er wirkt selbst als eine „konstruktive Störung". Würde Ethik diese Funktion verlieren, würde sie sich ganz in den Dienst der Pragmatik stellen, dann würde sie sich schließlich überflüssig machen. Es geht bei dieser Betrachtung nicht darum, Ethik ausschließlich als restriktive Kraft und Bremse zu beschreiben, sondern deutlich zu machen, woher ein gewisses pragmatisches Misstrauen gegenüber einer organisierten Ethik begründet ist. Die Unterbrechung geschieht freilich nicht um ihrer selbst willen, sondern mit der Absicht, durch die Reflexion des eigenen Standpunktes und anderer Positionen eine erweiterte Sichtweise und eine begründete Handlungsweise zu erlangen; sie zielt auf Weitsichtigkeit und Nachhaltigkeit und dient damit letztlich der Handlungsfähigkeit.

Ethik kann aber auch als *Einmischung* erlebt werden, vor allem, wenn sie sich ungefragt und kritisch zur bestehenden oder geplanten Praxis äußert. In der klinischen Ethikberatung teilen sich hier die Meinungen: Soll sich das Ethikkomitee nur äußern, wenn es um Beratung gebeten wird, oder soll es selbst initiativ werden und bestehende Verhältnisse ungefragt kommentieren können? Soll eine Ethische Fallbesprechung auch dann stattfinden, wenn der Entscheidungsträger, in der Regel der behandelnde Arzt, um Beratung bittet, oder auch, wenn andere, nicht-ärztliche Mitglieder im therapeutischen Team die Besprechung einfordern – unter Umständen gegen den Willen des Arztes? Hier muss die Organisation sich entscheiden, welche Ethik und wie viel Ethik sie sich und ihren Mitarbeitern zutraut. Wenn es um Einmischung geht, geht es immer auch um Kompetenzen und um Macht. Es tut der Ethik sicher nicht gut, wenn sie als Machtmittel, als Instrument, als Waffe gegen andere oder für eigene Interessen verwendet wird. Es hilft ihr aber auch nicht, wenn sie, wo es passt, wohlwollend geduldet wird, und, wo sie nicht passt, belächelt oder ignoriert wird. In den Malteser Einrichtungen ist ein Mittelweg gewählt: Die ordnungsgemäße Einberufung einer ethischen Fallbesprechung ist auch dann verbindlich, wenn der behandelnde Arzt sie für nutzlos hält; er ist zur Teilnahme verpflichtet. Das Ergebnis einer ethischen Fallbesprechung aber ist eine Empfehlung, die den Entscheidungsträger nicht bindet, wenn er an ihrer Richtigkeit zweifelt.

Manche Ethiker und manche Ethikkomitees klagen darüber, dass Ethik eine *Etikette* sei, die in der Phase der Zertifizierung oder zu Marketingzwecken gepflegt wird, aber ansonsten im Alltag ungefragt und bedeutungslos ist. Insofern leiden manche Ethikkomitees an einer *Isolation*, empfinden sich auf einem Neben- oder Abstellgleis, vermissen die Möglichkeit, im Unternehmen Steuerungsfunktionen zu übernehmen. Dabei ist zu beachten, dass Ethik nicht nur das Opfer dieser Isolation ist, sondern auch dafür mit verantwortlich sein kann: So wie es ein gewisses Misstrauen der Organisation gegenüber der Ethik geben mag, lässt sich auch ein Misstrauen der Ethik gegenüber der Organisation finden: Die Entscheidung der Malteser Trägergesellschaft, Ethik über das Instrument des Qualitätsmanagement einzuführen, hat nicht jedes Ethiker-Herz höher schlagen lassen. Die Werkzeuge des Qualitätsmanagements (Verfahrensanweisungen, Geschäftsordnungen, Formulare, Protokolle, Berichte, Kennzahlen) rufen auch eine bürokratische Skepsis hervor und eine Angst, Ethik könne für andere Zwecke instrumentalisiert werden. Neben dieser Skepsis und dieser Angst gibt es aber auch eine organisatorische Naivität der Ethik, die das Potential einer Einbindung in ein Managementsystem verkennt und nicht sieht, dass sie die Sprache der Organisation lernen muss, wenn sie in der Organisation an Bedeutung gewinnen will.

6. Die Notwendigkeit einer vieldimensionalen Ethik

Auf dem Weg vom Ethik-Projekt zur ethischen Organisation ist die Malteser Trägergesellschaft in den vergangenen neun Jahren viele Schritte gegangen und hat wichtige Erfahrungen sammeln können. Aus heutiger Sicht lassen sich perspektivisch einige Schlüsse für weitere Schritte hin zu einer „ethischen Organisation“ ableiten:

(1) Bisher war Ethik im Gesundheitswesen hauptsächlich auf medizin-ethische Probleme – und in den Köpfen vieler Kliniker auf Probleme am Lebensende – beschränkt.
Wenn aber Ethik die gesamte Organisation durchdringen soll, müssen auch andere Dimensionen, z. B. betriebswirtschaftli-

che Entscheidungen, Fragen der Leistungsentwicklung, der Führungsethik und eines fairen Umgangs zwischen Vorgesetzten und Mitarbeitern diskutiert werden. Das bedeutet nicht, dass sich das Ethikkomitee mit all diesen genannten Feldern befassen muss; es spricht sogar einiges dafür, dass es sinnvoll ist, wenn sich das Ethikkomitees thematisch auf den Umgang mit Bewohnern, Patienten und Angehörigen beschränkt. Dennoch ist es wichtig zu realisieren, dass es keinen „ethikfreien Raum" in der Organisation gibt. Das bedeutet, dass sich das ethische Profil einer Organisation nicht auf die Existenz eines Ethikkomitees beschränken darf. Alle Gremien und Personen einer Organisation sind gefragt, sich in ihrem Verhalten und ihren Entscheidungen an ethischen Kriterien zu orientieren, in den ethischen Diskurs zu gehen, sich an ethischen Fortbildungen zu beteiligen und das Ethikkomitee in Entscheidungsprozesse einzubeziehen.

(2) Die Einberufung von Ethischen Fallbesprechung sollte selbstverständlicher werden; sie sollte zwar weiterhin durch die subjektive moralische Intuition von einzelnen, an der Behandlung Beteiligten ausgelöst werden; denkbar ist aber auch, dass andere, objektive Kriterien (z. B. das Vorliegen von bestimmten medizinischen Indikationen) routinemäßig einen Überlegensprozess auslösen, ob eine Ethische Fallbesprechung sinnvoll ist. Dazu ist es notwendig, dieses Instrument nicht nur auf Probleme am Lebensende zu beschränken. Es ist eine Engführung, Ethische Fallbesprechung auf die Fragestellung „Fortsetzung oder Abbruch der laufenden Therapie?" einzugrenzen. Es geht um Standort-Bestimmung und Benennung der Therapieziele, um gemeinsames Finden einer Lösung, die am besten dem (mutmaßlichen) Willen des Patienten und der Behandlungssituation entspricht.

(3) Der hohe Respekt vor dem Willen des Patienten oder der Bewohner kann darin zum Ausdruck kommen, dass flächendeckend und regelhaft bei der Aufnahme oder bei der Anamnese nachgefragt wird, ob irgendwelche für die Behand-

lung relevanten Vorausverfügungen existieren. Bei Bedarf wird Information und Beratung angeboten. Im Anwendungsfall werden Vorausverfügungen sorgfältig geprüft und in die Entscheidung mit einbezogen.

(4) Die Fokussierung der Ethik im Gesundheitswesen auf den Bereich Krankenhaus sollte zukünftig ausgeweitet werden auf andere Sparten: auf die stationären Einrichtungen in der Alten- und Behindertenhilfe, auf psychiatrische Versorgungsangebote, auf ambulante Pflege- und Hauswirtschaftsdienste, auf ambulante Hospiz- und Palliativdienste, auf Familienpflege und auf Niedergelassene. Für die genannten Felder sollten je spezifische Formen der ethischen Beratung entwickelt werden.

Auch wenn der Titel dieses Beitrags nahelegt, dass es einen Zeitpunkt geben könnte, zu dem das Ethik-Projekt abgeschlossen und in die Regelorganisation überführt ist, wird man damit rechnen müssen, dass die Weiterentwicklung der Ethik in der Organisation eine bleibende Aufgabe sein wird. Insofern bleibt Ethik ein auf Dauer gestelltes Projekt.

Curriculum zur Qualifikation für Mitglieder von Ethik-Komitees in kirchlichen Einrichtungen des Gesundheitswesens

Arnd T. May, Georg Beule, Karin Gollan,
Wolfgang Heinemann, Brunhilde Oestermann
(Arbeitskreis der Ethik-Beauftragten Christlicher Trägerorganisationen)[1]

Die Implementierung von Ethik in Einrichtungen im Gesundheitswesen ist im Wesentlichen eine organisationale Arbeit und damit eine Aufgabe der Organisationsentwicklung. Diese Einsicht ersetzt aber nicht die Qualifizierung von Mitarbeitenden für die Arbeit im Ethik-Komitee und in anderen Formen der Ethikberatung. Daher ist Personalentwicklung eine notwendige Säule der Qualitätssicherung von Ethikberatung, die nicht dem Zufall überlassen sein darf.

---

[1] Die Mitglieder des Arbeitskreises, der diese Empfehlung erarbeitet hat, sind: Thorsten Arens (St. Augustinus-Kliniken gGmbH), Dr. theol. Bernhard Bleyer, (Katholische Akademie für Berufe im Gesundheits- und Sozialwesen in Bayern e.V.), Georg Beule (Marienhaus GmbH Waldbreitbach; cusanus trägergesellschaft trier e.V.), Dr. theol. Tobias Böcker (TGE – gTrägergesellschaft für die Einrichtungen der Schwestern vom Göttlichen Erlöser (NiederbronnerSchwestern) Provinz Deutschland), Dr. med. Lilo Brombacher (Stiftung kreuznacher diakonie), Karin Gollan (MTG Malteser Trägergesellschaft gGmbH), Wolfgang Heinemann (MTG Malteser Trägergesellschaft gGmbH), Stephan Manstein (Caritas Trägergesellschaft Saarbrücken mbH), Georg Menne (Hospitalvereinigung St. Marien GmbH, Köln), Dr. phil. Arnd T. May (ethikzentrum.de – Zentrum für Angewandte Ethik Recklinghausen), Brunhilde Oestermann (Barmherzige Brüder Trier e.V.), Dr. theol. Ingo Proft (Ethik-Institut, Vallendar), Wolfgang Schu (Caritas Trägergesellschaft Saarbrücken mbH), Dr. theol. Ralf Schupp (Alexianer Krefeld).

1. Ausgangslage

Seit einem Jahrzehnt wächst im Gesundheitswesen die Zahl der Einrichtungen, die Formen der Ethikberatung implementieren, um Entscheidungen in Einzelfällen ethisch zu reflektieren, Leitlinien in ethisch relevanten Fragen zu entwickeln und durch Fortbildungen Mitarbeiterinnen und Mitarbeiter zur ethischen Argumentation und Reflexion zu befähigen. Für kirchliche Einrichtungen des Gesundheitswesens hatte 1997 die Empfehlung des Deutschen Evangelischen Krankenhausverbandes (DEKV) und des Katholischen Krankenhausverbandes Deutschlands (KKVD) einen deutlichen Impuls gesetzt, Ethik-Komitees im Krankenhaus zu etablieren.[2] Die wenige Jahre später einsetzende Zertifizierung – vor allem nach den Systemen „Kooperation für Transparenz und Qualität im Gesundheitswesen" (KTQ)[3] und „proCum Cert" (pCC), die das Vorhandensein von Ethikberatung berücksichtigen und bepunkten – hat diese Entwicklung unterstützt und gefördert.

In letzter Zeit haben weitere bedeutende Institutionen Stellung zur Relevanz ethischer Begleitung medizinischer und klinischer Fragen bezogen: am 19. Oktober 2005 nahm die 33. Generalkonferenz der UNESCO in Paris einstimmig die „Allgemeine Erklärung über Bioethik und Menschenrechte" an, die als Wegweiser für internationale Standards in der Bioethik dienen soll; am 16. Juni 2006 hat die Zentrale Ethikkommission der Bundesärztekammer die wachsende Bedeutung von Ethikberatung im Krankenhausbereich gewürdigt und den Ärztinnen und Ärzten die Nutzung ausdrücklich empfohlen;[4]

---

[2] Deutscher Evangelischer Krankenhausverband e.V. & Katholischer Krankenhausverband Deutschlands e.V., Ethik-Komitee im Krankenhaus, Stuttgart 1997.

[3] Kooperation für Transparenz und Qualität im Krankenhaus (KTQ), KTQ Katalog, Düsseldorf 2004.

[4] Zentrale Ethikkommission (Zentrale Kommission zur Wahrung ethischer Grundsätze in der Medizin und ihren Grenzgebieten, ZEKO) bei der Bundes-

schließlich unterstrich im März 2007 eine Handreichung des Verbandes der Diözesen Deutschlands und der Kommission für caritative Fragen der Deutschen Bischofskonferenz die Notwendigkeit einer klaren ethischen Positionierung für soziale Einrichtungen in kirchlicher Trägerschaft auf der Grundlage des christlichen Menschenbildes.[5] Ebenfalls 2007 wurden Eckpunkte für ein Curriculum zur Ethikberatung in der Altenhilfe vorgestellt.[6] Schließlich veröffentlichte im Jahr 2009 auch der Deutsche Caritasverband einen Praxisleitfaden für die ethische Reflexion in Teams, Leitungsgremien und Organisationen.[7] Im März 2010 stellte der Vorstand der Akademie für Ethik in der Medizin (AEM) Standards für Ethikberatung in Einrichtungen des Gesundheitswesens vor.[8]

Wenig geklärt ist bislang jedoch, welche Voraussetzungen Ethikberater oder Ethik-Komitees für ihre Arbeit benötigen und wie die Qualität der Beratung gesichert bzw. weiterentwickelt werden kann. Im Jahr 2005 hatte die Arbeitsgruppe „Ethikberatung im Krankenhaus“ unter dem Dach der Akademie für Ethik in der Medizin (AEM) in Göttingen ein erstes Curriculum für Mitglieder Klinischer Ethik-Komitees vorgelegt, das von verschiedenen Bildungsträgern aufgegriffen und umgesetzt wurde.[9]

ärztekammer: Stellungnahme zur „Ethikberatung in der klinischen Medizin“, Deutsches Ärzteblatt 103 (2006) 24, S. A1703–1707.

[5] Verband der Diözesen Deutschlands und Kommission für caritative Fragen der Deutschen Bischofskonferenz: Soziale Einrichtungen in katholischer Trägerschaft und wirtschaftliche Aufsicht, Arbeitshilfen Nr. 182, Bonn 2007.

[6] Bockenheimer-Lucius, Gisela; May, Arnd T.: Ethikberatung – Ethik-Komitee in Einrichtungen der stationären Altenhilfe (EKA), Ethik in der Medizin 19 (2007) 4, S. 331–339.

[7] Kostka, Ulrike; Riedel, Maria: Ethisch entscheiden im Team. Ein Leitfaden für soziale Einrichtungen. Freiburg/Br. 2009.

[8] Vorstand der Akademie für Ethik in der Medizin (AEM): Standards für Ethikbeartung in Einrichtungen des Gesundheitswesens, Ethik in der Medizin 22 (2010) 1, S. 149–153.

[9] Simon, Alfred; May, Arnd T.; Neitzke, Gerald: Curriculum „Ethikberatung im Krankenhaus“, Ethik in der Medizin 17 (2005) 4, S. 322–326.

Aus der Sicht der Mitglieder des Arbeitskreises von Ethik-Beauftragten christlicher Trägerorganisationen im Gesundheits- und Sozialwesen sind an diesem Vorschlag hinsichtlich der Qualifikation von Ethik-Komitees für Einrichtungen in kirchlicher Trägerschaft einige Ergänzungen und Präzisierungen vorzunehmen:

- Ausdrücklich soll hier auf das christliche Menschenbild und die christliche Sozialethik Bezug genommen werden.
- Der prozedurale Ansatz – die Ermöglichung eines fairen Diskurses ansonsten zunächst gleich gültiger Wertesysteme – ist prinzipiell unterstützenswert, er soll aber für christliche Einrichtungen modifiziert werden durch die Berücksichtigung von Werten und Vorgaben, die sich aus der biblischen und kirchlichen Tradition begründen.
- Der bisherige Fokus auf den Bereich der stationären Krankenversorgung soll ergänzt werden durch die Berücksichtigung anderer Einrichtungen und Dienste im Gesundheits- und Sozialwesen, zurzeit vor allem der Alten- und der Behindertenhilfe.
- Die im o.g. Curriculum enthaltenen Themen sind nur stichwortartig aufgelistet; es scheint hilfreich, sie durch die ausdrückliche Lernzielbestimmung sowie Angaben zur zeitlichen Gewichtung zu ergänzen.

2. Zielsetzung

Vor diesem Hintergrund will der vorliegende Text spezifische Inhalte, Lernziele und Stundenverteilung benennen, um kirchlichen Trägern von Einrichtungen im Gesundheitswesen und Bildungsinstituten eine Orientierung zu geben, welche Voraussetzungen für eine qualitativ fundierte Ethikberatung notwendig sind. Das Curriculum formuliert Standards für Mitglieder von Ethik-Komitees im Gesundheitswesen, die diese möglichst vor oder im ersten Jahr der Mitgliedschaft erwerben sollten.

Dabei sind einige Rahmenbedingungen zu berücksichtigen:

- Zeit ist im Gesundheits- und Sozialwesen eine sehr knappe Ressource; bereits die konkrete Praxis der Ethik-Komitees konkurriert stark mit anderen Ansprüchen und belastet das ohnehin begrenzte Budget der direkten Versorgung von und die Beschäftigung mit Bewohnerinnen und Bewohnern und Patienteninnen und Patienten. Die hier geforderte Vorbereitung und Weiterqualifizierung der Mitglieder von Ethik-Komitees hat daher einen sehr engen Zeitrahmen zu wahren.
- Die Mitglieder der Ethik-Komitees bringen aufgrund der interdisziplinären Zusammensetzung sehr verschiedene Voraussetzungen im fachlichen und methodischen Wissen mit. Diese heterogene Ausgangslage, die die praktische Arbeit der Ethik-Komitees prägt, muss sich auch in der didaktischen Umsetzung des Curriculums widerspiegeln. Gefragt ist daher eine stark anwendungsbezogene Auseinandersetzung.
- Eine einmalige und abschließende Vorbereitung der Mitgliedschaft im Ethik-Komitee wird nicht ausreichen, die gewünschte Qualität der Arbeit sicherzustellen. Der Grundkurs, der aus zwei Blöcken mit Praxisaufgaben besteht, muss daher durch regelmäßige Aufbaumodule ergänzt werden, um eine kontinuierliche Weiterentwicklung und Begleitung der Arbeit im Ethik-Komitee zu unterstützen.

3. Aufbau

Der Grundkurs besteht aus zwei Modulen mit insgesamt fünf Schulungstagen. Zwischen den beiden Modulen des Grundkurses liegt eine Praxisaufgabe. Nach Abschluss des Grundkurses können die Mitglieder des Ethik-Komitees an themenspezifischen Aufbaukursen teilnehmen.

4. Hinweise für die Umsetzung

Für die Durchführung des Grundkurses werden folgende Empfehlungen gegeben:

- Die Teilnehmendengruppe sollte aus nicht mehr als 20 Personen bestehen.
- Eine multiprofessionelle Zusammensetzung der Kursgruppe spiegelt die Realität der Ethik-Komitees vor Ort wider und bietet die Möglichkeit, den interdisziplinären Diskurs zu üben und zu reflektieren.
- Es ist darauf zu achten, dass die Teilnehmenden für die Kurszeit dienstlich freigestellt sind und der Kurs nicht durch aktuelle dienstliche Verpflichtungen gestört wird.
- Didaktisch ist zu beachten, dass alle Lehreinheiten praxisnah mit entsprechenden Beispielen gestaltet sind und das Verhältnis zwischen inhaltlichen Impulsen bzw. Vorträgen und Phasen der selbständigen Einzel- und Gruppenarbeit ausgeglichen ist.

5. Inhalte des Grundkurses

Einführung in die Ethik

Die *Abgrenzung von Moral und Ethik* ist zu Beginn des Grundkurses vorgesehen und dabei werden die Begriffe „Moral“ und „Ethik“ in ihrem jeweiligen Sinngehalt und ihrem gegenseitigen Verhältnis bestimmt. Die umgangssprachlich identischen Begriffe „Moral“ und „Ethik“ werden zugeordnet, die Vielfalt als Ausdruck menschlicher Freiheit begriffen und als Anreiz verstanden, menschlich-soziale Handlungsmöglichkeiten abzuklären.

Den Teilnehmenden wird die Haltung vermittelt, dass die Vielfalt an moralischen Überzeugungen und ethischen Ansätzen die Komplexität des Lebens, die Relativität eigener Überzeugungen zeigt, und Offenheit für andere Argumente und Wertvorstellungen fordert.

Im Modul *Grundlagen ethischer Reflexion* werden die Paradigmen ethischen Denkens vorgestellt, Grundbegriffe und Begründungsansätze anhand praktischer Problemfelder erläutert, so dass Aufgaben, Ziele und Grenzen ethischer Reflexion deutlich werden. Nach der Einheit können die Methoden eines ethischen Diskurses nachvollzogen und angewandt werden. Die Teilnehmenden werden für ethische Fragestellungen im Alltag sensibel und können diese analysieren und Entscheidungen ethisch begründen. Dabei wird die Haltung gefördert, dass ethische Reflexion nicht als „Überflüssiges" gesehen wird, als „Luxus, den sich nur wenige leisten können", sondern als Kernkompetenz, um Prinzipien und Werte im beruflichen Handlungskontext reflektieren und abwägen zu können.

Zur *Geschichte der Ethik* werden die für Europa wichtigen Entwicklungen aus Antike (z. B. Platon, Aristoteles), Mittelalter (z. B. Augustinus, Thomas von Aquin), Neuzeit (z. B. Kant, Weber [Sozialethik]) und Moderne (z. B. Rawls, Habermas) in ihren Voraussetzungen und Konsequenzen exemplarisch vorgestellt und an praxisrelevanten Fragestellungen veranschaulicht. Die Kenntnisse zu den Grundlagen der Ethik und ihren historischen Kontexten dienen als Orientierung und Hilfestellung. Sie befähigen dazu, Denkansätze und Positionen zu analysieren, sie auf aktuelle Fragen und neue Handlungsfelder anzuwenden, sie argumentativ zu vertreten und weiter zu entwickeln. Die Teilnehmenden sind bereit, sich aktiv an der Gestaltung moralischer Phänomene und ethischer Prinzipien zu beteiligen. Als Haltung ist den Teilnehmenden die Relativität ethischer Denkmodelle bewusst und fördert den Respekt vor und die Toleranz gegenüber verschiedenen Ansätzen und ihren Weiterentwicklungen. Menschliche Handlungen sind als sozial vernetzt zu betrachten, sie sind eingebettet in Kommunikations- und Denkprozesse, die zu sozialen Gewohnheiten (= Sitten, Moral) führen.

Als *aktuelle ethische Argumentationslinien* werden die Grundtypen ethischer Argumentation, der teleologische und der deontologische Ansatz, sowie der in der Moderne bedeutsame Utilitarismus, erläutert und die unterschiedlichen Denkmuster an praktischen Fragestellungen veranschaulicht. Dabei fördert das Wissen um verschiedene Denkansätze und ihre Argumentationslinien die Offenheit für divergierende Positionen und das Ernstnehmen ihrer Argumente; insofern wird die eigene Überzeugung in Frage gestellt und eine Wertediskussion möglich.

Als Fähigkeit und Können werden Argumentationsmuster einer zielorientierten Verantwortungsethik, einer von Normen bestimmten Gesinnungsethik und einer das Wünschenswerteste anstrebenden Nützlichkeitsethik von den Teilnehmenden im Diskurs erkannt und auf den konkreten Fall kritisch angewandt.

Im Kernfeld „*Theologische/Christliche Ethik*“ werden die Grundlagen des Christentums hinsichtlich des Gottes- und Menschenbildes erläutert, der christliche Tugend- und Wertekanon als Vorgegebenes und zu Gestaltendes aufgezeigt. Das komplexe Verhältnis von Moral, Ethik und Religion wird (im Überblick) dargestellt, gegebenenfalls konfessionell akzentuiert. Zudem werden die Kernaussagen der katholischen Soziallehre und der evangelischen Sozialethik herausgearbeitet. Speziell sollen von den Teilnehmenden die moralischen Standpunkte kirchlicher Trägerorganisationen (z. B. Leitbild, Ethik-Leitlinien) nachvollzogen werden, zugleich findet eine kritische Auseinandersetzung mit ihnen und den eigenen Positionen statt, so dass die eigene Verantwortung gesehen und konkretisiert wird. Die Quellen christlicher Moral sind dabei von Teilnehmenden nicht exklusiv als System enggefasster Verbote zu verstehen, sondern als Wertebasis und Orientierungshilfe für die Entscheidungsfindung.

Bereichsethiken, Ethik und Recht

Im Modul „*Integrativer Ansatz*“ wird die systematische Differenzierung der Ethik in eine Theoretische und eine Angewandte Ethik mit der speziell für Krankenhäuser relevanten Klinischen Ethik ebenso wie in verschiedene Bereichsethiken erläutert. Die besonderen Themenfelder der Medizin- und Pflegeethik werden profiliert und dabei Berührungspunkte und Unterschiede zwischen Ethik und Recht aufgezeigt. Die Teilnehmenden erleben die Komplexität der Angewandten Ethik und erfahren, welche Theorien und Hilfestellungen entwickelt wurden und für die Arbeit im Ethik-Komitee zur Verfügung stehen. In der konkreten Einzelfallbetrachtung erkennen Medizinerinnen und Mediziner und Pflegende die für ihre Profession je eigenen ethischen Denkansätze, in ihrer Verantwortung für ein und denselben Patienten/Bewohner aber auch die Schnittmengen ihres ethisch zu begründenden Handelns. Statt sich von der anderen Berufsgruppe abzugrenzen werden die Chancen eines integrativen Ansatzes genutzt. Im Bereich der Angewandten Ethik wurden in der Vergangenheit unterschiedliche Ansätze entwickelt. Diese Theorien und Prinzipien stehen für die Arbeit eines Ethik-Komitees zur Verfügung. Die Komplexität der Ansätze und möglicher Konfliktlinien sind im konkreten Einzelfall zu analysieren und individuelle Lösungen zu erarbeiten.

Gegenstand und Aufgabe der *Medizinethik* werden skizziert: Unter Einbeziehung philosophisch-ethischer Theorien und Argumentationsformen untersucht die Medizinethik als Wissenschaft, inwieweit der Umgang mit den medizinischen Möglichkeiten verantwortlich ist. Dabei werden unterschiedliche Begründungen gegeneinander abgewogen und allgemeine Prinzipien oder Regeln abgeleitet, denen zufolge eine Handlung als gut oder schlecht bezeichnet werden kann. Die Teilnehmenden können ethische Prinzipien, den verbreiteten Ansatz der „Vier Prinzipien nach Beauchamp/Childress“ (Respekt vor der Selbstbestimmung des Patienten, Nichtschadensgebot, Gutes tun und Gerechtigkeit) und Regeln auf konkrete medizinethische Herausforderungen anwenden. Die Teilnehmenden gewinnen einen fundierten Überblick zu wichtigen Feldern im aktuellen medizinethischen Diskurs.

Viele Entscheidungen in der Medizin sind allein durch naturwissenschaftliche Daten und Erkenntnisse nicht zu begründen. Gesundheit, Lebensqualität und Wohlbefinden basieren auf individuellen und gesellschaftlichen Wertvorstellungen, die sich nur in einem begrenzten Ausmaß verallgemeinern lassen. Im klinischen Alltag muss deshalb mit unterschiedlichen Wertvorstellungen umgegangen werden können, die auch bei konkreten Entscheidungen zu berücksichtigen sind.

Pflegeethik reflektiert umfassend das pflegerische Handeln und dessen Rahmenbedingungen auf der individual- und personalethischen sowie auf der organisatorischen und der sozialethischen Ebene. Auf der Grundlage dieses Definitionswissens werden Ansätze der pflegeethischen Wissenschaft dargestellt und an Beispielen veranschaulicht. Die Teilnehmenden können ethische Prinzipien und Regeln auf konkrete pflegeethische Anforderungen übertragen, indem sie neben ihren Wahrnehmungen bei Pflege und Betreuung die Hilfestellungen der Pflegeethik als Wissenschaft bei der Lösung ethischer Probleme einbringen.

Nicht nur im Bereich medizinischer Entscheidungen, auch im pflegerischen Alltag sind ethische Reflexionen des eigenen Handelns und die Orientierung an Wertvorstellungen notwendig. Der oftmals besondere Zugang der Pflegekräfte zu den Patienteninnen und Patienten und Bewohnerinnen und Bewohner stellt zudem eine wichtige Position im interdisziplinären Austausch über Behandlungsoptionen im Rahmen ethischer Entscheidungen dar. Pflegende bringen neben ihrer ethischen Verantwortung und Kompetenz bei der Pflege und Betreuung ihre Erkenntnisse und Erfahrungen durch die besondere Nähe zu Kranken und Heimbewohner in den ethischen Dialog mit Ärzten und anderen Berufsgruppen ein.

Grundlegende Inhalte und Begriffe einer „*Wirtschafts-/Unternehmensethik*“ werden bestimmt und hergeleitet, aktuelle Themen wie die Allokationsproblematik oder Rationierungs- und Rationalisierungsdebatten in Grundzügen aufgezeigt. Der Einfluss wirtschaftlicher und unternehmerischer Ziele auf das alltägliche Handeln wird exemplarisch untersucht, deren Begründungen nachvollzogen und unter ethischen Gesichtspunkten geprüft. Wichtige wirtschaftliche und unternehmerische Entscheidungen werden hinsichtlich ihrer ethischen Implikationen beleuchtet. Sind grundlegende ethische Prinzipien missachtet (z. B. die gerechte Verteilung der Ressourcen), werden gemeinsam Interventionsmöglichkeiten im ethischen Diskurs entwickelt.

Der Einfluss von wirtschaftlichen und unternehmerischen Interessen auf Patienten, Bewohner und Einrichtungen nimmt zu. Ethik-Komitees sind bereit, dies zum Gegenstand ihrer kritischen Reflexion zu machen und Entscheidungsträger zu beraten. Dabei sind von den Teilnehmenden als Haltung Chancen und Grenzen realistisch in den Blick zu nehmen.

Unterschiede zwischen *Ethik und Recht* ebenso wie deren eigenständige und gemeinsame Bereiche werden herausgearbeitet. Die zunehmende Verrechtlichung medizinischen und pflegerischen Handelns wird untersucht und aufgezeigt, das moderne Medizinrecht mit seinen wichtigsten praxisnahen Inhalten vorgestellt und dargelegt. Die Bedeutung der ethischen Entscheidungsfindung auf der Grundlage eines allgemeinen, vom Recht gesetzten Handlungsrahmens wird durch Beispiele illustriert. Da bei vielen ethischen Fragestellungen die Rechtsgrundlagen beachtet oder geklärt werden müssen, sollen Mitglieder von Ethik-Komitees die wichtigsten juristischen Eckdaten für die Medizin und Pflege kennen und wissen, wie sie sich den Zugang zu diesem Wissen verschaffen können.

In manchen Fällen führt die (oft unbegründete) Angst vor rechtlichen Konsequenzen dazu, eine ethisch notwendig erscheinende Handlung zu unterlassen. Mitglieder von Ethik-Komitees benötigen daher Grundkenntnisse in beiden Bereichen, um alle relevanten Umstände bei der Entscheidungsfindung prüfen und mutig abwägen zu können.

Formen der Ethikberatung

Die Teilnehmenden lernen wesentliche Meilensteine in der geschichtlichen Entwicklung der Ethikberatung kennen und können verschiedene Formen der Ethikberatung mit ihren jeweiligen Vorzügen und Grenzen benennen (Ethik-Komitee, Ethik-Fallberatung, Ethik-Forum, Ethik-Liaisondienst, Ethik-Café). Sie sind in der Lage, die Aufgaben des Ethik-Komitees und der Ethischen Fallbesprechung bzw. die Arbeitsbereiche der Klinischen Ethikberatung und der Forschungs-Ethik-Kommissionen zu unterscheiden und voneinander abzugrenzen. Die differenzierte Verbindlichkeit von Voten, Leitlinien und Richtlinien ist ihnen ebenso vertraut wie die Bedeutung und der gesetzliche Hintergrund der Ethik im Gesundheitswesen. Sie können das Selbstverständnis der Ethikberatung geschichtlich und formal einordnen und reagieren auf ethische Anfragen mit geeigneten Formen der Ethikberatung.

Die Teilnehmenden können die Beratungsinstrumente ihrer Trägerorganisationen entwicklungsgeschichtlich einordnen und respektieren daher auch andere Formen der Ethikberatung. Dabei ist als Haltung Offenheit für Weiterentwicklungen in der Ethikberatung und die Wahrnehmung von Grenzen erforderlich.

Aufgaben des Ethik-Komitees

Zur Institutionalisierung von Ethikberatung müssen eine *Satzung oder Geschäftsordnung* erstellt und implementiert werden. Die Mitglieder des Ethik-Komitees kennen die Bedeutung, Aufgabe und den Aufbau einer Satzung / Geschäftsordnung.

Dabei sind ihnen insbesondere Fragen der Institutionalisierung bekannt, zu denen Implementierungsregeln, Rekrutierungsregeln (Interessenten, Mitglieder, Stellvertreter), Bestandsregeln (u. a. Besetzung, Dauer und Frequenz, Zyklen) und Regeln der Qualitätssicherung (u. a. Anwesenheits- und Arbeitsdokumentation, Weiterbildung, Evaluierung) gehören. Eine Satzung / Geschäftsordnung stellt eine transparente Handlungsgrundlage für die Tätigkeit und Zuständigkeit des Ethik-Komitees dar, und diese Vorteile werden von den Teilnehmenden der Fortbildung erkannt und wertgeschätzt. Überlegungen zur Besetzung des Vorstands und der Geschäftsführung des Ethik-Komitees müssen sich an den Gegebenheiten der Organisation orientieren.

Die Teilnehmenden beherrschen die Erarbeitung und Überarbeitung einer Satzung / Geschäftsordnung in der Gruppe unter Einbeziehung unterschiedlicher Sichtweisen und Interessen.

Im Modul „*Prüfung von Anfragen*“ wird aufgezeigt, was eine Anfrage ist, welchen Einfluss sie auf die Arbeit des Ethik-Komitees hat, wer sie an das Ethik-Komitee richten kann und wie mit ihnen differenziert umzugehen ist. Die Teilnehmenden können Anfragen prüfen und die Anfragenden gegebenenfalls auf zuständige Personen oder Gremien verweisen.

Offenheit für und Wertschätzung gegenüber Anfragen von Mitarbeitenden, Patientinnen und Patienten und Angehörigen sind notwendige Voraussetzungen für die Arbeit eines Klinischen Ethik-Komitees. Die Teilnehmenden sind darüber hinaus sensibel für Anforderungen, denen das Ethik-Komitee nicht entsprechen kann.

Zur Aufgabe der *Leitlinienentwicklung* im Ethik-Komitee wissen die Teilnehmenden, was eine Ethik-Leitlinie ist und kennen ihren Sinn und Zweck. Der Aufbau einer Ethik-Leitlinie und Schritte zu ihrer Erstellung sind ihnen vertraut. Die Teilnehmenden können beurteilen, wann und zu welcher Fragestellung eine Ethik-Leitlinie notwendig ist, und sind fähig, eine Ethik-Leitlinie anhand eines Strukturmusters in der Gruppe zu erarbeiten.

Als Haltung werden Notwendigkeit und Vorteile von Ethik-Leitlinien von ihnen anerkannt. Eine Ethik-Leitlinie ist eine Möglichkeit der Profilbildung einer Einrichtung des Gesundheitswesens. Sie macht die zugrunde liegenden Wertvorstellungen transparent und für alle Beteiligten verpflichtend.

Als weitere Aufgabe des Ethik-Komitees gilt die Beratung im konkreten Einzelfall (Ethik-Fallberatung), was im *Erstellen von Voten* mündet. Dazu wird dargelegt, was ein Ethisches Votum ist, wann es als reflektiertes Beratungsergebnis zur Anwendung kommt und welche Verbindlichkeit es hat. Sie sind befähigt und bereit, sich als Mitglied des Ethik-Komitees mit Therapieentscheidungen im konkreten Einzelfall auseinanderzusetzen und gemeinsam Empfehlungen zu formulieren. Dazu bedarf es der Beschäftigung der Mitglieder des Ethik-Komitees mit ihren individuellen Wertvorstellungen und im Einzelfall der Offenlegung unterschiedlicher Wertvorstellungen innerhalb des Ethik-Komitees.

Ein Ethik-Komitee sollte sich mit der *Organisation von Ethik-Fortbildungen* beschäftigen. Regelmäßige Ethik-Fortbildungen sind notwendiger Bestandteil der Arbeit des Klinischen Ethik-Komitees und sichern ihre Qualität. Die Teilnehmenden erkennen fortbildungsrelevante Themen und können zur Organisation von Vorträgen, Seminaren oder Kongressen beitragen. Angebot und Möglichkeiten sowie Zielgruppen ethischer Fortbildungen sind den Teilnehmenden bekannt. Zudem kennen sie zuständige Personen und Gremien für die Organisation ethischer Fortbildungen. Sie sind sich der Chancen ethischer Fortbildungen hinsichtlich der Personalentwicklung und der Grenzen bezüglich der Organisationsentwicklung bewusst.

Bedeutung, Zweck und Aufbau sowie die Rolle des Ethik-Komitees bei der Erstellung eines *Ethik-Jahresberichts* werden ebenso wie Instrumente für eine *Evaluation* vorgestellt. Die Teilnehmenden können an der Erstellung eines

Ethik-Jahresberichts oder der Durchführung einer Evaluation mitwirken. Die Erstellung eines Ethik-Jahresberichts oder andere Evaluationsmaßnahmen dienen der Qualitätssicherung.

Die Arbeit des Ethik-Komitees muss von *Öffentlichkeitsarbeit und Selbstdarstellung* begleitet sein. Dazu werden verschiedene Formen der Öffentlichkeitsarbeit des Ethik-Komitees und deren Zielgruppen präsentiert. Die Öffentlichkeitsarbeit stellt eine wichtige Aufgabe der Klinischen Ethikberatung dar. Sie macht auf die Beratungstätigkeit aufmerksam und kann zur Profilbildung der Einrichtung beitragen.

Die Teilnehmenden sind in der Lage, Öffentlichkeitsarbeit in verschiedener Form zu leisten.

Verhältnis zwischen Ethik-Komitee und Ethik-Fallberatung

Es werden im Grundkurs unterschiedliche Formen des Verhältnisses zwischen Ethik-Komitee und Ethik-Fallberatung (Durchführung der Ethik-Fallberatung und die Zusammenarbeit mit dem Ethik-Komitee; Moderation durch das Ethik-Komitee; Kenntnisnahme von Ethik-Fallberatungen durch das Ethik-Komitee und Unterstützung bei Durchführungsproblemen) und die Vor- und Nachteile der einzelnen Formen verdeutlicht. Unterschiedliche Formen Klinischer Ethikberatung haben ihre Berechtigung und sind im Einzelfall innerhalb der Einrichtung nach organisationsethischen Überlegungen anzuwenden.

Die Teilnehmenden sind in der Lage, entsprechend der Verhältnisbestimmung ihre Rolle in der Ethik-Fallberatung wahrzunehmen.

Ethik-Fallberatung

Anwendungssituationen für Ethik-Fallberatungen und Verfahren der Einberufung von Fallberatungen werden dargestellt und die Struktur aufgezeigt (z. B. Erfassung der Fragestellung,

Faktensammlung, Benennung von Handlungsoptionen, Bewertung der Handlungsoptionen, Formulierung eines Votums). Ziele und Grenzen einer Ethik-Fallberatung werden analysiert. Die Teilnehmenden können die eigene moralische Intuition als ethisches Argument formulieren und dabei zwischen Beschreibung und Bewertung von Fakten unterscheiden. Sie erkennen, wo Übereinstimmungen und wo Abweichungen zu den Wertvorstellungen anderer Teilnehmender bestehen, und können als Synthese eine Empfehlung für die weitere Behandlung entwickeln. Unfaires Diskursverhalten wird wahrgenommen und konkret angesprochen.

Die Teilnehmenden nehmen ihre eigene Wahrnehmung und Beurteilung ernst und sind bereit, die eigene Einschätzung hinterfragen zu lassen und zu ändern. Sie fühlen sich ermutigt, eine Ethik-Fallberatung anzuregen. In einer solchen Fallbesprechung akzeptieren sie abweichende Wahrnehmungen und Beurteilungen. Sie können es ertragen, wenn die eigene Einschätzung vom Gesamtergebnis abweicht. Faire Diskursbedingungen sind Grundlage einer funktionierenden, effektiven und den Entscheidungsträger unterstützenden Ethikberatung.

Organisationsethik

Im Einklang mit der christlichen Ursprungstradition des Unternehmens, dem biblischen Gottes- und Menschenbild sowie entsprechenden Aussagen der katholischen Soziallehre und evangelischen Sozialethik zur Wirtschafts- und Unternehmensethik begreifen die Teilnehmenden Ethik als integralen Bestandteil der Organisationsphilosophie. Sie erkennen in der strategischen Ausrichtung und Aufstellung des Unternehmens (Mission und Vision) die ethische Dimension und Verantwortung des Managements. Leitbildentwicklung, Balanced Score Card, Personalentwicklungsstrukturen und Zielvereinbarungssystematik werden als konkrete Umsetzungsformen der Organisationsethik begriffen, Qualitätsstandards, -sicherung und -kontrolle dementsprechend als Instrumente zur Sicherung ethischer Qualitätsansprüche verstanden. Die Mitglieder des Ethik-Komitees erfassen die Notwendigkeit der strukturellen Verankerung der Ethikberatung in der Organisation. Die Teilnehmenden können den Begriff Organisationsethik inhaltlich definieren. Mitglieder des Ethik-Komitees sind in der Lage, reflektierend einen Abgleich zwischen dem persönlichen Werteprofil und dem des Unternehmens bzw. der Einrichtung vorzunehmen, ferner die Strukturen ethischer Kommunikation und Reflexion in die Gesamtstrategie einzuordnen. Sie können Ausrichtung, Strategie und Managementmethoden unter ethischen Kriterien betrachten und kritisch beurteilen (z. B. die theologisch-anthropologische Dimension einer Zielvereinbarungssystematik oder das christliche Menschenbild) sowie die Zuständigkeit des Ethik-Komitees bei Anfragen beurteilen und strukturell einordnen. Die Mitglieder des Ethik-Komitees gewinnen organisationelle und institutionelle Kompetenz, sodass die ethische Reflexion die Teilnehmenden befähigt, die Ausrichtung des Unternehmens unter ethischen Aspekten mitzugestalten. Dabei sind sie sich der Chancen und Grenzen ihrer Einflussmöglichkeiten bewusst.

Die Teilnehmenden bringen ihre eigene Haltung mit in den Grundkurs ein und sind bereit, sich mit den christlichen und konfessionellen Wurzeln sowie dem Auftrag (Mission) und den Werten der Trägerorganisation auseinanderzusetzen. Die Mitglieder des Ethik-Komitees gewinnen eine systemisch-ethische und eine organisationale Perspektive. Sie nehmen in kritischer Loyalität zu Vorgaben und Rahmenbedingungen des Unternehmens bzw. der Einrichtung Stellung und wollen ihren Teil der Verantwortung zum christlichen Profil des Unternehmens beitragen. Sie bejahen diese Rahmenbedingungen und lassen sie in die Entscheidungen des Handlungsalltags einfließen.

Literatur

Bockenheimer-Lucius, Gisela; May, Arnd T.: Ethikberatung – Ethik-Komitee in Einrichtungen der stationären Altenhilfe (EKA), Ethik in der Medizin 19 (2007) 4, S. 331–339.

Deutscher Evangelischer Krankenhausverband e.V. & Katholischer Krankenhausverband Deutschlands e.V., Ethik-Komitee im Krankenhaus, Stuttgart 1997.

Kooperation für Transparenz und Qualität im Krankenhaus (KTQ), KTQ Katalog, Düsseldorf 2004.

Kostka, Ulrike; Riedel, Maria: Ethisch entscheiden im Team. Ein Leitfaden für soziale Einrichtungen. Freiburg/Br. 2009.

Simon, Alfred; May, Arnd T.; Neitzke, Gerald: Curriculum „Ethikberatung im Krankenhaus“, Ethik in der Medizin 17 (2005) 4, S. 322–326.

Verband der Diözesen Deutschlands und Kommission für caritative Fragen der Deutschen Bischofskonferenz: Soziale Einrichtungen in katholischer Trägerschaft und wirtschaftliche Aufsicht, Arbeitshilfen Nr. 182, Bonn 2007.

Vorstand der Akademie für Ethik in der Medizin (AEM): Standards für Ethikberatung in Einrichtungen des Gesundheitswesens, Ethik in der Medizin 22 (2010) 1, S. 149–153.

Zentrale Ethikkommission (Zentrale Kommission zur Wahrung ethischer Grundsätze in der Medizin und ihren Grenzgebieten, ZEKO) bei der Bundesärztekammer: Stellungnahme zur „Ethikberatung in der klinischen Medizin“, Deutsches Ärzteblatt 103 (2006) 24, S. A1703–1707.

Evaluation von Ethikberatung am Beispiel des Ethik-Jahresberichts der MTG Malteser Trägergesellschaft

Karin Gollan

Evaluation ist selbstverständlicher Standard zur Qualitätssicherung und -optimierung im Krankenhaus. Dieses Prinzip auf die klinische Ethikberatung zu übertragen, wird zwar schon länger gefordert, bisher aber wenig umgesetzt. Wie lässt sich Ethikberatung messen, und ist eine solche Evaluation überhaupt sinnvoll? Eine Antwort will der MTG Ethik-Jahresbericht geben, mit dem für die Krankenhäuser der Malteser Trägergesellschaft seit fünf Jahren eine Evaluation und Analyse der ethischen Situation durchgeführt wird.

Im Folgenden werden zunächst die Ziele des MTG Ethik-Jahresberichts definiert. Der zweite Teil geht auf das Verfahren der Erhebung ein und erläutert Nutzen und Vorteile der Vorgehensweise.

1. Ziele

Hauptziel des MTG Ethik-Jahresberichts ist die Qualitätssicherung und Qualitätsverbesserung der Ethikberatung. Denn Ethikberatung stellt ein zunehmend wichtigeres Qualitätskriterium für Einrichtungen im Gesundheitswesen dar[1]. Die regelmäßige Erhebung konkreter Daten zur Ethikberatung

[1] Vgl. Simon, Alfred: Qualitätssicherung und Evaluation von Ethikberatung, in: Dörries, Andrea / Neitzke, Gerald u. a. (Hrsg.): Klinische Ethikberatung. Ein Praxisbuch, Stuttgart 2008, (S. 167–181) S. 167.

verdeutlicht einrichtungsspezifische und trägerweite Entwicklungen im Bereich der Ethik und lässt ein Stärken-Schwächen-Profil erkennbar werden, das einerseits positive Rückmeldung über großes und erfolgreiches Engagement in der Ethikberatung gibt, andererseits aber auch aufzeigt, wo für die Zukunft Handlungsbedarf besteht. Neben dem Ziel der Qualitätssicherung erreicht die Evaluation von Ethikberatung aber auch einen anderen wichtigen Effekt: Ethik, oft als schwer beschreib- und fassbar empfunden, wird auf diese Weise sowohl nach innen für die Mitarbeiter als auch nach außen für Patienten und andere Interessierte quantifizierbar und damit greifbar gemacht. Ein Qualitätsbericht wie der MTG Ethik-Jahresbericht eröffnet somit die Chance, Ethikberatung im Krankenhauswesen als ein bedeutsames Instrument zur Umsetzung strategischer Unternehmensziele zu begreifen und einem Schattendasein der Ethik mit Alibi-Funktion im Zertifizierungs- und Prestige-Wettbewerb des Gesundheitswesens vorzubeugen.

2. Verfahren und Nutzen

Die Erhebung zum jährlichen Ethikbericht findet mit Hilfe eines Fragebogens statt, der gemeinsam vom MTG Netzwerk Ethik – einem Gremium, das sich aus den Vorsitzenden der Klinischen Ethikkomitees aller sieben Malteser Krankenhäuser zusammensetzt – entwickelt wurde und regelmäßig entsprechend dem Bedarf modifiziert wird. Abgefragt werden bis zu zehn ethische Themenbereiche des Krankenhauses, wobei die Fragen zu Klinischem Ethikkomitee, Ethischen Fallbesprechungen und ethischen Fortbildungen – den Basisinstrumenten der Ethikberatung in den Malteser Krankenhäusern – und die Abfrage der Zufriedenheit mit Fragebogen und Evaluation den festen Kern der Befragung bilden. Hinzu kommen z. T. wechselnde Themenblöcke wie z. B. Umgang mit verwirrten/dementen Patienten, Patientenverfügung, Schmerztherapie, Überleitungsmanagement, Sterbebegleitung/Umgang mit Verstorbenen, PEG, Pränataldiagnostik oder Organtransplantation. Der Fragebogen zum Ethikjahresbericht kombiniert qualitative und quantitative Methoden: Die vorgegebenen Fragen dienen einerseits der quantitativen Faktensammlung, andererseits wird die Zufriedenheit der Befragten mit der Umsetzung der verschiedenen ethischen Instrumente anhand vorgegebener Antwortalternativen erhoben; ergänzend kann mit Freitexten geantwortet werden. Freiantworten geben den Befragten die Möglichkeit, differenzierter auf die Fragestellungen einzugehen und vertiefende subjektive Eindrücke und Einschätzungen festzuhalten, aus denen sich oft Handlungsaufträge ergeben: So können die Mitarbeiter selbst Verbesserungsimpulse setzen, darüber hinaus können aber auch Wissenslücken über festgelegte Standards und Abläufe in der Ethikberatung oder Fehlinterpretationen von Richtlinien und Verfahrensanweisungen deutlich werden, auf die z. B. mit Information und Fortbildungen reagiert werden sollte, denn „die Qualität von Ethikberatung hängt in hohem Maß von der Qualifizierung der Berater ab“[2]. Für die unterschiedlichen Themenfelder des Fragebogens wird ein Verteiler von Mitarbeitern erstellt, die aufgrund ihrer Funktion in den Einrichtungen für kompetent zur Auskunft erachtet werden. Für die qualitative Einschätzung der Ethischen Fallbesprechung sieht der Verteiler etwa den Vorsitzenden und die Mitglieder des Klinischen Ethikkomitees, Chefärzte, die Pflegedirektion und die ärztlichen und pflegerischen Leitungen von Intensivstation, Onkologie und Geriatrie, auf denen erfahrungsgemäß der Großteil der Ethischen Fallbesprechungen stattfindet, vor. Die Evaluation mittels Fragebogen ermöglicht einen umfangreichen Verteiler und damit eine hohe Beteiligung der Mitarbeiter an der Erhebung zum Ethik-Jahresbericht, was nicht nur die empirische Aussagekraft erhöht, sondern auch eine größere Gruppe der Krankenhausbelegschaft zu einem Re-

[2] Ebd. S. 174.

flexionsprozess über klinische Ethikberatung anhält. So ist eine weitere positive Auswirkung der Evaluation von Ethikberatung eine Sensibilisierung der therapeutischen und pflegenden Berufsgruppen für ethische Fragestellungen und ethische Standards in Behandlungsprozessen[3] – eine wichtige Voraussetzung zur Steigerung von Beratungskompetenz und Prozessoptimierung in der Ethikberatung. Nach der Befragung sammeln die Vorsitzenden der Klinischen Ethikkomitees der zehn Malteser Krankenhäuser die in ihren Einrichtungen erhobenen Daten und leiten diese zur Auswertung an den zentralen Geschäftsbereich Ethik und Seelsorge der Malteser Trägergesellschaft weiter, wo die evaluierten Ergebnisse sowohl einrichtungsbezogen als auch trägerweit zusammengestellt werden. Die Datensammlungen für jede Einrichtung werden dann von der Zentrale an die Klinischen Ethikkomitees zurückgesendet und dienen in den jeweiligen Häusern als Basis für die örtlichen Ethik-Jahresberichte, als Grundlage für einen Maßnahmenkatalog und als Themenquelle für die künftige Arbeit des Ethikkomitees. Der Geschäftsbereich Ethik und Seelsorge wertet darüber hinaus alle Datensätze zum übergreifenden Ethik-Jahresbericht auf Trägerebene aus und veröffentlicht das Ergebnis. Diese Publikation ermöglicht einerseits einen internen Qualitätsvergleich zwischen den Malteser Krankenhäusern, indem sie objektive Parameter und wichtige Kennzahlen für das Qualitätsmanagement nennt, sie dient aber auch einem weiteren Anliegen vieler Einrichtungen: dem Benchmarking im Bereich der Ethikberatung mit anderen Trägern und Anbietern im Gesundheitswesen, die ihre Ethikberatung ebenfalls evaluieren[4]. Zudem verschafft eine Veröffentlichung der Evaluationsergebnisse von Ethikberatung einer Einrichtung bzw. einem Träger

---

3 Vgl. den Beitrag von Stella Reiter-Theil in diesem Band, S. 222.

4 Vgl. Kobert, Klaus u. a.: Der klinische Ethikberatungsdienst im Evangelischen Krankenhaus Bielefeld. Hintergrund, Konzepte und Strategien zur Evaluation, in: Ethik in der Medizin, Nr. 2 2008, (S. 122–133) S. 130.

nicht zuletzt die Möglichkeit einer wirksamen Darstellung seiner spezifischen ethischen Ausrichtung sowohl nach innen gegenüber der eigenen Belegschaft als auch nach außen gegenüber Patienten, Angehörigen, potentiellen neuen Mitarbeitern und der interessierten Öffentlichkeit – angesichts des zunehmenden Wettbewerbs ein nicht zu unterschätzender Profilgewinn.

Literatur

Kobert, Klaus u. a.: Der klinische Ethikberatungsdienst im Evangelischen Krankenhaus Bielefeld. Hintergrund, Konzepte und Strategien zur Evaluation, in: Ethik in der Medizin, Nr. 2 2008, S. 122–133.

Reiter-Theil, Stella: Die Bedeutung der Ethik für ärztliche Entscheidungen und medizinische Behandlungsprozesse. Studienergebnisse und Hilfestellungen der Klinischen Ethik, in: Heinemann, Wolfgang / Maio, Giovanni (Hrsg.), Ethik in Strukturen bringen, Freiburg 2010, S. 202–229.

Simon, Alfred: Qualitätssicherung und Evaluation von Ethikberatung, in: Dörries, Andrea / Neitzke, Gerald u. a. (Hrsg.): Klinische Ethikberatung. Ein Praxisbuch, Stuttgart 2008, S. 167–180.

4. Grenzen der Ethikberatung

Kritische Überlegungen zum engen Verhältnis von Ethikberatung und Zeitgeist

Giovanni Maio

Unzweifelhaft lässt sich gegenwärtig von einem allgemeinen Trend zur Etablierung klinischer Ethikberatungssysteme sprechen. Trenderscheinungen haben oft etwas Selbstverstärkendes, wodurch die Gefahr entsteht, dass eine zunächst begrüßenswerte Entwicklung über ihr gesundes Ziel hinausschießt. Von diesem Gedanken ausgehend ist es mir ein Anliegen, die Ethikberatung von ihren Grenzen her zu betrachten. Es geht mir darum, auf einige Gefahren hinzuweisen, die derart subtil sind, dass man leicht geneigt ist, sie vollkommen zu übersehen. Wenn ich auf die Unzulänglichkeiten eingehe, so geschieht dies nicht aus der Grundhaltung einer Ablehnung der Ethikberatung, sondern im Gegenteil, es geschieht vor dem Hintergrund einer jahrelangen Erfahrung mit Ethikberatungen, die mich zu diesen Reflexionen angeregt haben.

Ein ganz zentraler Sinn der Ethikberatung liegt in der Gewährung der Partizipation unterschiedlicher Berufsgruppen an der für den Patienten wichtigen Entscheidungen; damit wirkt die Ethikberatung in vielen Fällen konfliktlösend allein dadurch, dass man sich überhaupt zu einem gemeinsamen Beratungsgespräch zusammensetzt (vgl. Maio 2002). Zentral ist hierbei die Funktion der Ethikberatung, einen vergewissernden Effekt auf das Behandlungsteam zu entfalten. Und doch ist gerade dieser positive Aspekt, ja dieser zentrale Sinn der Ethikberatung zugleich auch ihre Grenze. Sicher ist man in der Medizin sehr häufig auf Entscheidungen angewiesen, denen man nicht ausweichen kann; sicher stellt auch das Nichtentscheiden meist eine Entscheidung dar. Die Medizin lässt sich als eine Praktische Wissenschaft bezeichnen; man erwartet von ihr ein angemessenes Handeln, das entsprechend begründet, verantwortet und vertreten werden muss. Daher ist es verständlich, dass die Medizin die Angebote der klinischen Ethikberatung gerne annimmt, da diese ein implizites Versprechen geben, das Versprechen nämlich, zu einer größeren Entscheidungssicherheit beizutragen. Allein dieses Versprechen aber macht die klinische Ethikberatung anfällig dafür, ihre Grenzen zu verkennen. Mit dem impliziten Versprechen, dass mit dem Anrufen der Ethikberatung Entscheidungssicherheit zu erlangen ist, wird die Ethikberatung verführbar, weil sie sich von der Überzeugung leiten lässt, dass in jeder Situation Sicherheit generiert werden kann. Mehr noch, die Ethikberatung suggeriert allein durch ihre Existenz, dass man alle ethischen Unsicherheiten mithilfe der Beratung auflösen kann. Zuweilen suggeriert sie gar, dass es in Zeiten der Ethikberatung gar nicht mehr nötig sei, unsicher zu sein. Wer unsicher ist, hat sich nur nicht richtig beraten lassen. Es gibt viele Situationen, in denen man durch die Klärung von Begrifflichkeiten, durch das Ausräumen von Fehlannahmen, durch die klärende Verständigung untereinander tatsächlich vorhandene Unsicherheiten ausräumen kann, aber das ändert nichts daran, dass es bei allem Entscheidungsdruck in den modernen Spitälern notwendig ist, sich von der Idee der jederzeit herstellbaren Sicherheit freizumachen und anzuerkennen, dass es oft zu einer guten Medizin dazugehört, Unsicherheiten nicht mit allen Mitteln zu beseitigen, sondern sie in bestimmten selektiven Situationen auch zuzulassen oder ausreifen zu lassen. Eine Medizin, die komplett verlernt, Unsicherheiten zu akzeptieren, läuft Gefahr zu einer Ideologie zu werden. Eine Ideologie, die sich dem allgemeinen Trend der Durchrationalisierung und Beschleunigung anschließt und dabei vergisst, dass sie auf diesem Weg dem Wohl des Patienten zuwiderhandeln kann. Möglicherweise ist es kein Zufall, dass der Boom der klinischen Ethikberatungen in einer Zeit aufkommt, in der sich alle Kliniken komplett dem Diktat der marktwirtschaftlichen Leitbilder unterwirft und entsprechend die Termini der Marktwirtschaft wie selbstverständlich auch für die Medizin übernimmt (vgl. Maio 2008). Zu diesen Termini gehört auch das Zertifizierungssystem, das eben zunächst für die Industrie gedacht war und das nun auch für die Kliniken gilt. Es ist kein Zufall, dass die Einrichtung von klinischen Ethikkomitees als Zertifizierungsbedingung auftaucht. Die Ethikberatung könnte in diesem Kontext sozusagen als das Öl benutzt werden, das benötigt wird, damit das ganze Wirtschaftsunternehmen Krankenhaus in all seiner Konflikthaftigkeit reibungsloser und damit schneller funktioniert. Nun ist selbstverständlich nichts gegen einen reibungslosen Ablauf zu sagen, da alle davon profitieren, aber wenn reibungslos gleichgesetzt wird mit schnell und sicher, dann kann dies ein großes Problem werden, denn manchmal braucht man im Umgang mit schwerkranken Patienten Zeit, um eine Entscheidung reifen zu lassen. Manchmal ist es wichtig, bestehende Situationen erst einmal zuzulassen, um sich allmählich in ein gutes Verhältnis zu ihnen setzen zu können. So habe ich häufig Ethikberatungen erlebt, die angerufen worden sind, um eine Entscheidung zu beschleunigen, obwohl die Zeit für eine solche Entscheidung einfach noch nicht reif war. Die Ethikberatung hat sich in einen solchen Beherrschbarkeitssog hineinziehen lassen, ohne sich ihm zu widersetzen. Im Gespräch erschien es so selbsterklärend, dass man eine Entscheidung finden musste, und erst Wochen später mit mehr Distanz zum Fall wurde zuweilen klar, dass es einfach besser gewesen wäre, sich im Rahmen der Ethikberatung dem Sog zu entziehen und für ein weiteres Abwarten zu plädieren. Das Herstellen von Sicherheit erschien allen als ein so unstrittiges Ziel, gerade weil man in der Ethikberatung nur innerhalb gängiger Denkmuster gedacht und nicht quer zu denken gewagt hat.

Diese Gefahr der Instrumentalisierung der Ethikberatung zur Beschleunigung von Entscheidungen in Situationen, die einer Entschleunigung bedurft hätten, möchte ich an folgendem Beispiel verdeutlichen.

Ein 74-jähriger Mann erleidet bei einem Traktorunfall einen Bruch der Wirbelsäule, bei dem das Rückenmark auf der Höhe des 7. Halswirbelkörpers verletzt wird, so dass der Patient eine hohe Querschnittslähmung erleidet, von der beidseitig alle Gliedmaßen betroffen sind. Der Patient kommt mit Schock in die Klinik, muss zunächst beatmet werden, erholt sich aber rasch und ist am dritten stationären Tag vollkommen klar und orientiert. Er kann von der Beatmungsmaschine weggenommen werden, so dass ganz normal mit dem Patienten gesprochen werden kann. Der Patient zeigt sich sehr bestürzt von der Diagnose, die ihm der Oberarzt in aller Ruhe mitteilt. Alle Angehörigen des Patienten sind vor Ort, und der Patient hat Gelegenheit, auch mit diesen in einer ruhigen Atmosphäre zu sprechen. Weil der Patient ein Jahr zuvor an einem Lymphknotenkrebs erkrankt war, hatte er bereits eine Patientenverfügung ausgestellt, in der er für den Fall einer schwerwiegenden Erkrankung das Absehen intensivmedizinischer Maßnahmen verfügt hatte. Nachdem der Patient zunächst stabil blieb, zeichnete sich am Folgetag eine zunehmende Lähmung auch der Atemmuskulatur ab, so dass eine erneute Beatmung notwendig wurde. Der Arzt teilte dem noch stabilen Patienten mit, dass er sich auf eine erneute Beatmung einstellen müsse. Auf die Frage, ob er denn von der Maschine je wieder weg käme und ob die Lähmung sich gegebenenfalls bessern würde, musste der sehr erfahrene Oberarzt erklären, dass die Beatmung nach menschlichem Ermessen auf Dauer notwendig bleiben würde, dass man aber ein Heimbeatmungsgerät besorgen könne. Die Lähmungen jedoch würden sich aller Voraussicht nach nicht zurückbilden; er könne aber mit dem Beatmungsgerät bei vollem Bewusstsein viele Jahre weiterleben. Darauf hin sagt der Patient bei klarem Bewusstsein, dass er unter den Bedingungen lieber nicht weiterleben wolle und bittet den Arzt, ihn nicht an die Beatmungsmaschine zu hängen, sondern ihn lieber sterben zu lassen. Der Arzt ruft die Ethikberatung an und fragt, ob er denn den Patientenwunsch tatsächlich respektieren soll.

Zunächst liegt es freilich auf der Hand, dass man den offensichtlich einsichtsfähigen Patienten nicht gegen seinen Willen intubieren kann. Aber ist das tatsächlich das Kernproblem gewesen? Ist das Problem tatsächlich der Konflikt zwischen Zwangsbehandlung und Sterbenlassen gewesen? Dieser Konflikt konnte nur so lange als der vorherrschende Konflikt betrachtet werden, solange man annimmt, dass man im *hic et nunc* zu entscheiden habe. In solchen extremen Zeitnöten eine tragfähig gute Entscheidung zu treffen, ist allerdings für das Behandlungsteam genauso schwierig wie für den Patienten. Daher erscheint es gerade für solche und viele andere Situationen besonders relevant, sich zuzugestehen, dass man in einer solchen Notlage unweigerlich Unsicherheiten in Kauf nimmt, die man mit welcher Entscheidung auch immer nicht einfach wegwischen kann. In einer solchen Situation kann die Devise nicht lauten, Unsicherheiten mithilfe der Ethikberatung auszuräumen, sondern gerade die Ethikberatung müsste idealiter der Verführbarkeit einer schnellen Lösung widerstehen und der Unsicherheit Raum geben. Sie müsste nicht danach fragen, welche der Optionen richtig ist, weil die Auswahl der Optionen bereits vorgeprägt ist von einem Denken, das eine gute Beratung für sich ablehnen muss. In dieser Situation wäre es durchaus möglich gewesen, die Unsicherheit erst einmal anzunehmen und danach zu fragen, wie es gelingen kann, trotz der vertrackten Situation Zeit zu gewinnen, damit die Unsicherheit sozusagen wegreifen kann. Sehr häufig wird in solchen Situationen die Sicherheit künstlich hergestellt anstatt sie heranreifen gelassen. Wenn man in einer solchen Situation unbedingt sofort Sicherheit haben will, bleibt nur die Möglichkeit, auf die Beatmung zu verzichten und den Patienten sterben zu lassen. Wenn man aber zur Unsicherheit eine akzeptierende Grundhaltung einnimmt und die Situation mit kreativer Phantasie beleuchtet, so könnte man vielleicht auch zu folgender Lösung kommen: dem Patienten verdeutlichen, dass man seinen Wunsch, lieber zu sterben anstatt weiterzuleben, sehr ernst nehmen und auch jederzeit befolgen würde, ihm aber zugleich das Angebot machen, den Zustand des Beatmetseins, möglicherweise auch den Zustand des Heimbeatmungsgerätes erst einmal auszuprobieren und ihm zugleich die Zusicherung machen, ab dem Moment, da er immer noch zu der Überzeugung kommt, lieber zu sterben, das Beatmungsgerät unverzüglich abzustellen. Man hätte in dieser Zeit mit den Angehörigen intensiver sprechen können und sie darauf hinweisen können, wie wichtig gerade ihre Solidarität mit dem Patienten für seinen Lebenswillen sei. Dieser Ratschlag hätte in der Ethikberatung gemacht werden können, und dass er in diesem Fall nicht gemacht wurde, ist nicht eine Kritik an der Ethikberatung per se, sondern eine Kritik an einer bestimmten Form von Ethikberatung, die leider die gängige Form ist. Man muss hier nämlich das Setting betrachten, in dem die allermeisten Ethikberatungen erfolgen: Die Ethikberatung wurde angerufen in einer Situation der absoluten Zeitnot, man hat ihr also zugetraut, solche Unsicherheitssituation klar lösen zu können, und die Ethikberatung hat einen großen Einfluss darauf gehabt, dass der Patient nur 36 Stunden später verstarb, weil sie allein durch ihren Vollzug Sicherheit suggeriert hat, die aber auch nach der Ethikberatung doch nach wie vor nicht bestand. Auch nach der Ethikberatung wusste man immer noch nicht, wie der Patient möglicherweise nach ausreichend Zeit und nach der Erfahrung mit der Heimbeatmungsmaschine zur etwaigen Fortsetzung der Beatmung stehen würde. Eine zentrale Gefahr der Ethikberatung besteht also darin, sich durch die Performanz der Beratung in Sicherheiten zu wiegen, die möglicherweise trügerisch sind. Die zentrale Grenze ist dort gegeben, wo eine etwaig immanente Verführbarkeit der Ethikberatung zu der Annahme und zur Verheißung verleitet, dass Unsicherheiten nicht mehr sein müssen, solange es Ethikberatung gibt.

Ein Zulassen von Unsicherheiten gehört zum Kern einer guten Medizin, und daher wäre die Ethikberatung gut beraten, wenn sie mit bedächte, dass sie sich dann verwehren muss, wenn sie nicht als Beratung, sondern als Beschleunigerin benutzt und damit zugleich missbraucht wird. Denn vieles spricht dafür, dass eine gute Ethikberatung genau das Gegenteil von Beschleunigung sein sollte; sie sollte vielmehr ein Ort der Entschleunigung sein, ein Ort des Innehaltens, an dem man lernt, das Sosein erst einmal zuzulassen als ein Sosein, ohne es in jedem Moment einem Anderssein zuführen zu müssen. Daher plädiere ich dafür, die Ethikberatung nicht als Öl, sondern im besten Sinne doch eher als Sand im Getriebe des Krankenhauses zu betrachten. Dies erscheint mir gerade in den Zeiten notwendig, da die modernen Krankenhäuser immer mehr auf Hochtouren getrimmt werden.

Es ist aber nicht nur das implizite Versprechen zur Entscheidungsfindung und zur Auflösung von Unsicherheiten, die die Ethikberatung anfällig macht, sondern anfällig wird sie auch dann werden, wenn sie innerhalb der medizinischen Paradigmen verharrt und damit versäumt, den größeren Denkrahmen, in dem sich die moderne Medizin bewegt, kritisch zu hinterfragen. Wenn die Ethikberatungen zunehmend gar kommerziell ausgerichtet werden und sich sozusagen als Serviceleistung gegen Geld anbieten, stellt sich die Frage, woher die Freiheit kommen soll, tatsächlich gegen den Mainstream zu denken. Woher soll das Rückgrat kommen, um dem Vorschlag eines Chirurgen zu widerstehen, bei einem Kind mit Penisagenesie eine Geschlechtsumwandlung vorzunehmen? Woher soll der Mut kommen gegen den Willen der Ärzte und Eltern ein zwar behindertes aber sicher überlebensfähiges Frühgeborenes am Leben zu erhalten? Woher soll das kritische Denken kommen, wenn Ärzte und Pflegende übereinkommen, dass behindertes Leben im Mutterleib und auch an ihrem Ende lieber nicht mehr sei? Woher soll die Kritik an Entscheidungsstrukturen kommen, wenn diese eher unternehmerischem als genuin medizinischem Denken entspringen? Solange die Ethikberatung das kritische und unzeitgemäße Denken nicht mit institutionalisiert, wird sie zur Erfüllungsgehilfin des Mainstreams und damit alles andere als Ethik sein. Die Ethikberatungen sollten weniger Lösungen anbieten als kritische Fragen stellen, kritische Fragen, die oft nicht gestellt werden, weil die Ethikberatung selbst zu sehr im rein zweckrationalen Denken der Medizin verharrt und die Denkmuster der Medizin nicht von Grund auf hinterfragt, sich den impliziten Ideologien, denen die moderne Medizin aufsitzt, nicht genügend widersetzt.

Schlussfolgerungen

Die Ethikberatung ist in den allermeisten Fällen segensreich, aber sie ist nicht davor gefeit, selbst instrumentalisiert zu werden für Zwecke, die außerhalb dessen liegen, was die Ethikberatung eigentlich leisten soll. Wenn hinter der Ethikberatung das Ziel der Förderung des Wohls des Patienten steht, dann ist die Ethikberatung ein gutes Instrument. Wenn es aber um die Beschleunigung oder Glättung von Entscheidungsprozessen geht, dann ist das ein falscher Zweck, für den die Ethikberatung instrumentalisiert wird. Wenn die Ethikberatung dazu dient, sich den herrschenden Mainstream in der Medizin sozusagen amtlich bestätigen zu lassen, dann ist auch und gerade das keine gute Beratung, sondern ein sich Benutzenlassen für Denkformen, die nicht unhinterfragt übernommen werden müssten. Die Ethikberatung hat durchaus das Potential, einen Beitrag zur guten Behandlung von Patienten zu leisten, aber das kann sie nur, wenn sie sich nicht für alles anrufen lässt, und vor allem wenn sie sich in ihrer Beratung einen grundlegend kritischen Blick auf die Entwicklung der modernen Medizin bewahrt.

Literatur

Maio, Giovanni: Braucht die klinische Medizin Ethikberater?, in: *Deutsche Medizinische Wochenschrift 2002, 127: 2285–2288.*

Maio, Giovanni: Vom karitativen Dienst am Menschen zum Profitcenter? Zu den ethischen Grenzen der Marktorientierung in der Medizin. Medizinische Klinik 2008, 103: 455–459.

Autorenverzeichnis

Georg Beule, Dipl. theol., Marienhaus GmbH und ctt. e.V., Stabsstelle Ethik und Werte, Margaretha-Flesch-Str. 5, 56588 Waldbreitbach

Prof. Dr. Heribert W. Gärtner, Katholische Hochschule Nordrhein-Westfalen, Fachbereich Gesundheitswesen, Wörthstr. 10, 50668 Köln

Karin Gollan, MA, Malteser Trägergesellschaft gGmbH, Geschäftsbereich Ethik / Seelsorge, Von-Hompesch-Str. 1, 53123 Bonn

Wolfgang Heinemann, Lic. theol., Malteser Trägergesellschaft gGmbH, Geschäftsbereich Ethik / Seelsorge, Von-Hompesch-Str. 1, 53123 Bonn

Prof. Dr. Andreas Heller, Alpen-Adria-Universität Klagenfurt in Wien, IFF, Abteilung Palliative Care und Organisationsethik, Schottenfeldgasse 29/4, A-1070 Wien

Dr. Thomas Krobath, Alpen-Adria-Universität Klagenfurt in Wien, IFF, Abteilung Palliative Care und Organisationsethik, Schotttenfeldgasse 29/4, A-1070 Wien

Prof. Dr. Giovanni Maio, M.A., Universitätsprofessor für Medizinethik, Universität Freiburg, Institut Ethik und Geschichte der Medizin, Stefan-Meier-Str. 26, 79104 Freiburg

Dr. Arnd T. May, ethikzentrum.de – Zentrum für angewandte Ethik, Hohenzollernstr. 76, 45659 Recklinghausen

Brunhilde Oestermann, Lic. theol., Barmherzige Brüder Trier e.V., Stabsstelle christliche Ethik / Seelsorge, Kardinal-Krementz-Str. 1–5, 56073 Koblenz

Prof. Dr. Stella Reiter-Theil, Universität Basel, Fachbereich für Medizin- und Gesundheitsethik, Medizinische Fakultät / Universitätsspital Basel, Kanonengasse 27, CH-4051 Basel